U0936609

和老公一起减肥

（日）入江久绘/著　赵海燕/译

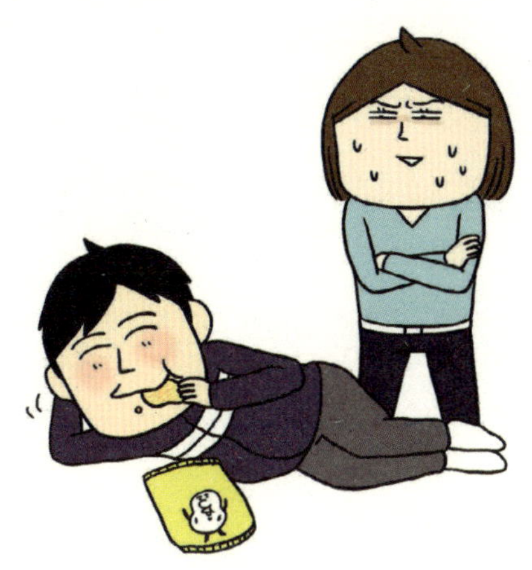

中国出版集团
现代出版社

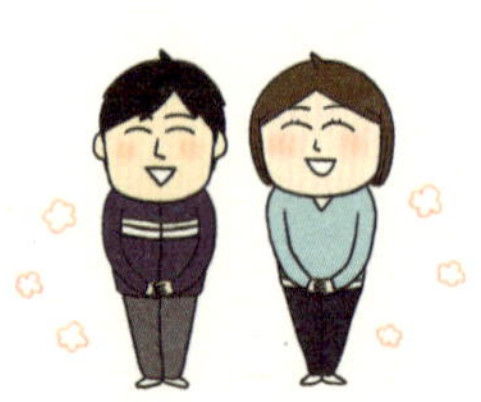

前　言

大家好，我叫入江久绘，是一名来自北海道小城镇的懒主妇。

结婚时，帅气迷人的老公，不知何时起慢慢变胖。

开始，我以为是“幸福胖”，觉得是日子太滋润的表现，但是，老公的胖一发不可收拾，终于在结婚第五年……不知不觉，已经胖了18kg啦！

幸福胖？

结婚第一年

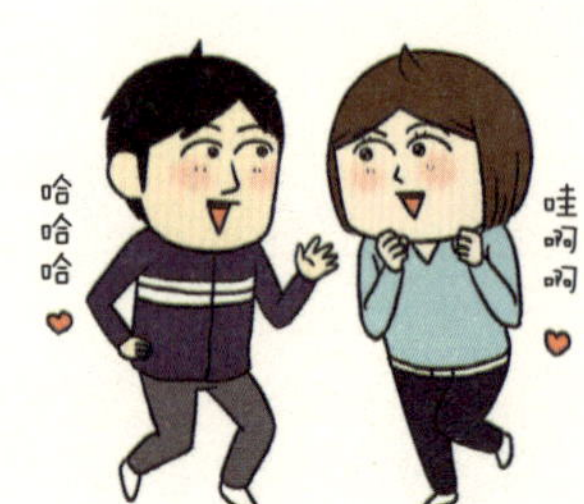

这，已经不能用“幸福胖”来一带而过了吧。老公一直不以为然，直到有一天他突然幡然醒悟，决定要减肥！

但是，都这么胖了，到底能不能减下来呢？！

从此，入江家就走上了一条减肥路。接下来就是“入江家的减肥奋斗记”，请多多关照。

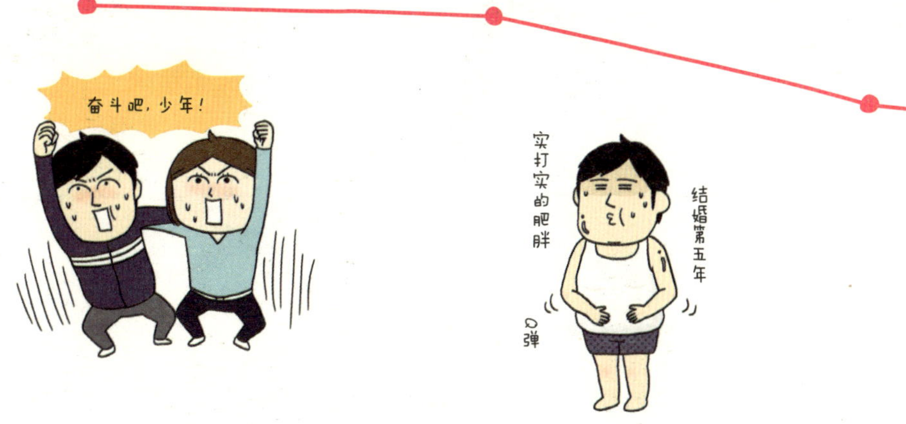

大家好，我是来自北海道的懒主妇，入江久绘。
久绘
彻
这是我老公，彻。
我们结婚很早，今年已经第五年了。

婚后，我们两个人都变了很多，那么就一一来回顾吧……

结婚第一年。
刷~
怎么说呢，结婚那年的彻君，还是个「高富帅」呢。
172cm
58kg
草地→
帅气又高大

如果穿上西服的话……
唰——
怎么样？
好帅好帅~
某炫酷杀手~
好像我喜欢的次元X介啊!!
——但是……

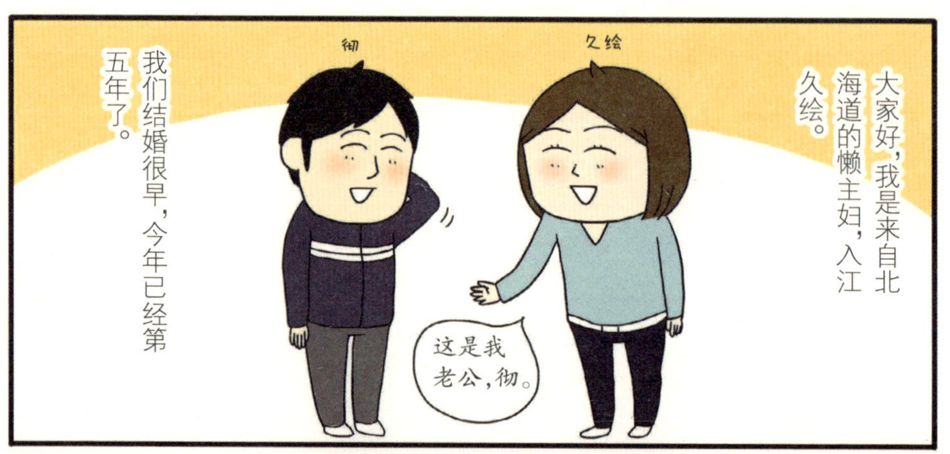

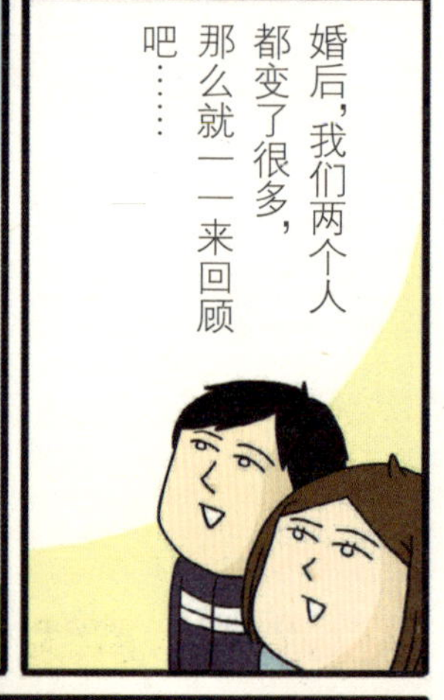

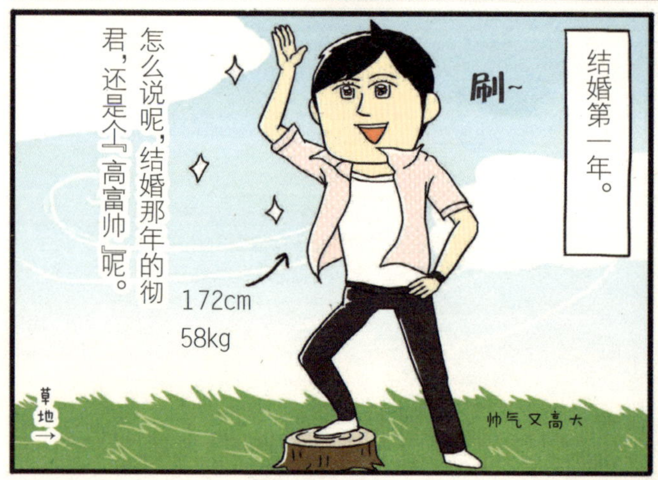

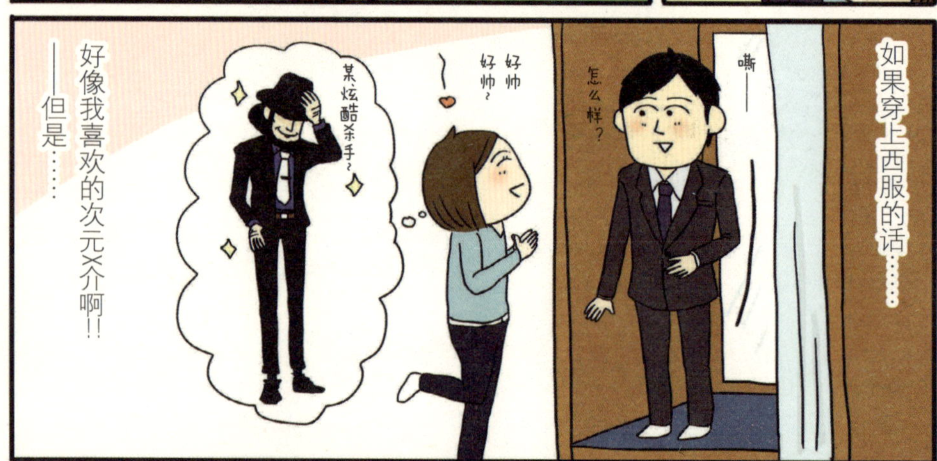

*注：次元X介，次元大介，漫画《鲁邦三世》里的杀手人物。

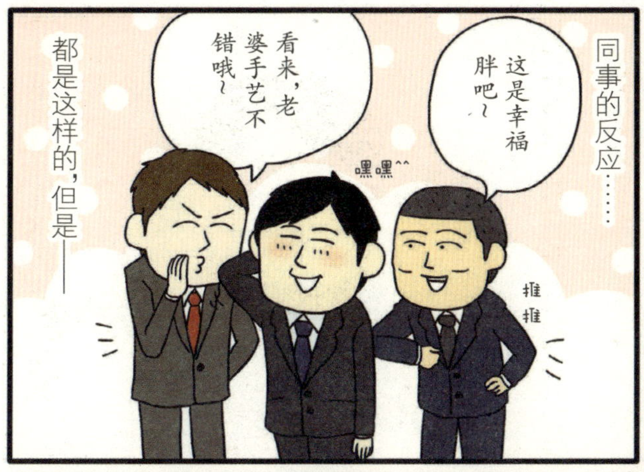
同事的反应……
这是幸福胖吧~
嘿嘿^^
看来，老婆手艺不错哦~
推推
都是这样的，但是——

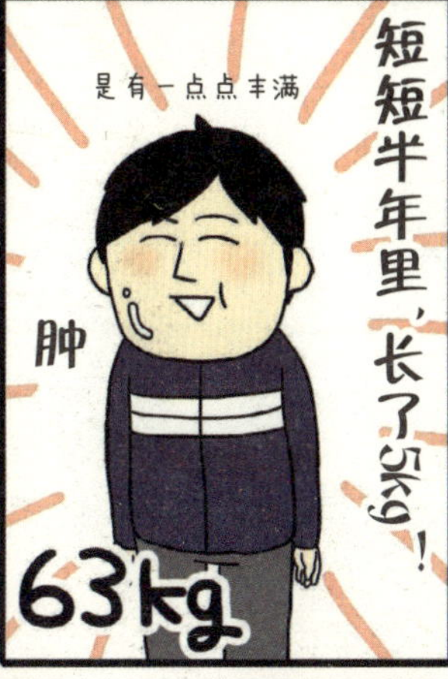
短短半年里，长了5kg！
是有一点点丰满
肿
63kg

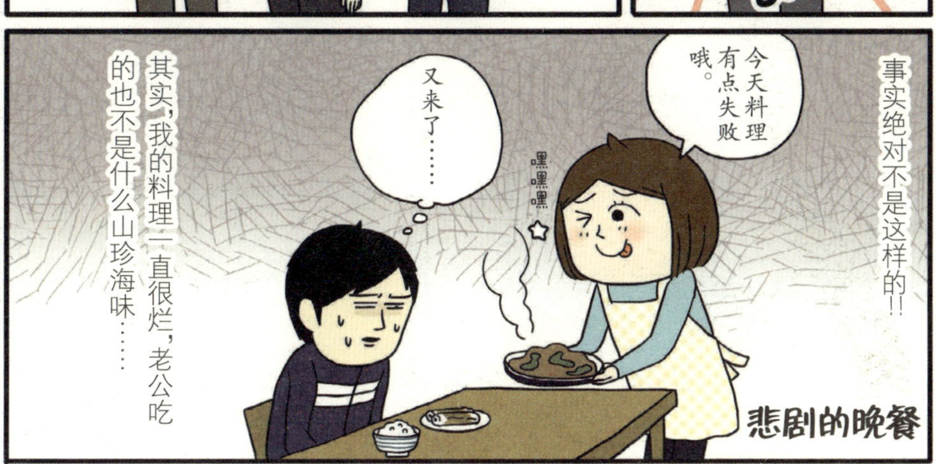
事实绝对不是这样的!!
今天料理有点失败哦。
嘿嘿嘿
又来了……
其实，我的料理一直很烂，老公吃的也不是什么山珍海味……
悲剧的晚餐

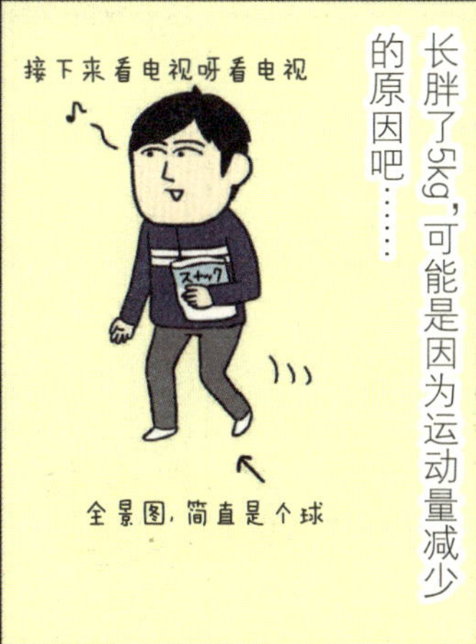
长胖了5kg，可能是因为运动量减少的原因吧……
接下来看电视呀看电视
全景图，简直是个球

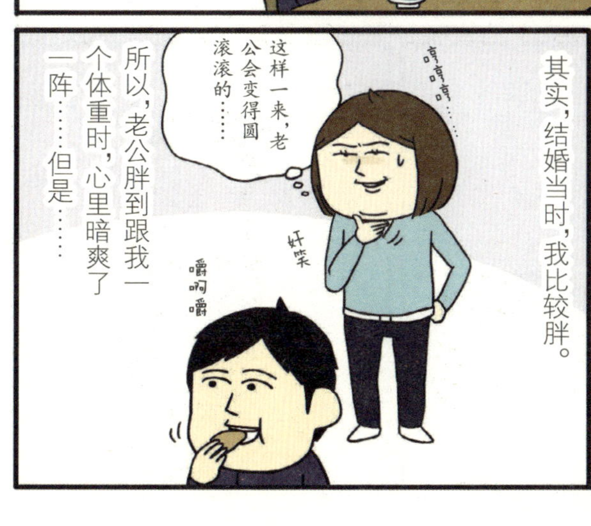
其实，结婚当时，我比较胖。
哼哼哼……
这样一来，老公会变得圆滚滚的……
所以，老公胖到跟我一个体重时，心里暗爽了一阵……但是……
奸笑
嚼啊嚼

结婚第二年。
膨——胀
我的老公，又胖了。
（顺便，我的料理水平还是一如既往的烂。）
嗯？！
68kg
胖到结婚时买的西服已经快穿不上了。
买件新的吧。
喂喂，不要说得那么轻松嘛！
西服很贵的好吧!!

结婚第三年。
咕咚咕咚
没有变化（保持体重）。
顺便，料理水平还是……（此处省略一万字）
コーラ
68kg
结婚第四年。
再见我的爱人……
老公终于戒烟了……
赞！！

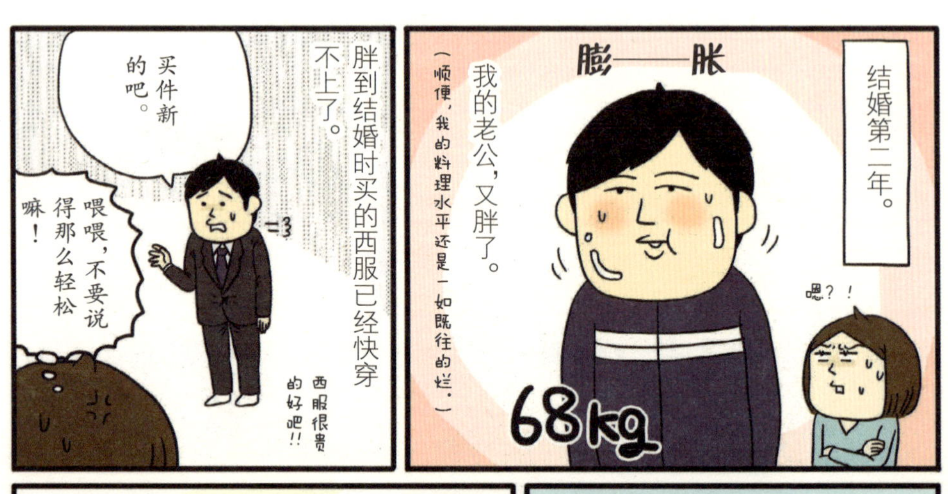

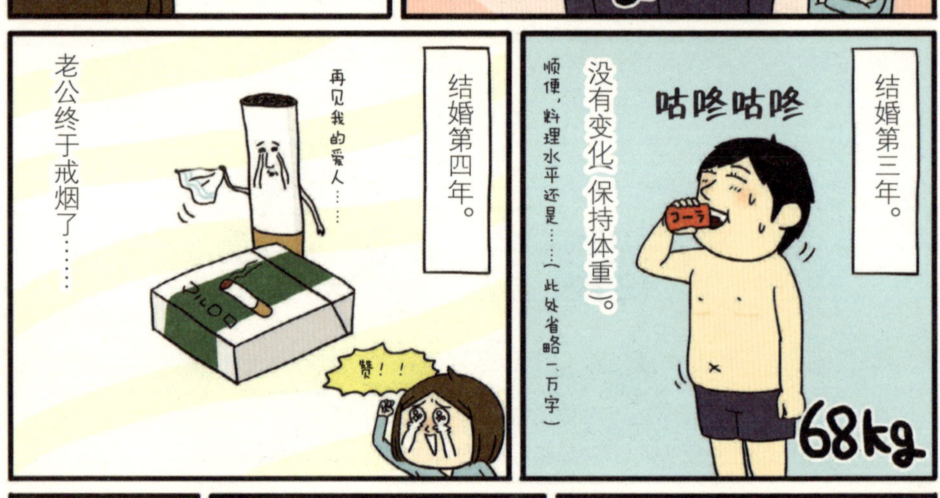

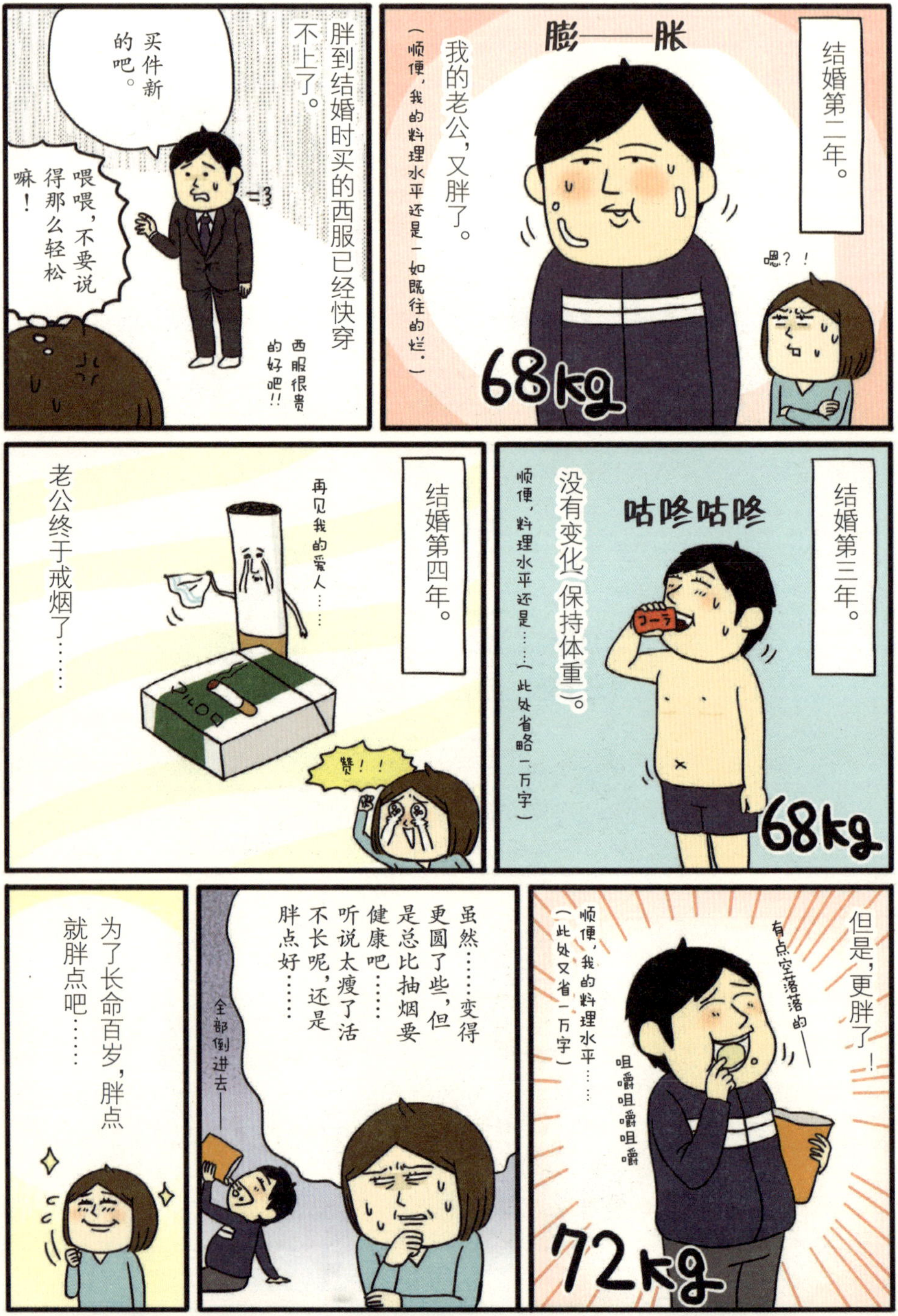

但是，更胖了！

有点空落落的——

顺便，我的料理水平……（此处又省一万字）

咀嚼咀嚼咀嚼

72kg

虽然……变得更圆了些，但是总比抽烟要健康吧……

听说太瘦了活不长呢，还是胖点好……

全部倒进去——

为了长命百岁，胖点就胖点吧……

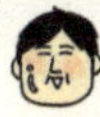

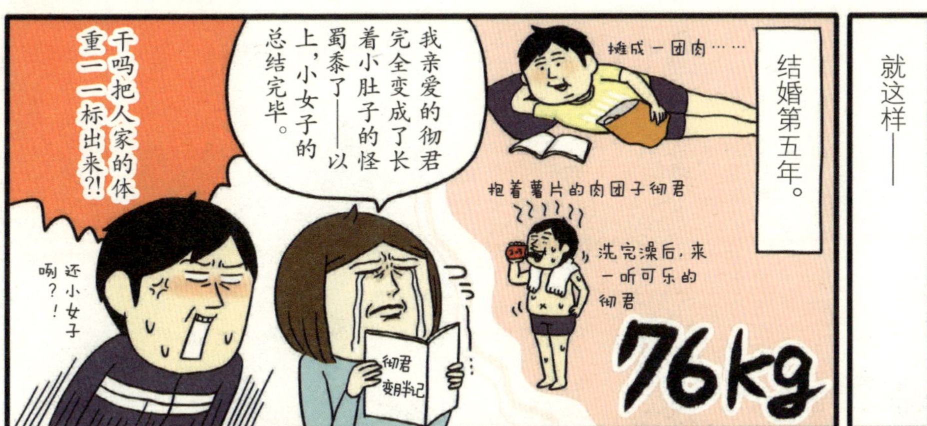
就这样——
结婚第五年。
摊成一团肉……
抱着薯片的肉团子彻君
洗完澡后，来一听可乐的彻君
76kg
我亲爱的彻君完全变成了长着小肚子的怪蜀黍了——以上，小女子的总结完毕。
彻君变胖记
干吗把人家的体重一一标出来?!
还小女子咧?!

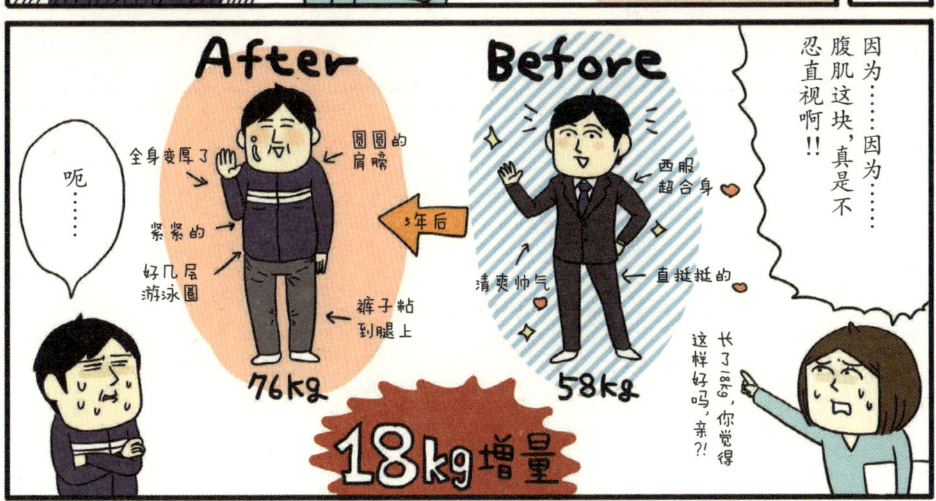
因为……因为……腹肌这块，真是不忍直视啊!!
Before
西服超合身
清爽帅气
直挺挺的
58kg
5年后
After
圆圆的肩膀
全身变厚了
紧紧的
好几层游泳圈
裤子粘到腿上
76kg
18kg增量
长了18kg，你觉得这样好吗，亲?!
呃……

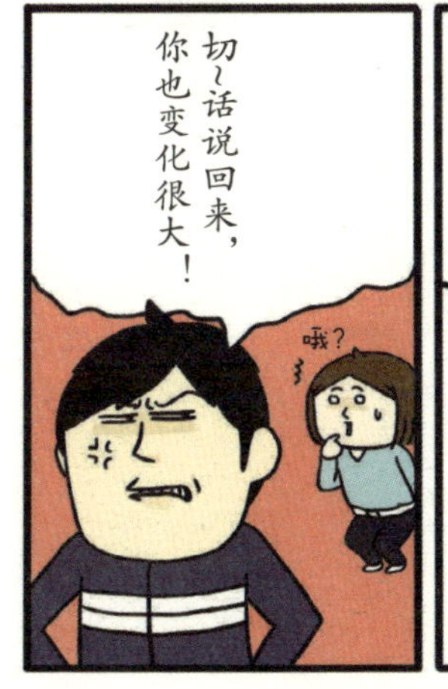
切~话说回来，你也变化很大!
哦?

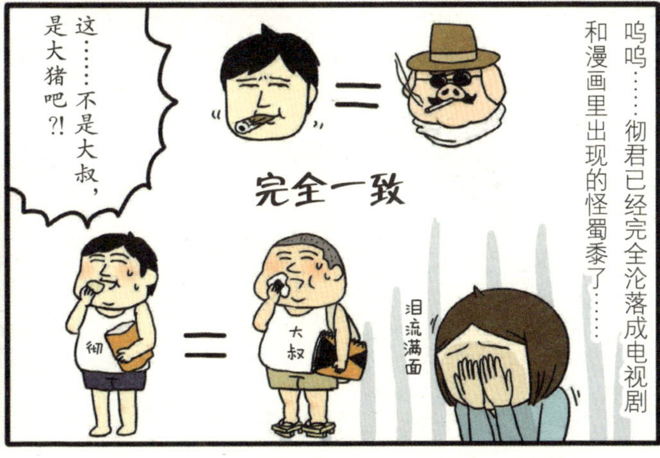
呜呜……彻君已经完全沦落成电视剧和漫画里出现的怪蜀黍了……
完全一致
这……不是大叔，是大猪吧?!
彻
大叔
泪流满面

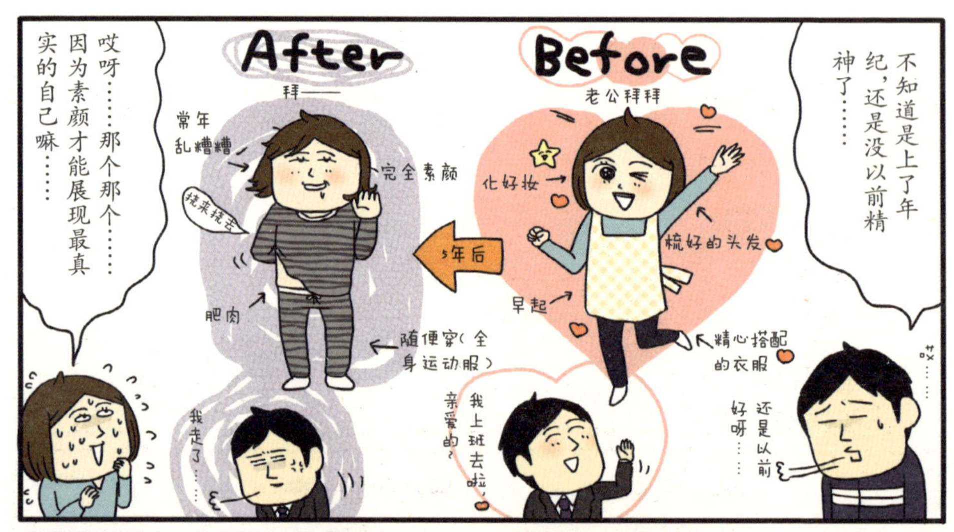

不知道是上了年纪，还是没以前精神了……
Before
老公拜拜
化好妆
梳好的头发
早起
精心搭配的衣服
5年后
After
拜——
常年乱糟糟
完全素颜
挠来挠去
肥肉
随便穿（全身运动服）
我上班去啦，亲爱的？
我走了……
哎……
还是以前好呀……
哎呀……那个那个……因为素颜才能展现最真实的自己嘛……

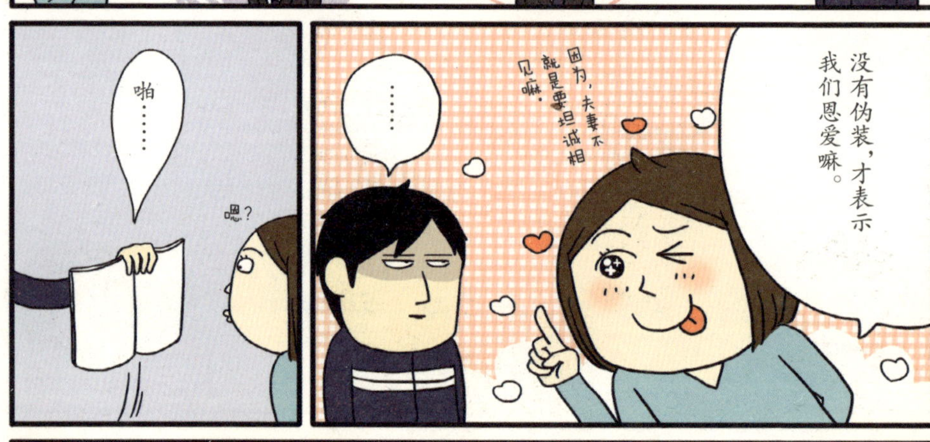

没有伪装，才表示我们恩爱嘛。
因为，夫妻不就是要坦诚相见嘛。
……
啪……
嗯？

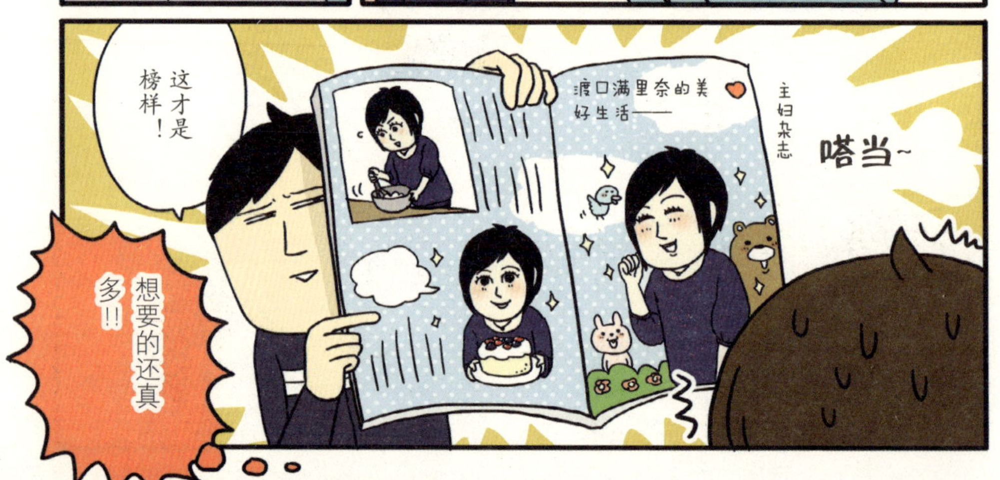

这才是榜样！
主妇杂志
渡口满里奈的美好生活——
嗒当~
想要的还真多!!

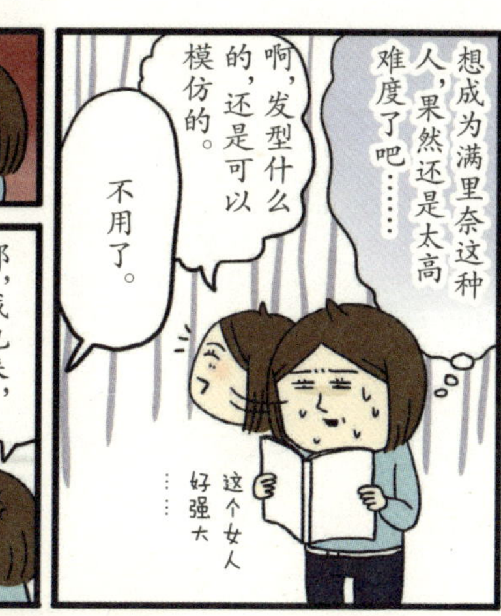

想成为满里奈这种人，果然还是太高难度了吧……
啊，发型什么的，还是可以模仿的。
不用了。
这个女人好强大……

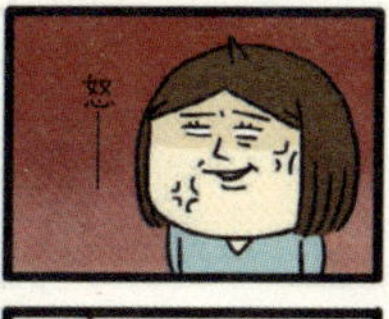

怒——

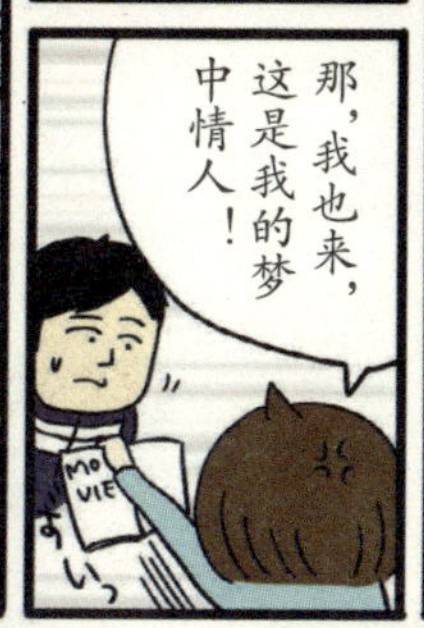

那，我也来，这是我的梦中情人！

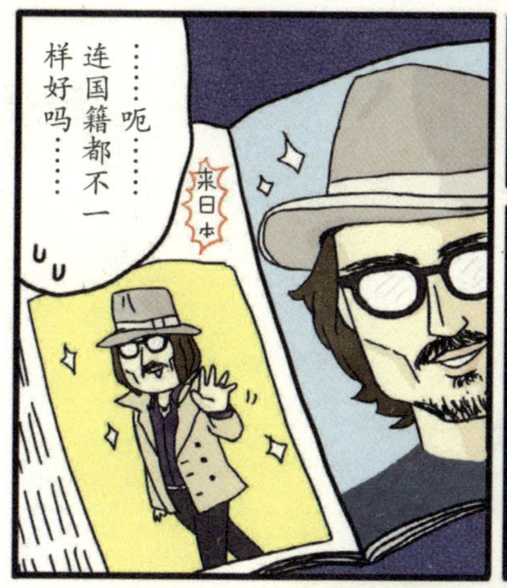

……呃……连国籍都不一样好吗……
来日本

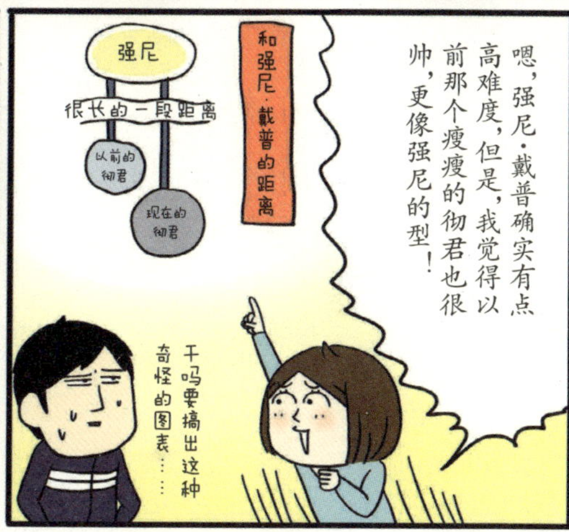

嗯，强尼·戴普确实有点高难度，但是，我觉得以前那个瘦瘦的彻君也很帅，更像强尼的型！
和强尼·戴普的距离
强尼
很长的一段距离
以前的彻君
现在的彻君
干吗要搞出这种奇怪的图表……

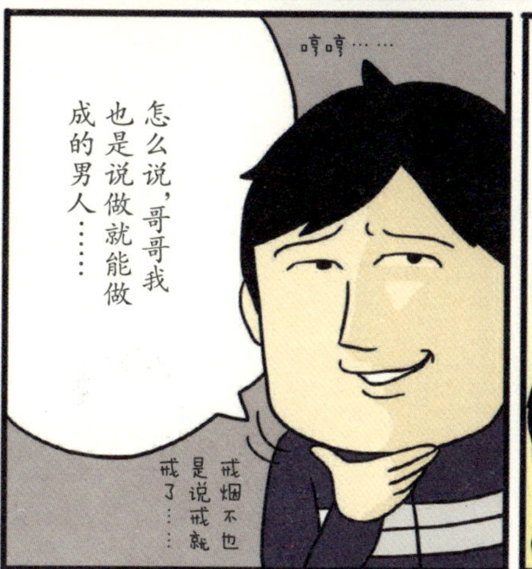

哼哼……
怎么说，哥哥我也是说做就能做成的男人……
戒烟不也是说戒就戒了……

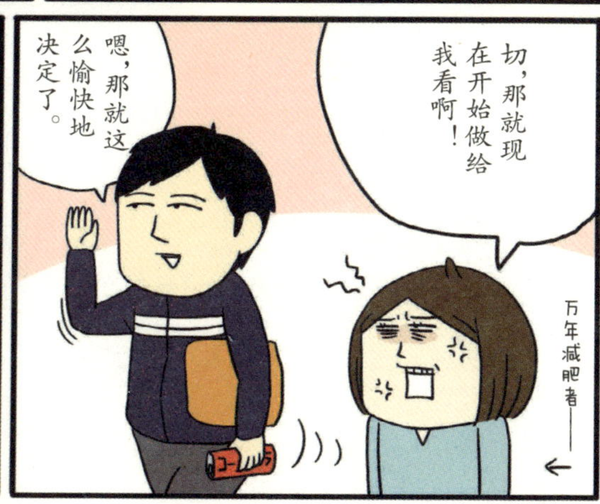

切，那就现在开始做给我看啊！
嗯，那就这么愉快地决定了。
万年减肥者——

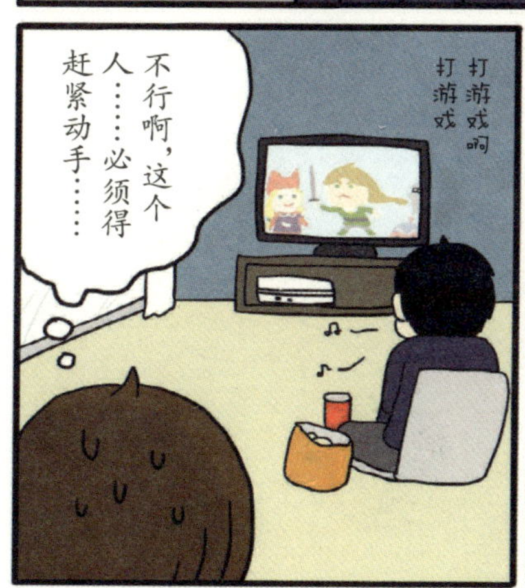

打游戏啊打游戏
不行啊，这个人……必须得赶紧动手……

目 录

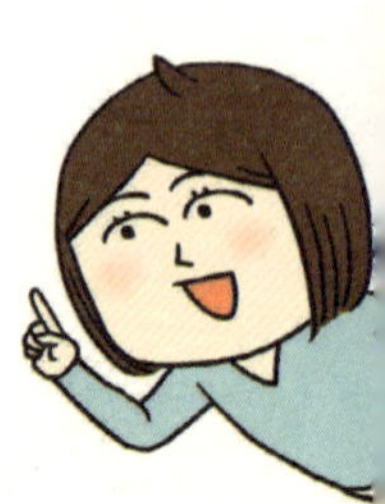

入江家的人物介绍

久绘(28)
绝望的料理菜鸟。

彻(29)
最爱薯片，讨厌蔬菜。

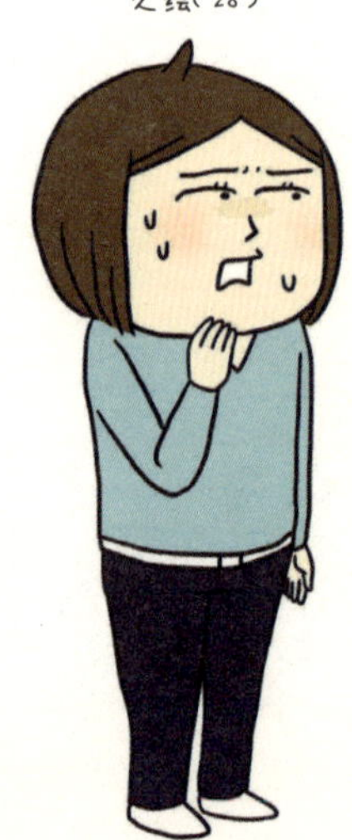

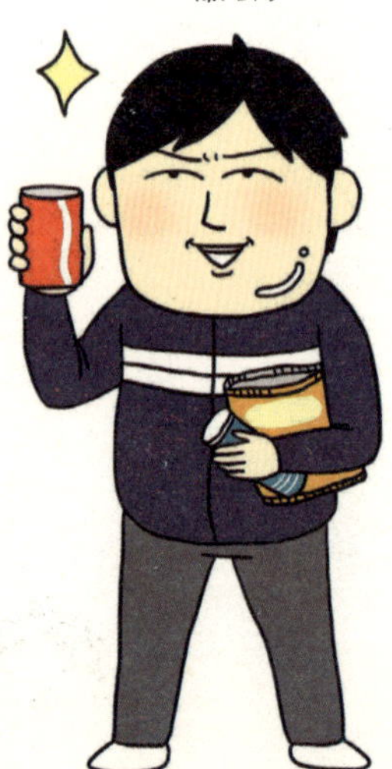

身高	175cm	172cm
体重	稍微有点儿胖	76kg
BMI	标准	肥胖
减肥目标和期望	减去大概3kg…… 帮彻君减肥的时候，跟着自然瘦下来就好了	65kg！（–11kg） 降到BMI正常的体重，要回归到M号身材！

第1章

变回那个时候的体重

长了整整18kg的肉，对减肥绝望的老公——彻君……结婚第五年，难道就这样变成丑丑的中年大叔了吗？

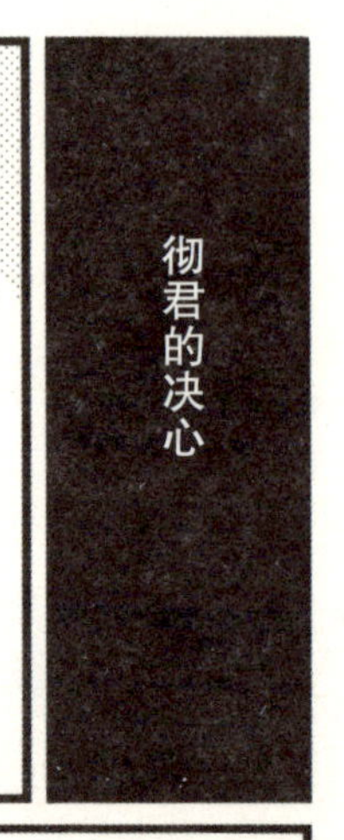
彻君的决心

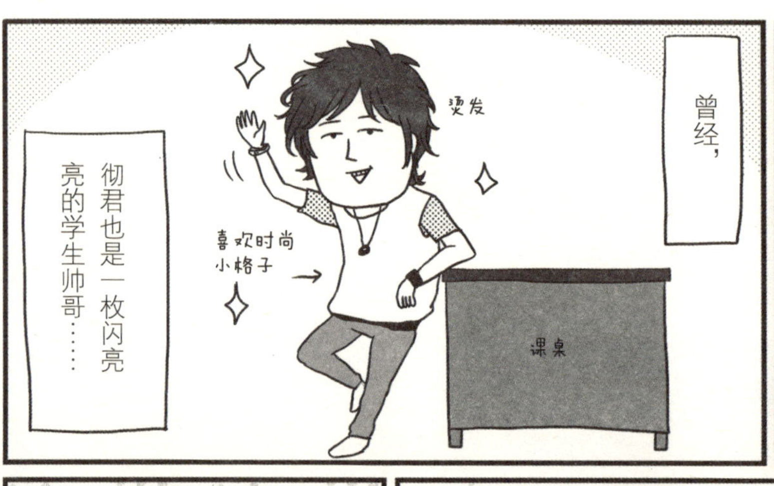
曾经，
烫发
喜欢时尚
小格子
课桌
彻君也是一枚闪亮亮的学生帅哥……

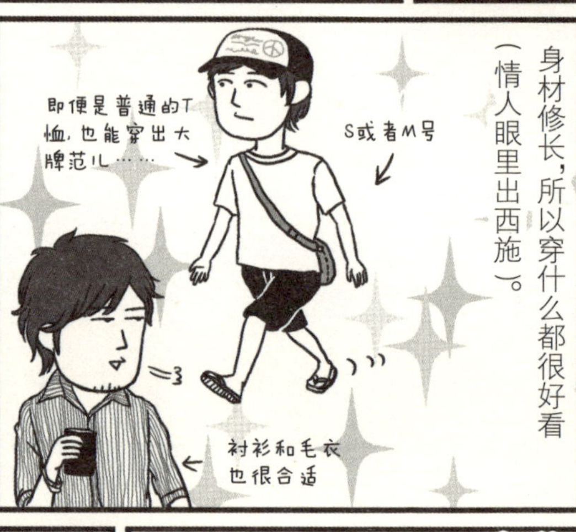
身材修长，所以穿什么都很好看
（情人眼里出西施）。
S或者M号
即便是普通的T恤，也能穿出大牌范儿……
衬衫和毛衣
也很合适

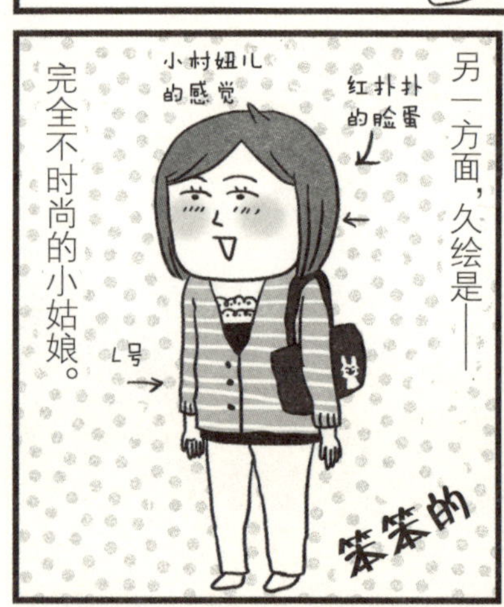
另一方面，久绘是——
小村妞儿
的感觉
红扑扑
的脸蛋
完全不时尚的小姑娘。
L号
笨笨的

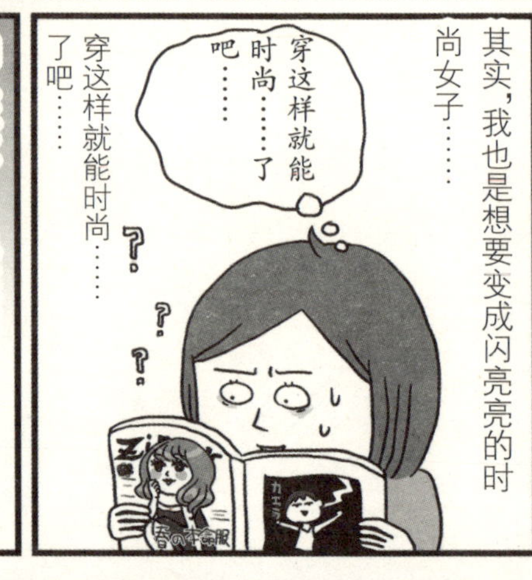
其实，我也是想要变成闪亮亮的时尚女子……
穿这样就能时尚……了吧……
穿这样就能时尚……了吧……

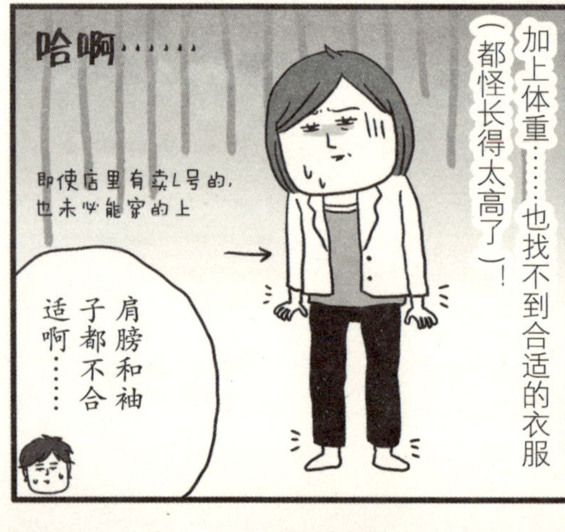
加上体重……也找不到合适的衣服
（都怪长得太高了）！
哈啊……
即使店里有卖L号的，
也未必能穿的上
肩膀和袖子都不合适啊……

好羡慕你呀，穿什么都好看……
哎~
嗯？

那，减一减肥不就好了嘛?!
这样就能搞定了啊。
所以说瘦人真可恶……?!
真是不理解我们胖人的心情啊……

结婚后……

不会像单身时那样买衣服，但是还是保持很时尚的状态。

这个还没有过时呢——
对于他来说，穿以前的衣服完全没问题……

——但是，长了18kg后的现在——
膨
胀
是这种感觉。
← 学生时期的衣服

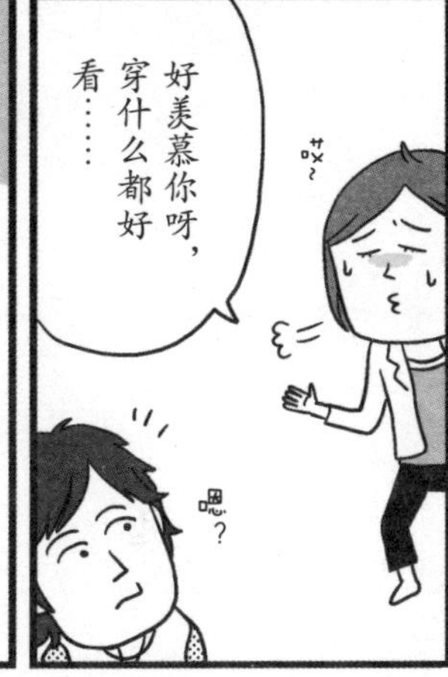

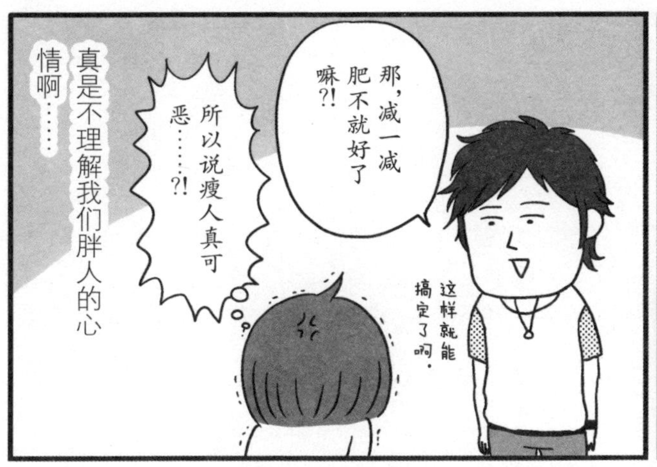

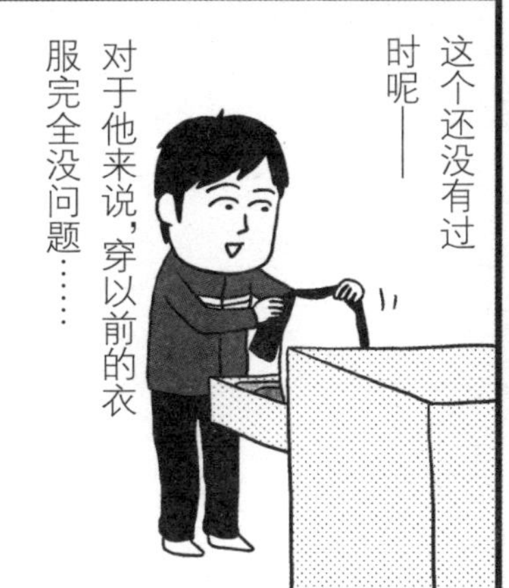

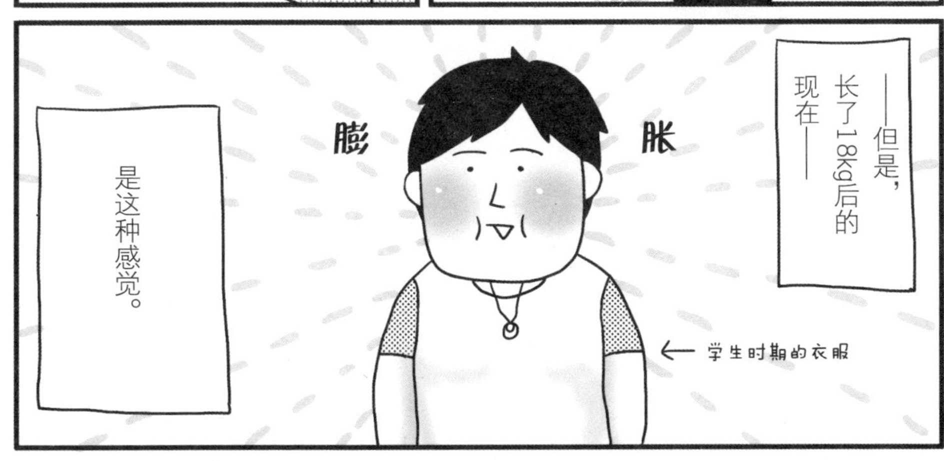

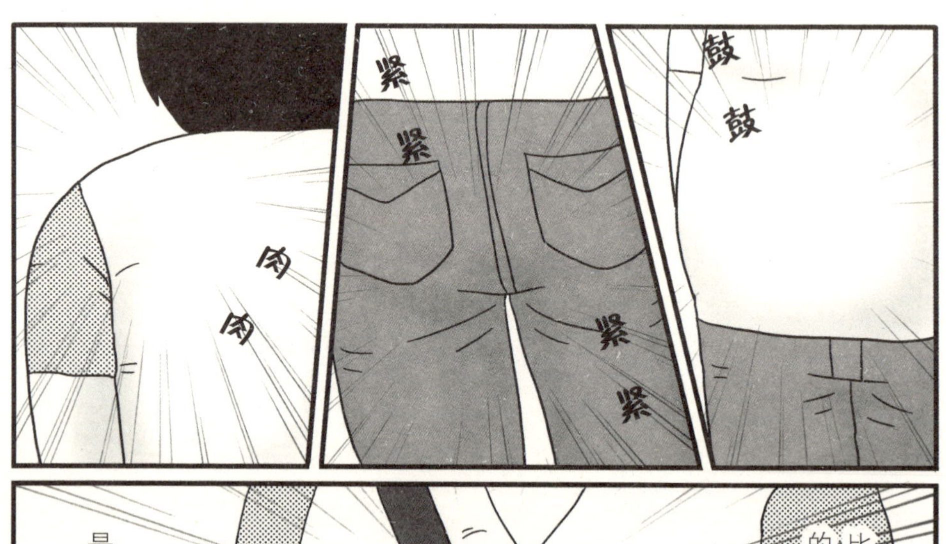
肉
肉
紧
紧
紧
紧
鼓
鼓

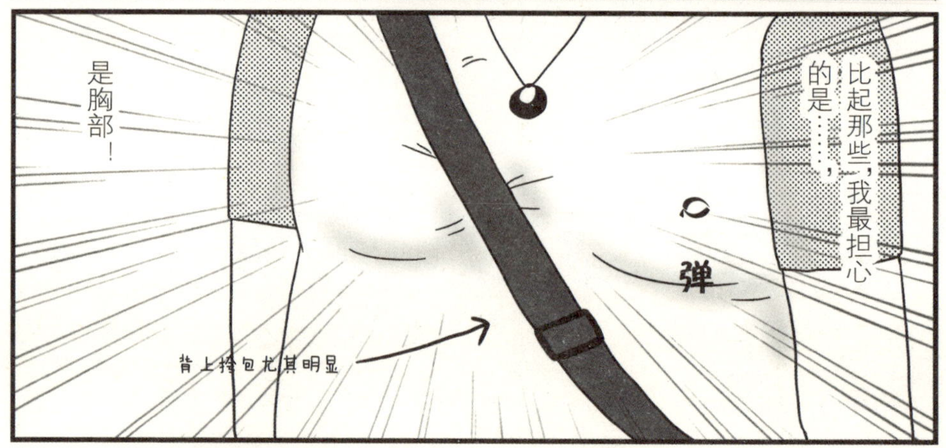
比起那些，我最担心的是……
是胸部！
弹
背上挎包尤其明显

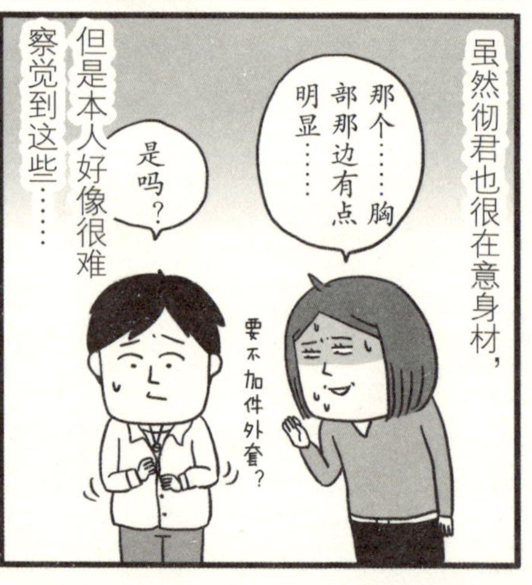
虽然彻君也很在意身材，
那个……胸部那边有点明显……
是吗？
但是本人好像很难察觉到这些……
要不加件外套？

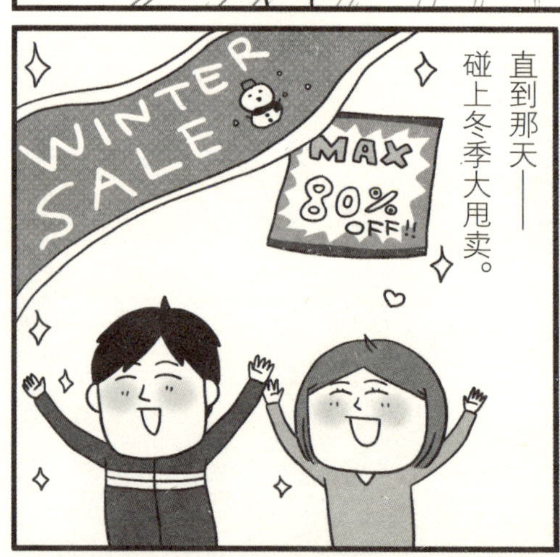
直到那天——碰上冬季大甩卖。
WINTER SALE
MAX 80% OFF!!

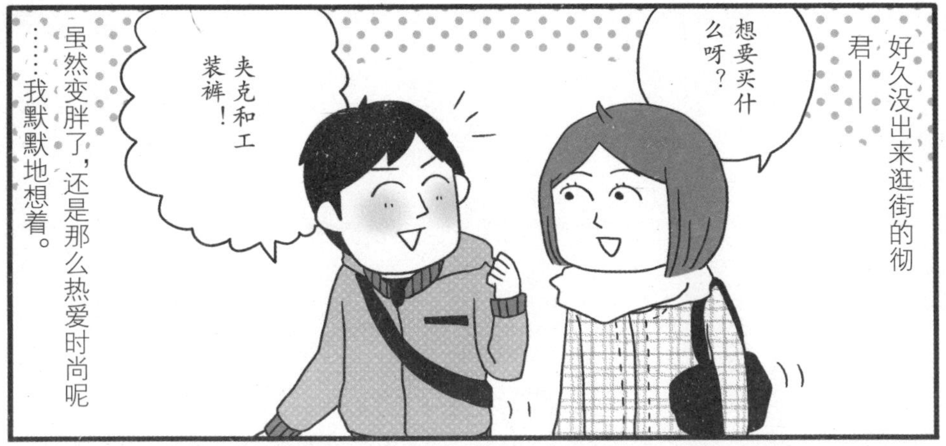
好久没出来逛街的彻君——
想要买什么呀？
夹克和工装裤！
虽然变胖了，还是那么热爱时尚呢……我默默地想着。

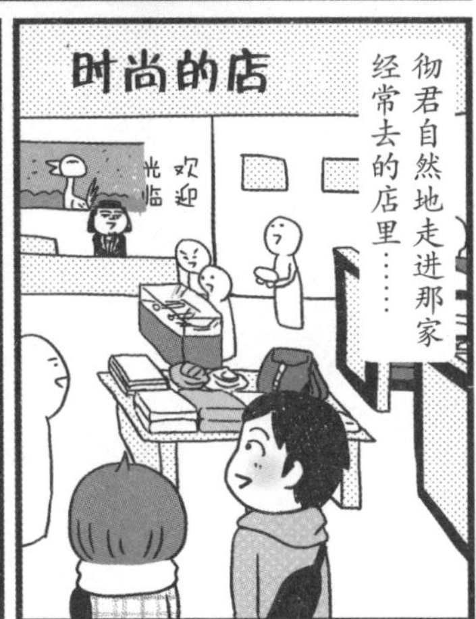
时尚的店
彻君自然地走进那家经常去的店里……
欢迎光临

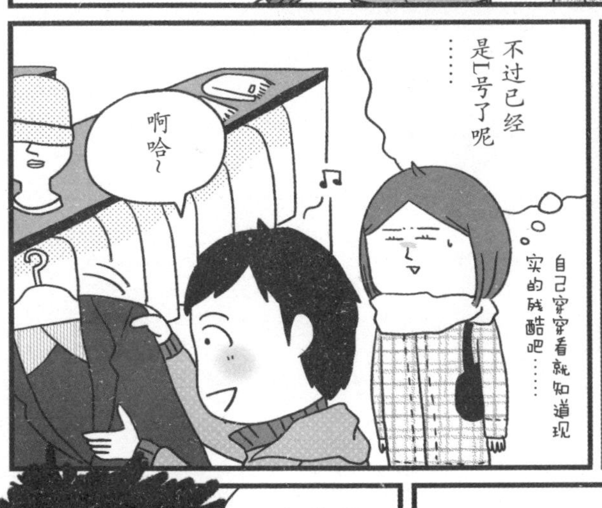
不过已经是L号了呢……
啊哈~
自己穿穿看就知道现实的残酷吧……

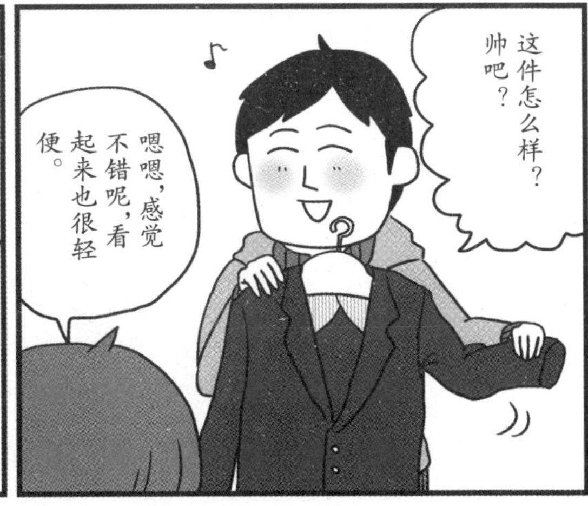
这件怎么样？帅吧？
嗯嗯，感觉不错呢，看起来也很轻便。

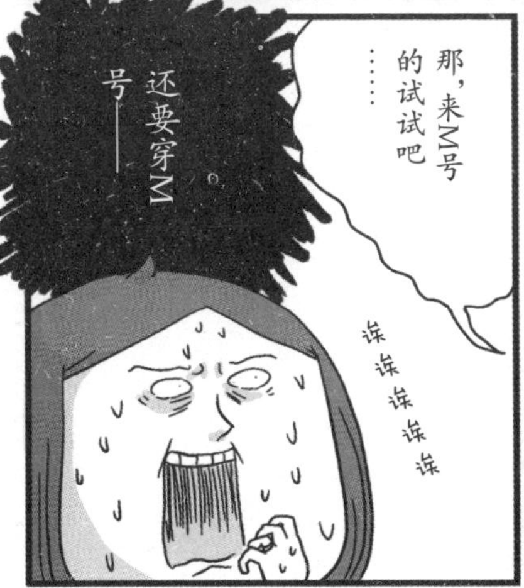
那，来M号的试试吧……
还要穿M号——
诶诶诶诶诶

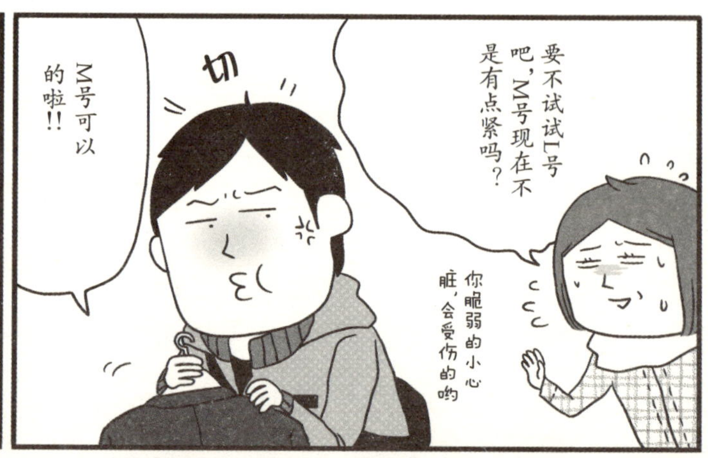
要不试试L号吧，M号现在不是有点紧吗？
你脆弱的小心脏，会受伤的哟
切
M号可以的啦!!

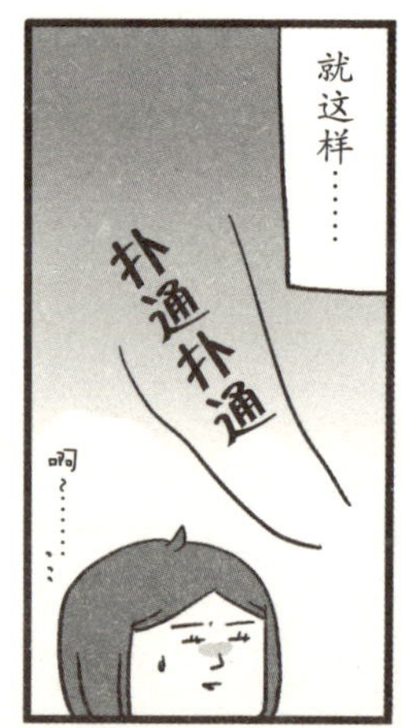
就这样……
扑通扑通
啊~……

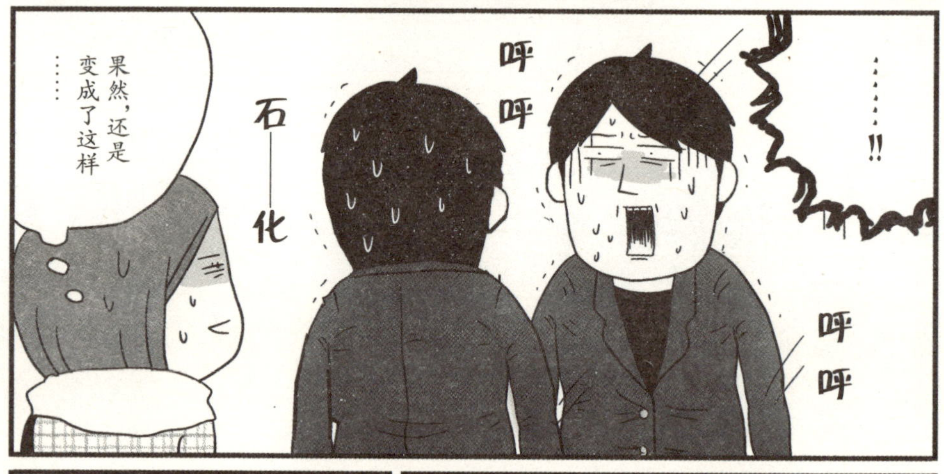
……!!
呼呼
石——化
果然，还是变成了这样……
呼呼

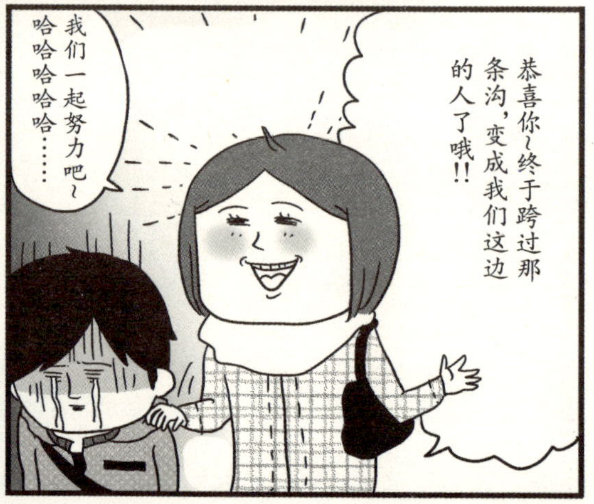
恭喜你~终于跨过那条沟，变成我们这边的人了哦!!
我们一起努力吧~哈哈哈哈……

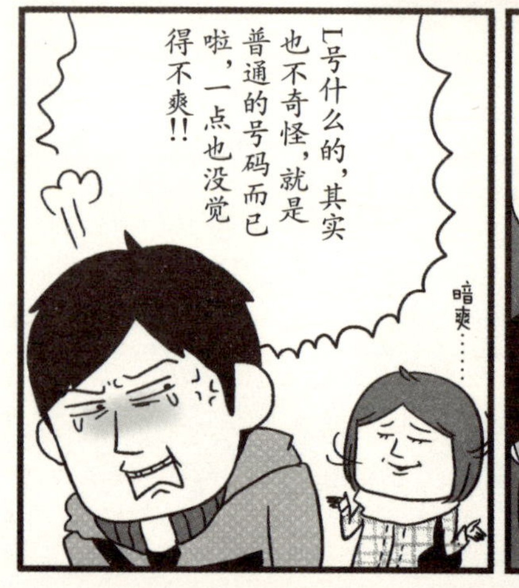
L号什么的，其实也不奇怪，就是普通的号码而已啦，一点也没觉得不爽!!
暗爽……

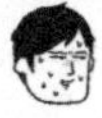

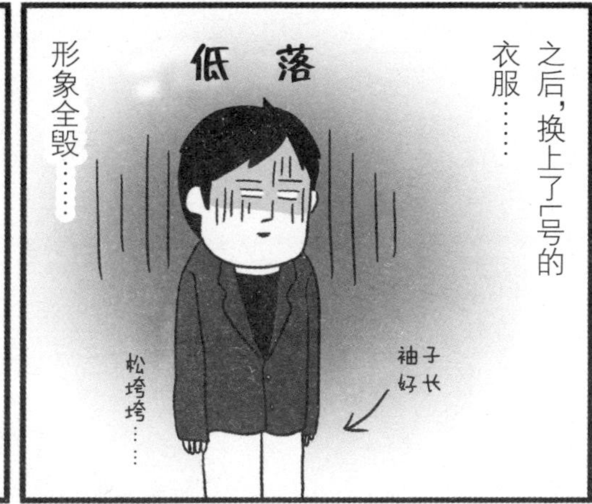
之后，换上了L号的衣服……
低落
形象全毁……
袖子好长
松垮垮……

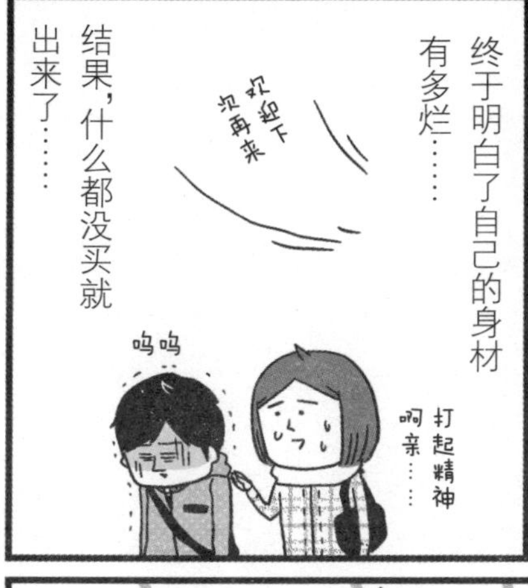
终于明白了自己的身材有多烂……
欢迎下次再来
结果，什么都没买就出来了……
打起精神啊亲……
呜呜

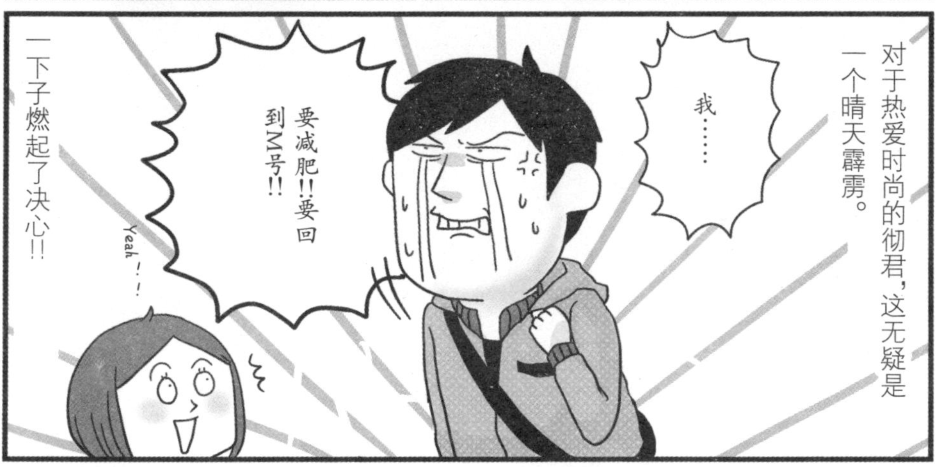
对于热爱时尚的彻君，这无疑是一个晴天霹雳。
我……
要减肥!!要回到M号!!
一下子燃起了决心!!
Yeah~!~!

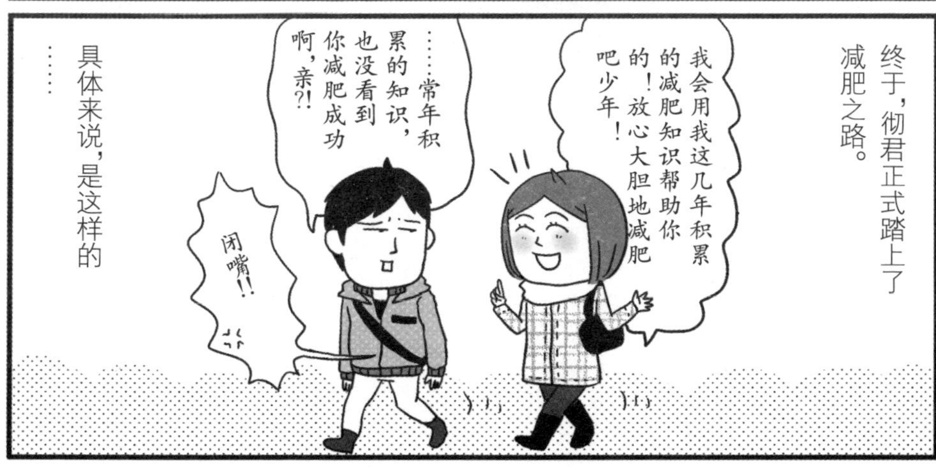
终于，彻君正式踏上了减肥之路。
我会用我这几年积累的减肥知识帮助你的！放心大胆地减肥吧少年！
……常年积累的知识，也没看到你减肥成功啊，亲?!
闭嘴!!
具体来说，是这样的……

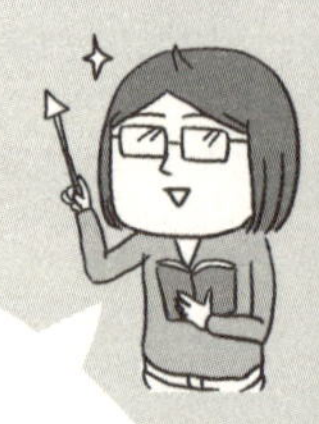

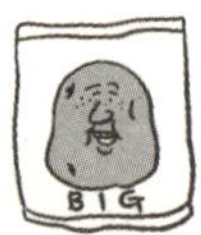

彻君的肥胖巅峰时期

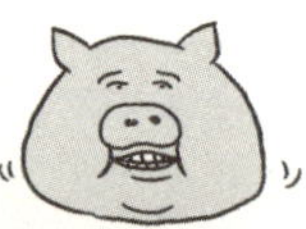

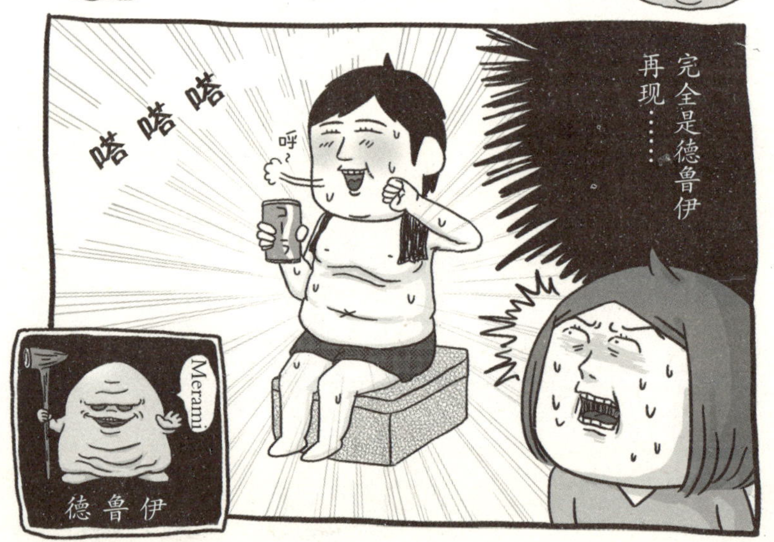

魔兽世界里的怪物

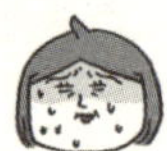

家里怎么出现了怪物？！

看到洗完澡后的彻君，我的脑海里不禁蹦出了这样的想法。

因为，只穿着一条内裤的彻君，肚子上的游泳圈已经让人不忍直视了……

不管怎样，一定要让彻君减肥！！

那一瞬间，我暗暗地下了决心。

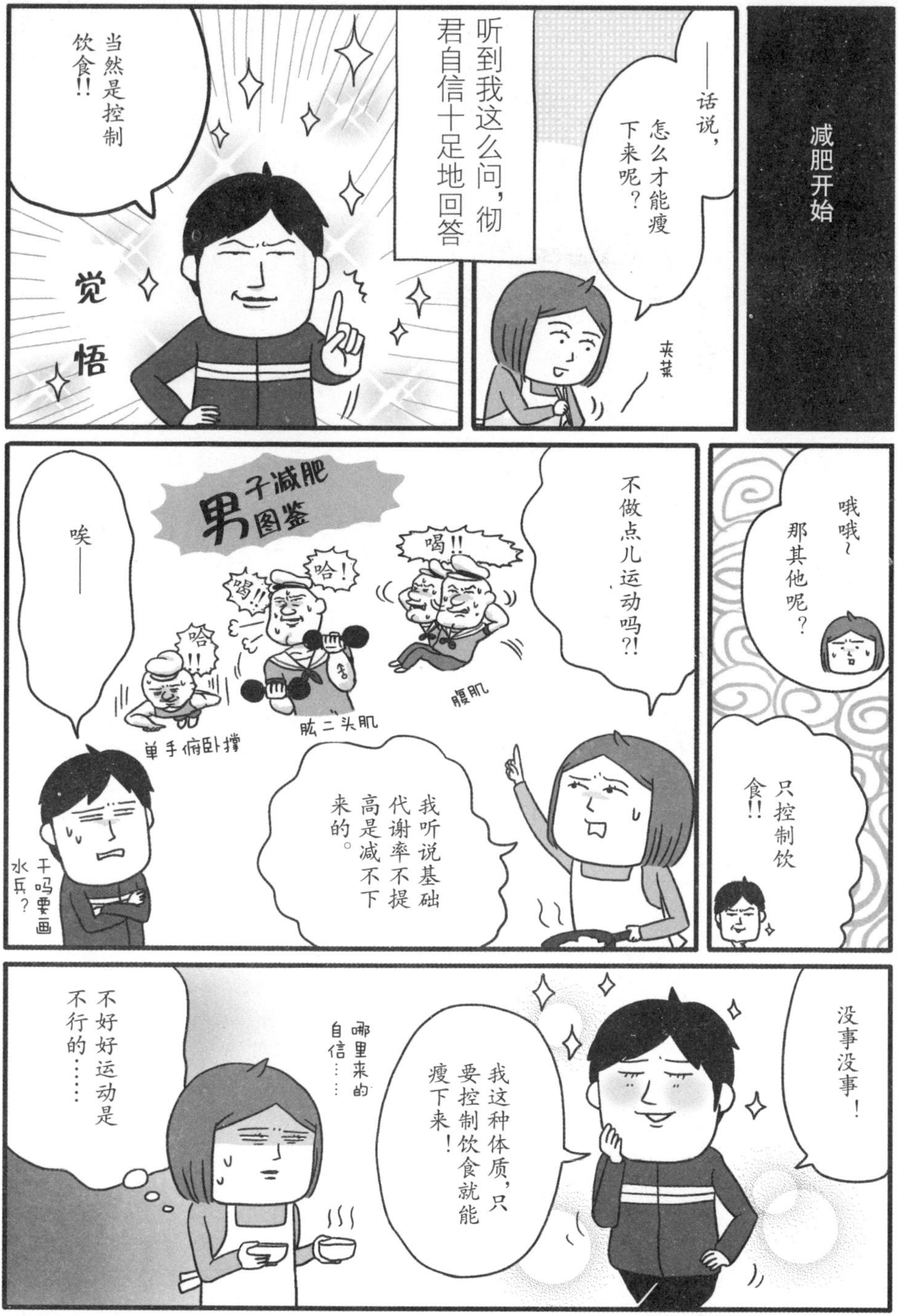

减肥开始

——话说，怎么才能瘦下来呢？

夹菜

听到我这么问，彻君自信十足地回答

当然是控制饮食!!

觉悟

哦哦~那其他呢？

只控制饮食!!

不做点儿运动吗?!

我听说基础代谢率不提高是减不下来的。

男子减肥图鉴

喝!!

哈!

喝!!

哈!!

腹肌

肱二头肌

单手俯卧撑

唉——

干吗要画水兵？

没事没事！

我这种体质，只要控制饮食就能瘦下来！

哪里来的自信……

不好好运动是不行的……

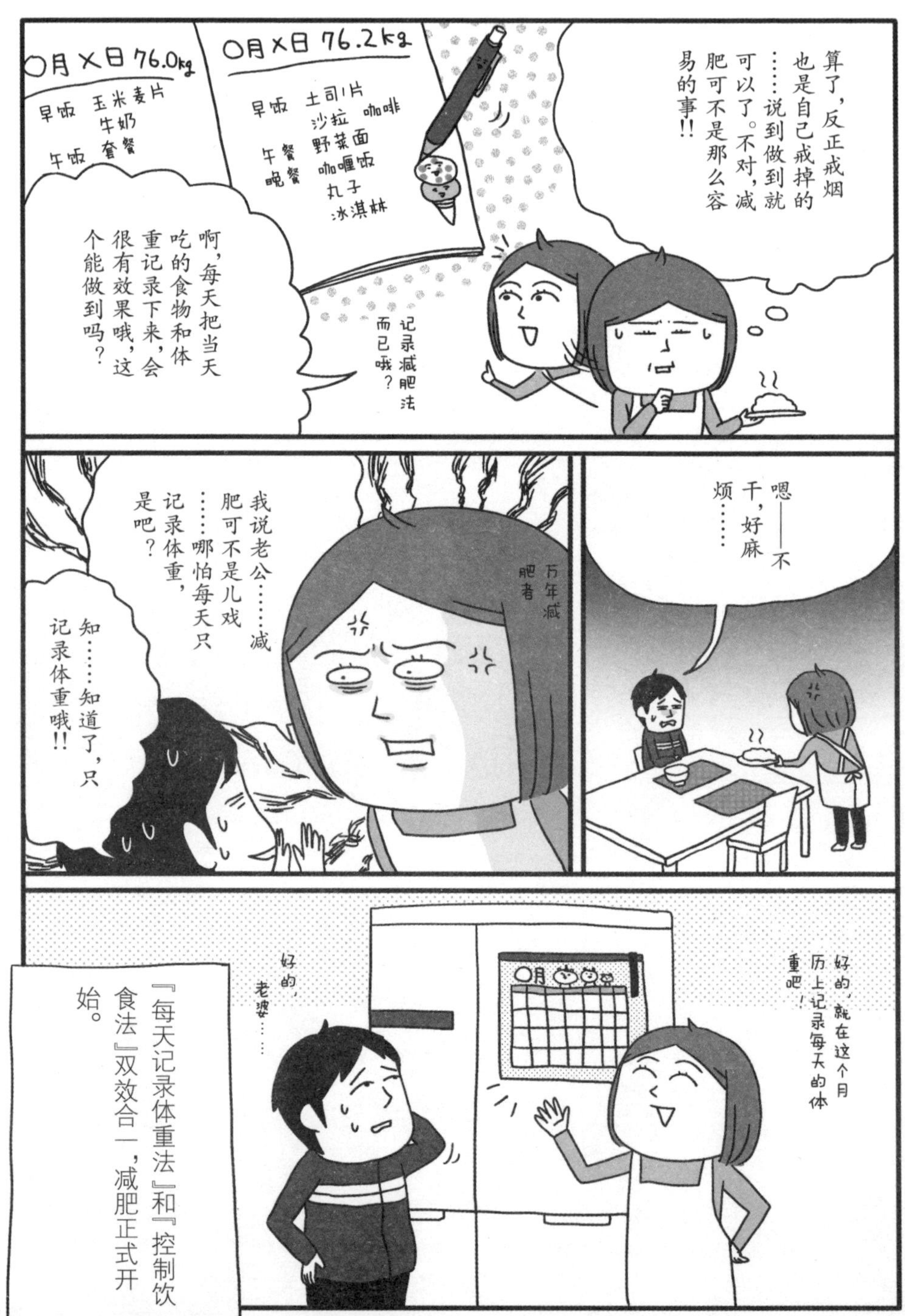
○月×日 76.0kg
早饭 玉米麦片
牛奶
午饭 套餐
○月×日 76.2kg
早饭 土司1片
沙拉 咖啡
午餐 野菜面
晚餐 咖喱饭
丸子
冰淇淋
算了，反正戒烟也是自己戒掉的……说到做到就可以了。不对，减肥可不是那么容易的事!!
记录减肥法而已哦？
啊，每天把当天吃的食物和体重记录下来，会很有效果哦，这个能做到吗？
嗯——不干，好麻烦……
我说老公……减肥可不是儿戏……哪怕每天只记录体重，是吧？
万年减肥者
知……知道了，只记录体重哦!!
好的，就在这个月历上记录每天的体重吧！
○月
好的，老婆……
『每天记录体重法』和『控制饮食法』双效合一，减肥正式开始。

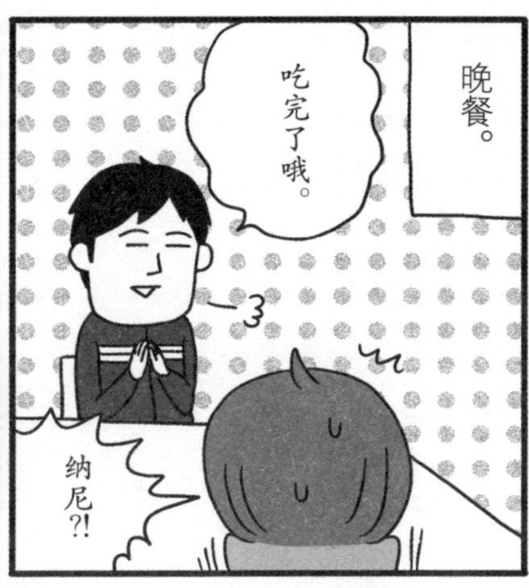
晚餐。
吃完了哦。
纳尼?!

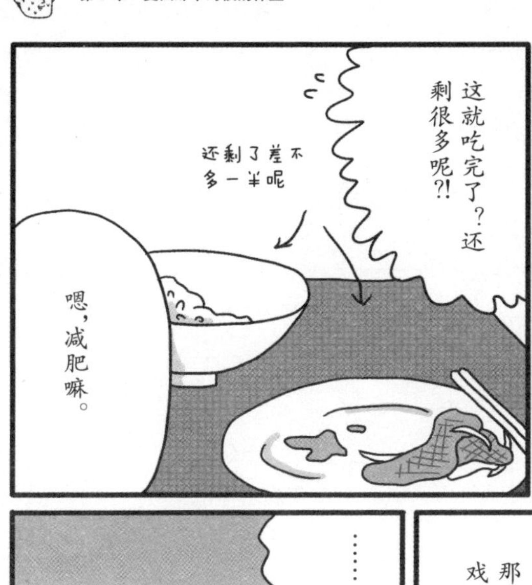
这就吃完了?还剩很多呢?!
还剩了差不多一半呢
嗯,减肥嘛。

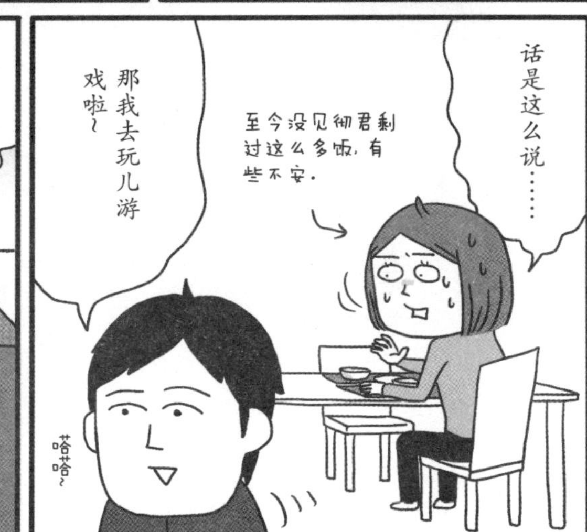
话是这么说……
至今没见彻君剩过这么多饭,有些不安。
那我去玩儿游戏啦~
嗒嗒~

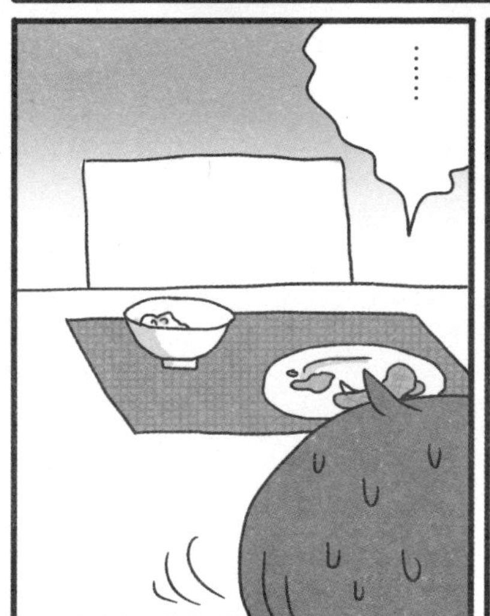
……

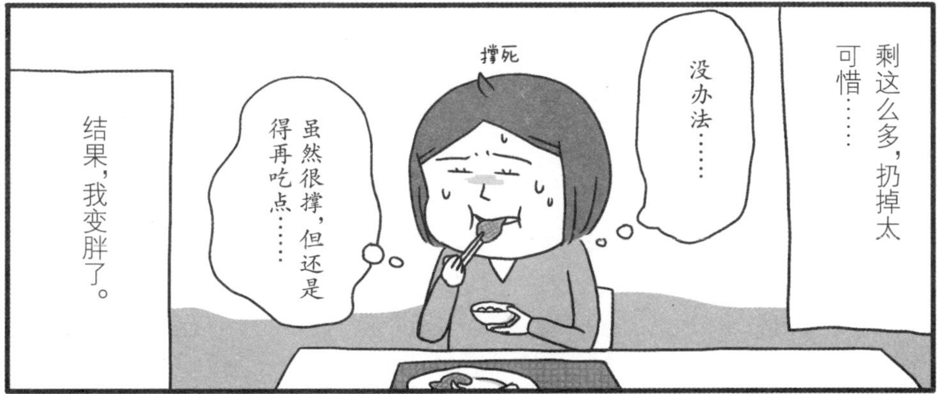
剩这么多,扔掉太可惜……
没办法……
撑死
虽然很撑,但还是得再吃点……
结果,我变胖了。

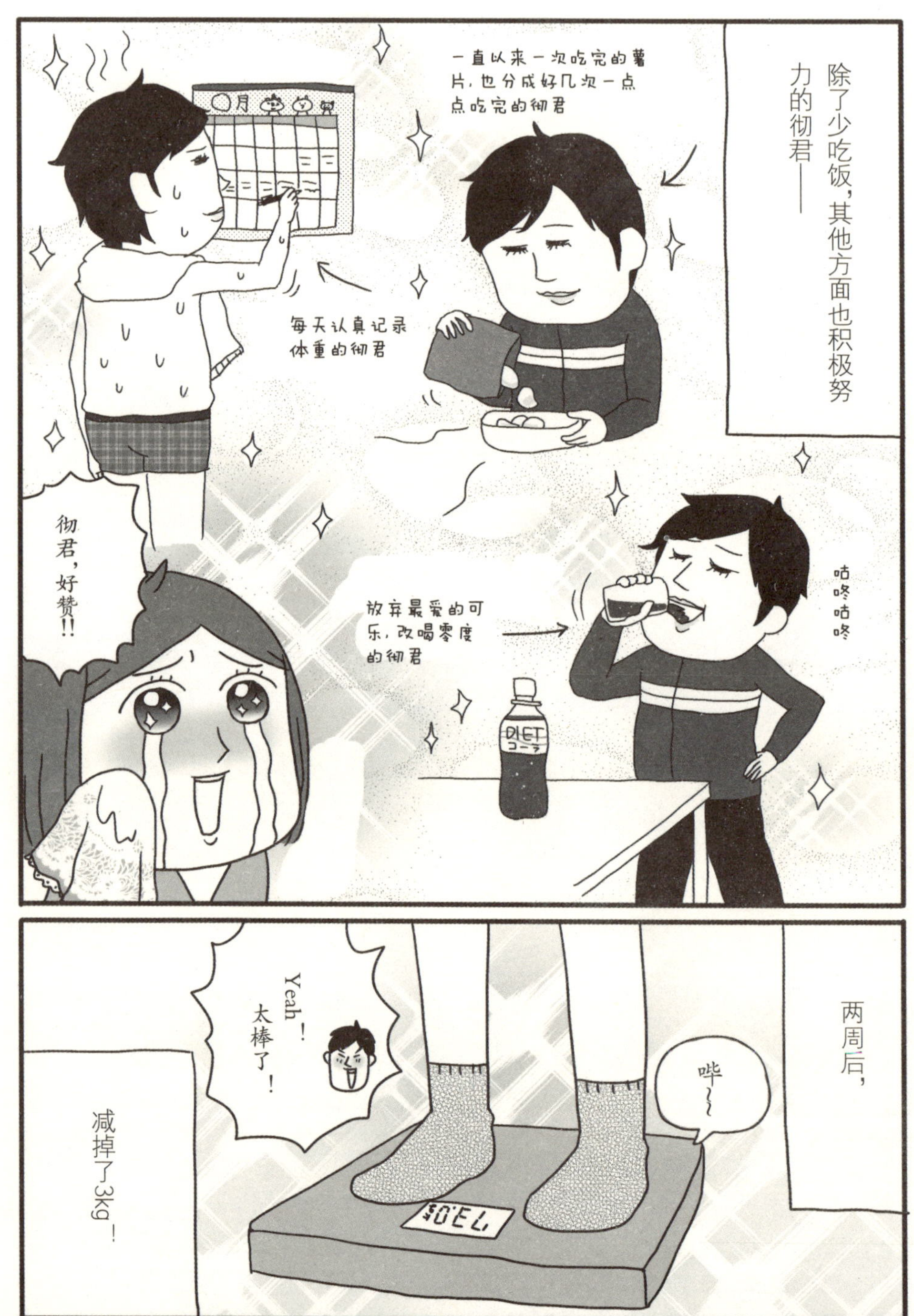
除了少吃饭，其他方面也积极努力的彻君——
一直以来一次吃完的薯片，也分成好几次一点点吃完的彻君
每天认真记录体重的彻君
彻君，好赞!!
放弃最爱的可乐，改喝零度的彻君
咕咚咕咚
DIET
コーラ
两周后，
哔～
Yeah！太棒了！
减掉了3kg！

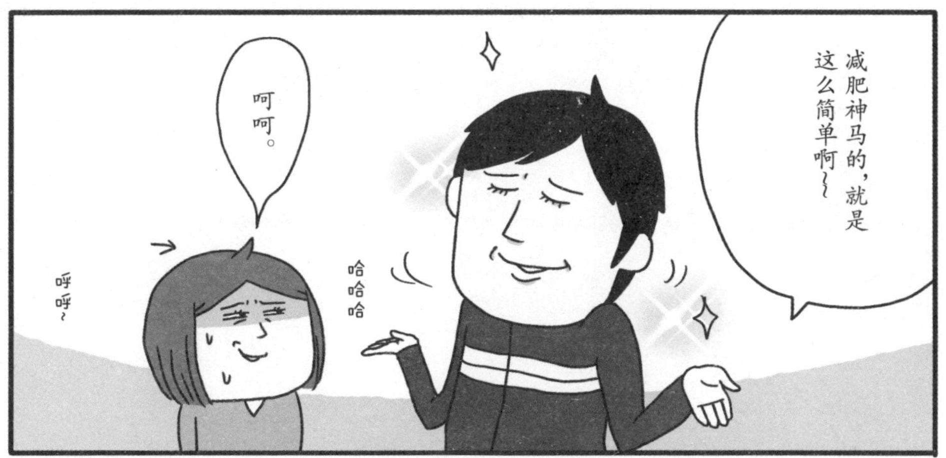
减肥神马的，就是这么简单啊~
哈哈哈
呵呵。
呼呼~

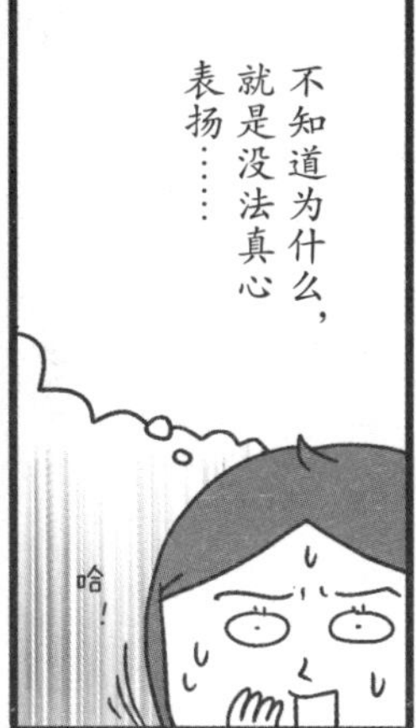
不知道为什么，就是没法真心表扬……
哈！

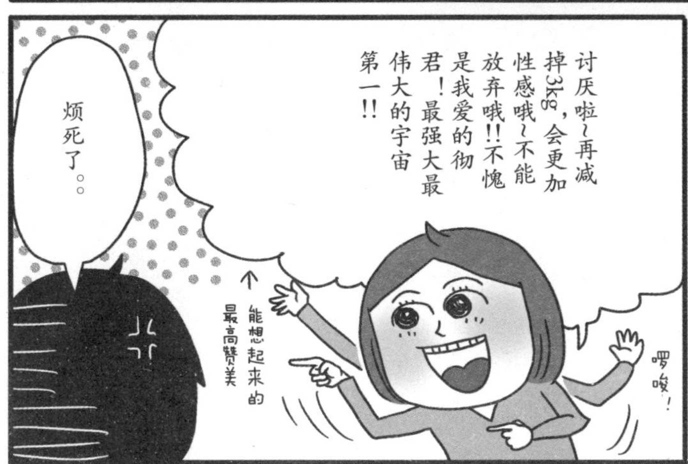
讨厌啦~再减掉3kg，会更加性感哦~不能放弃哦!!不愧是我爱的彻君！最强大最伟大的宇宙第一!!
啰唆！
能想起来的最高赞美
烦死了。。

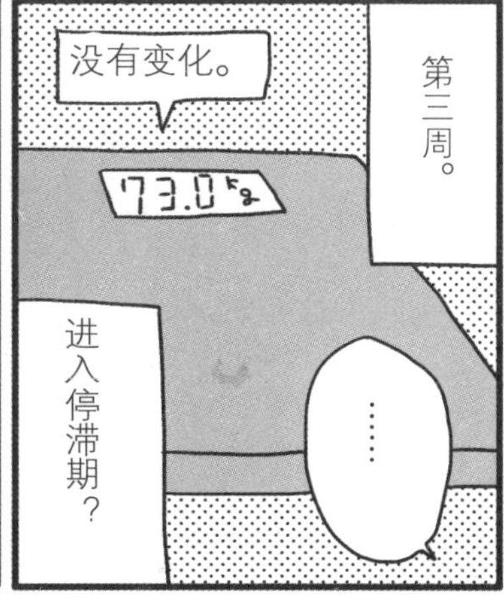
第三周。
没有变化。
173.0kg
进入停滞期？
……

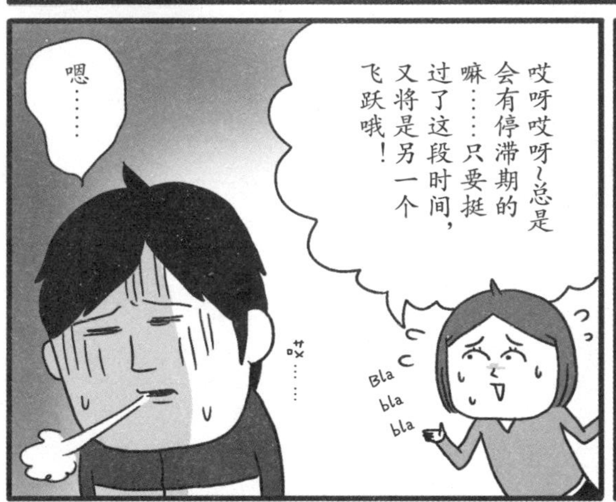
哎呀哎呀~总是会有停滞期的嘛……只要挺过了这段时间，又将是另一个飞跃哦！
Bla bla bla
嗯……
哎……

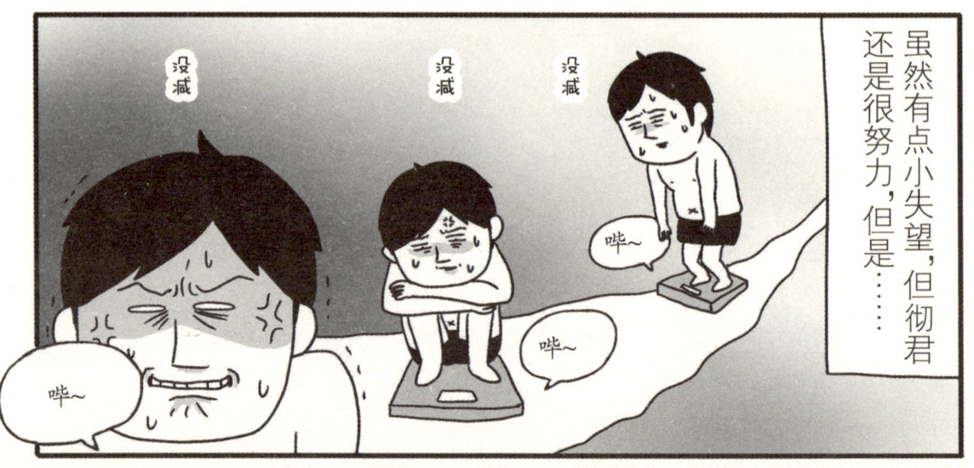
虽然有点小失望，但彻君还是很努力，但是……
没减
没减
没减
哔~
哔~
哔~

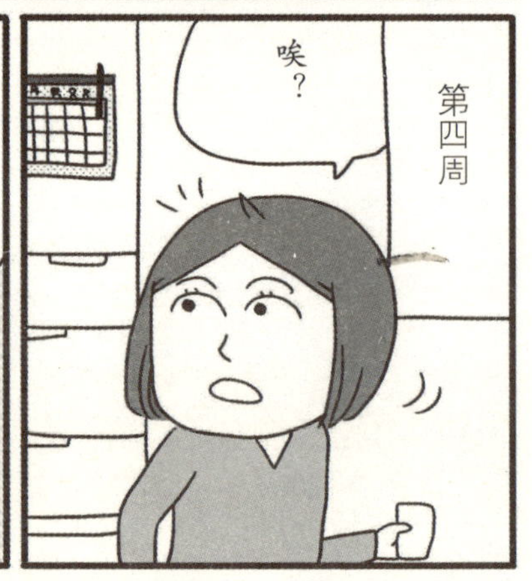
第四周
唉？

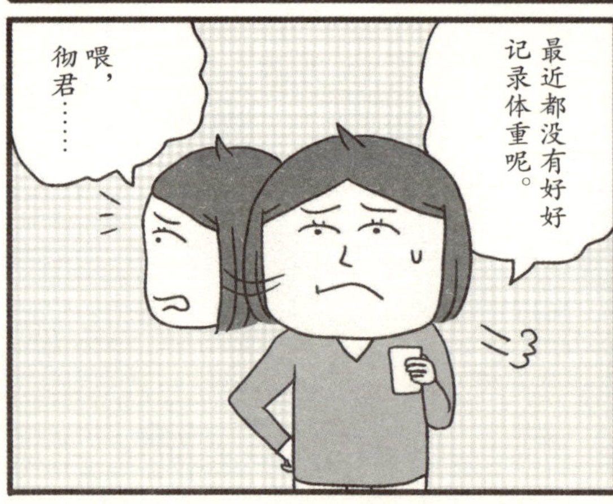
最近都没有好好记录体重呢。
喂，彻君……

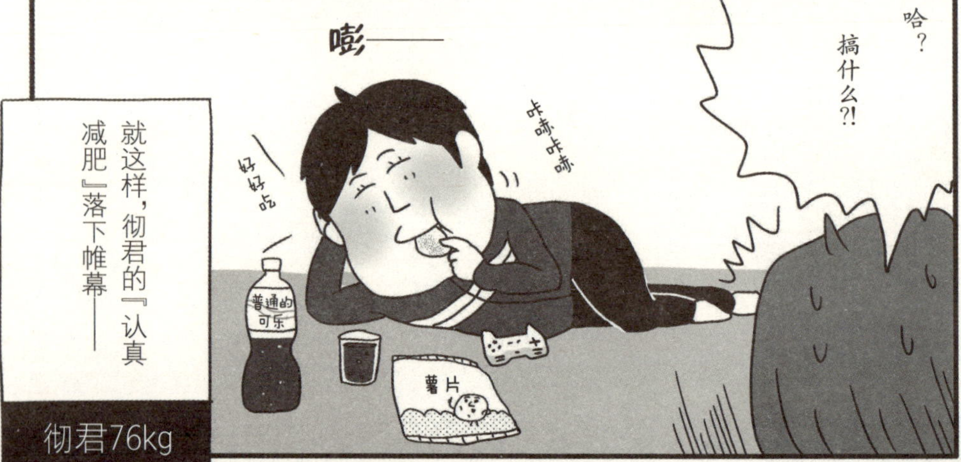
哈？搞什么?!
嘭——
咔嗞咔嗞
好好吃
普通的可乐
薯片
就这样，彻君的『认真减肥』落下帷幕——
彻君76kg

妻子的总结

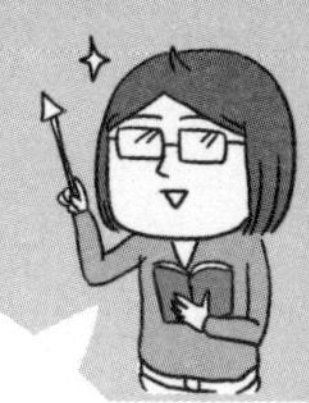

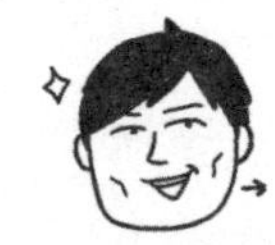

彻君的反弹

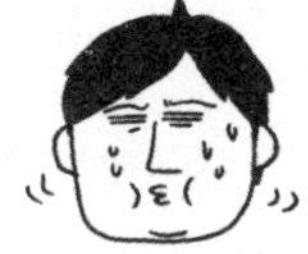

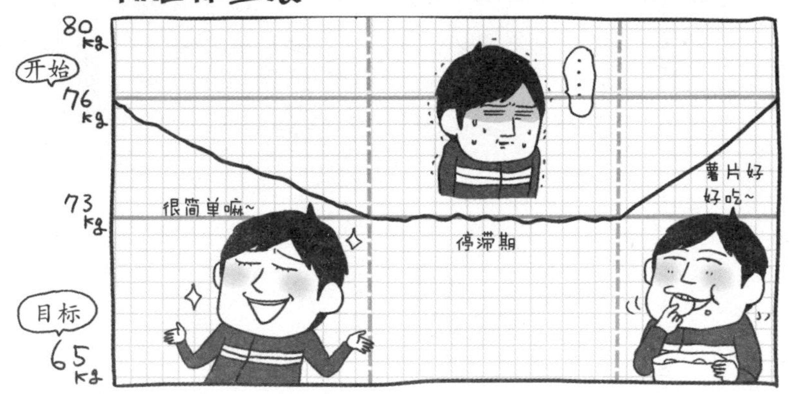

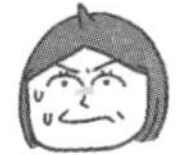

最初，当彻君很快减掉3kg时，作为万年减肥者的我，心里腾起了一种酸酸的、稍带嫉妒的微妙情感，但是看到进入停滞期后灰心绝望的彻君，不禁觉得“果然还是这样！”，产生了一种奇妙安心感（虽然说，现在说“安心”两个字那么的不合时宜……）

果然，减肥真是一条不归路。重新确认了这一点，而且，也产生了疑问。彻君，到底能不能减肥成功呢？心里有些不安……作为万年减肥者，虽然有些不安和质疑，但是决心一定要好好支持彻君的减肥，加油！！

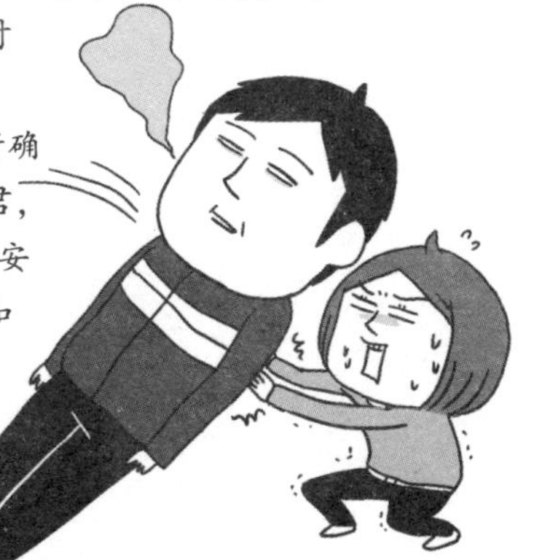

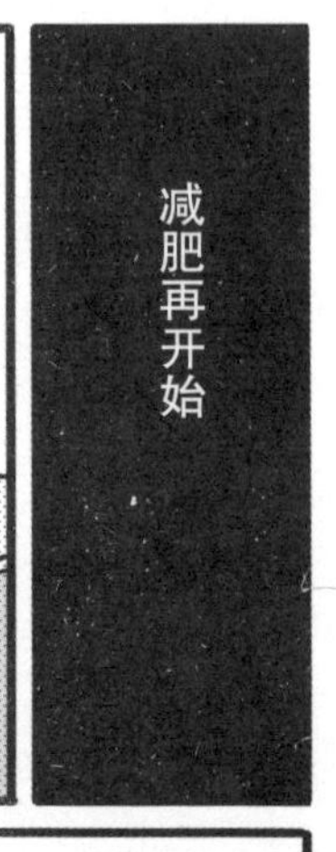
减肥再开始

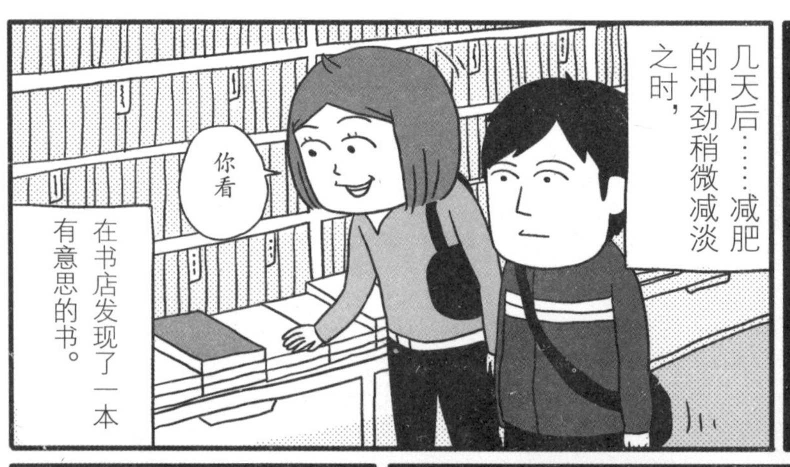
几天后……减肥的冲劲稍微减淡之时，
在书店发现了一本有意思的书。
你看

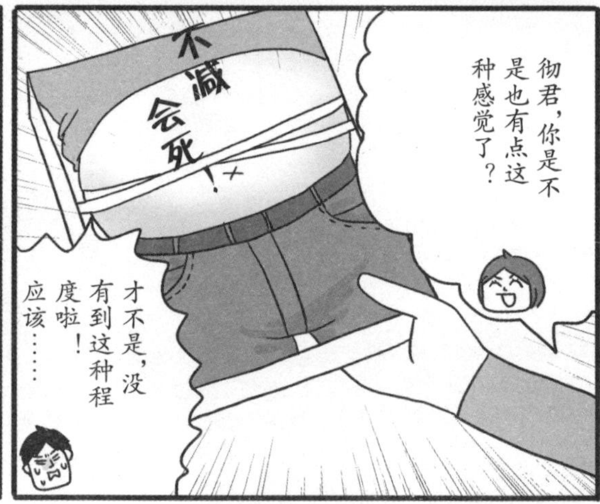
彻君，你是不是也有点这种感觉了？
不减会死！
才不是，没有到这种程度啦！应该……

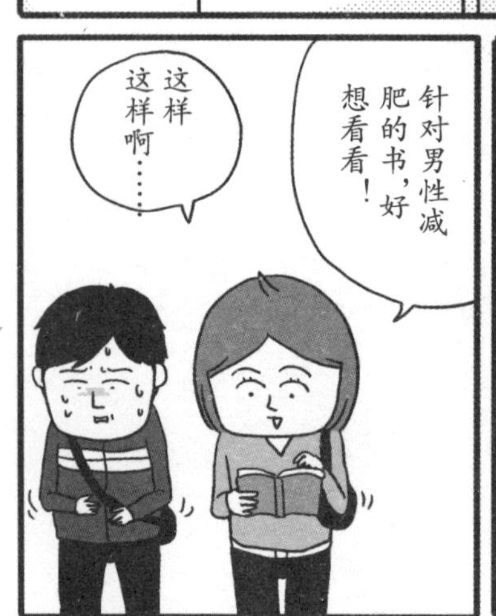
针对男性减肥的书，好想看看！
这样这样啊……

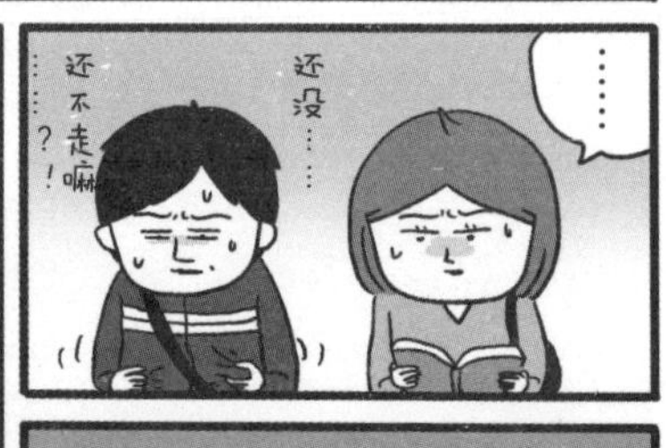
……
还没……
还不走嘛……？！

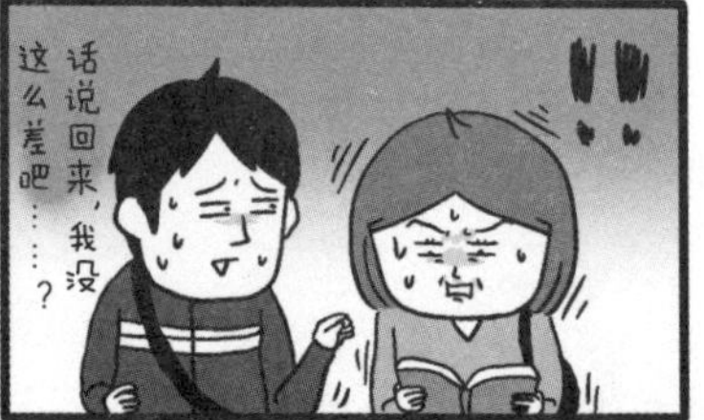
话说回来，我没这么差吧……？

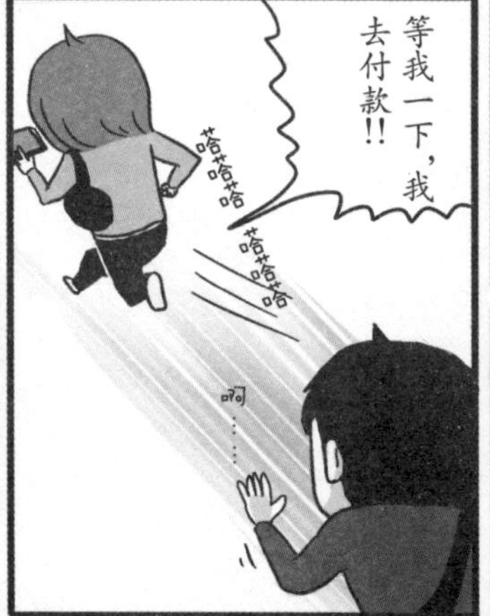
等我一下，我去付款!!
嗒嗒嗒
嗒嗒嗒
啊……

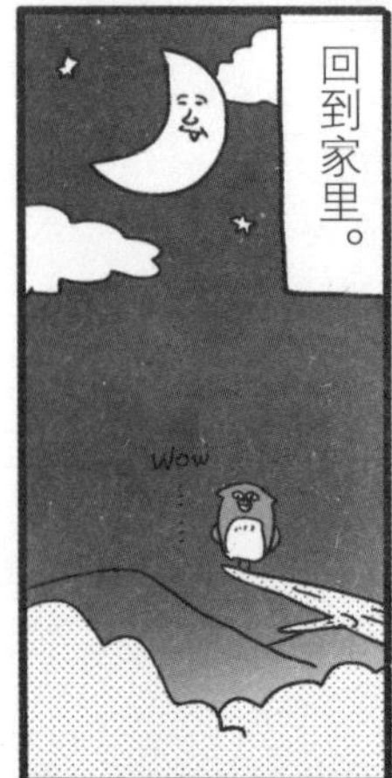
回到家里。
WOW

书上写了什么好的方法吗？
刚刚洗完澡

我说亲爱的，话说你现在不应该在我面前吃冰激凌吧……
去死吧……!!
那到底写了些什么嘛?!
过分了啊你

书上说……胖子会死得快，所以才减肥。
叮
随口瞎说吧你!!

才不是，书上就是这么写的~
不要这么毒舌的句子，给我念一下更心灵鸡汤一些的句子啦~

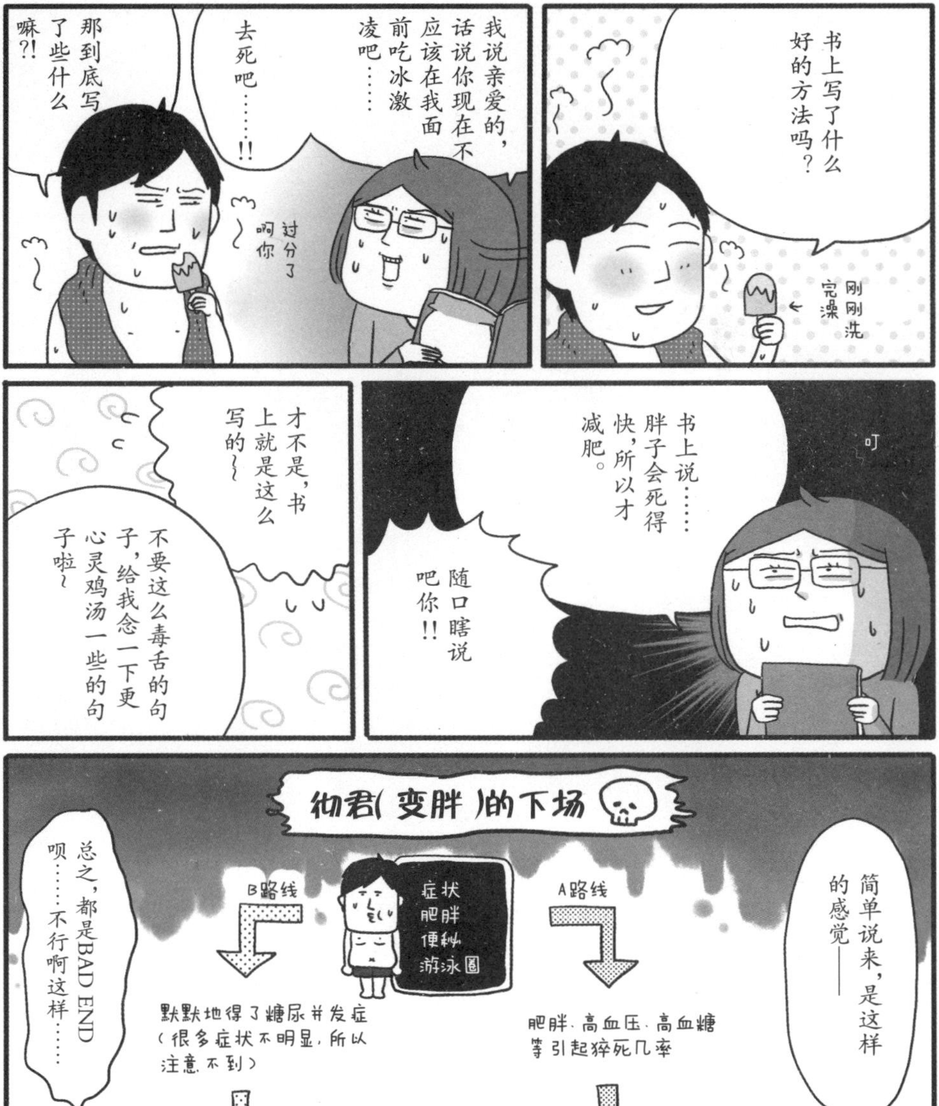

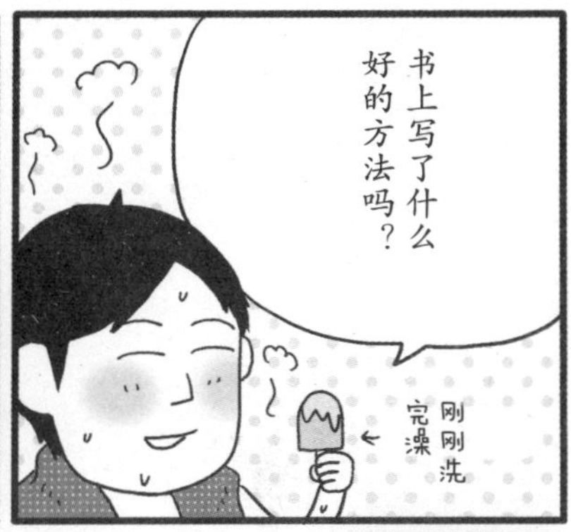

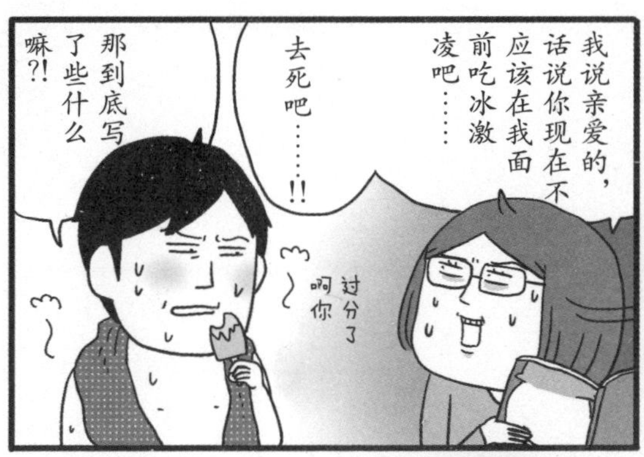

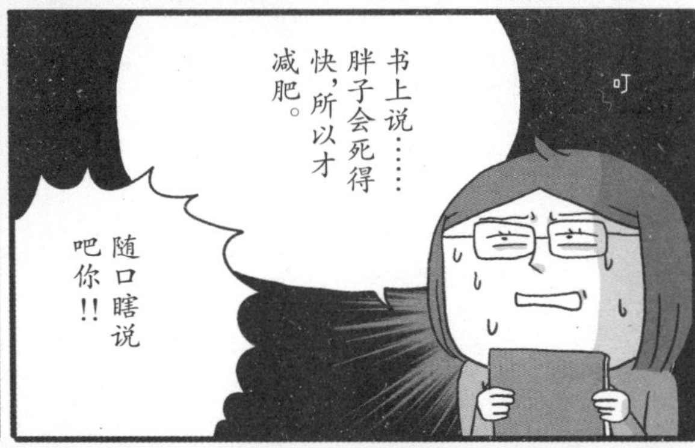

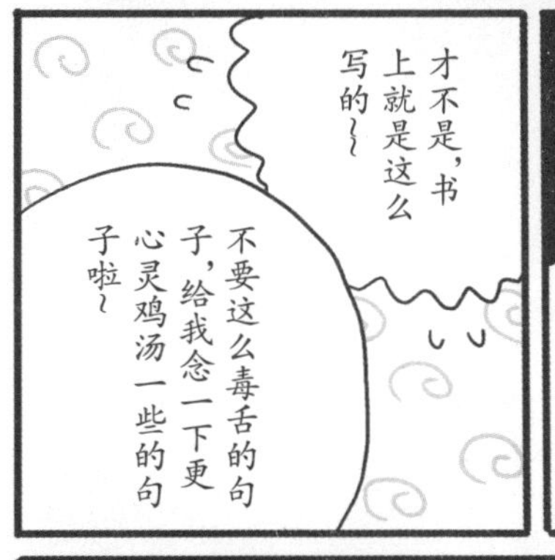

彻君(变胖)的下场

简单说来，是这样的感觉——

症状
肥胖
便秘
游泳圈

A路线

肥胖、高血压、高血糖等引起猝死几率

某天突然死亡(心肌梗塞、脑梗塞等)

BAD END①

B路线

默默地得了糖尿并发症(很多症状不明显，所以注意不到)

出现并发症

视网膜症状(最坏的结果会死命)
神经坏死(最坏的结果截肢)
肾脏问题(每周2~3次人工透析)

BAD END②

总之，都是BAD END呗……不行啊这样……

※但是没关系！只要瘦了，避开BAD END的几率会上升哦！

算了，话说回来，真正死亡或者得了糖尿病的人还是少数，不是吗？

笨蛋!!
好疼疼疼!!
使劲儿掐……

这才不是别人的事儿呢!!
心肌梗塞年度死亡数据
约12.2万人
糖尿病发人群
约2210万人
（其中1.4万人在5年内死亡）※
呜呜

就是那个『变瘦』很难办到的说……
没关系!!

没关系!!
只要记录就会瘦
起床后与晚餐后每天2次
在图表中记录体重
只要记录就好！！
拒绝反弹！！
御君的记录减肥日记
100人中有83人会成功哦。
这样就会瘦！（好像是……）

之前我不是一天记录一次的嘛，没有减掉啊。为什么换成这个记录法就会瘦呢？
一副不相信的样子

嗯，嗯，怎么说呢……可能是荷尔蒙的作用？记录的话就这样……然后那个荷尔蒙就会起到作用，反正就是会影响身体，变瘦的！啊哈哈。
你……真的理解了那本书?!

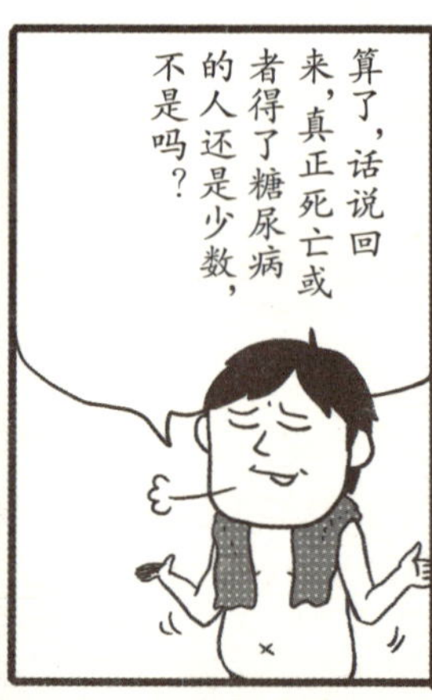

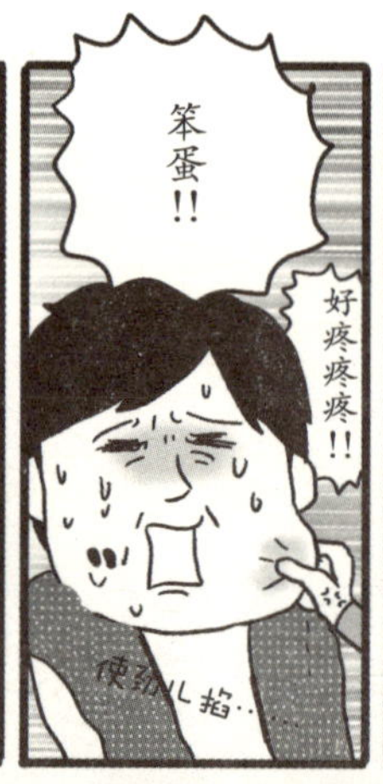

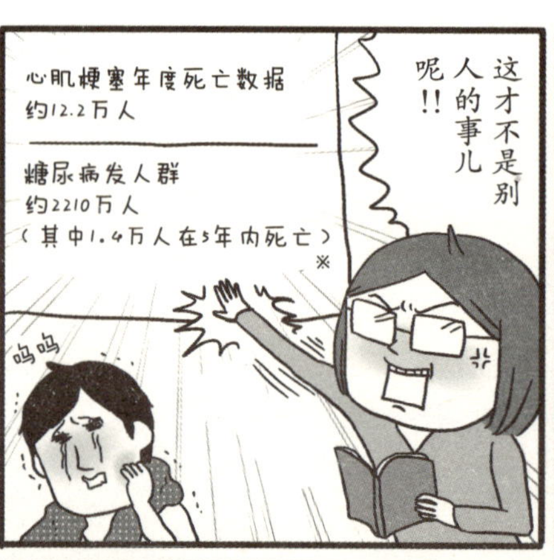

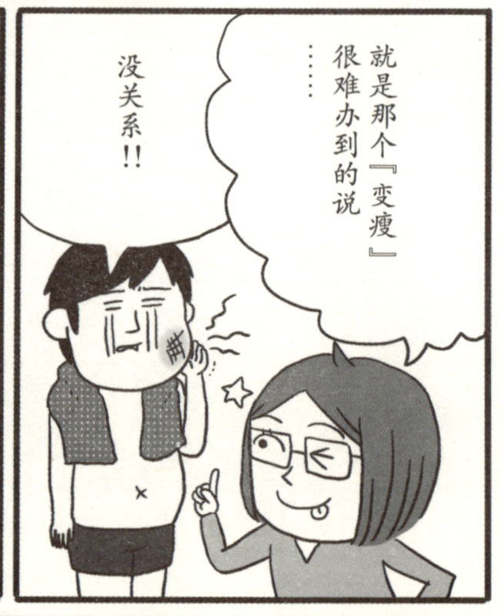

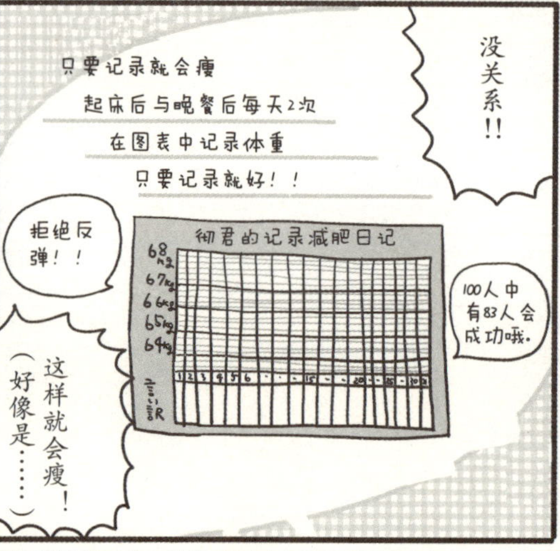

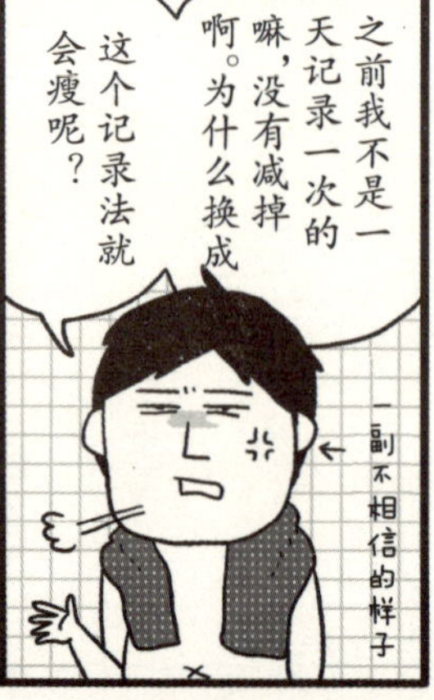

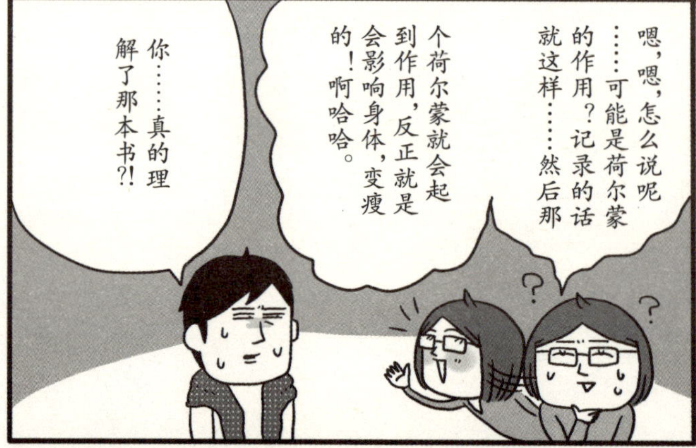

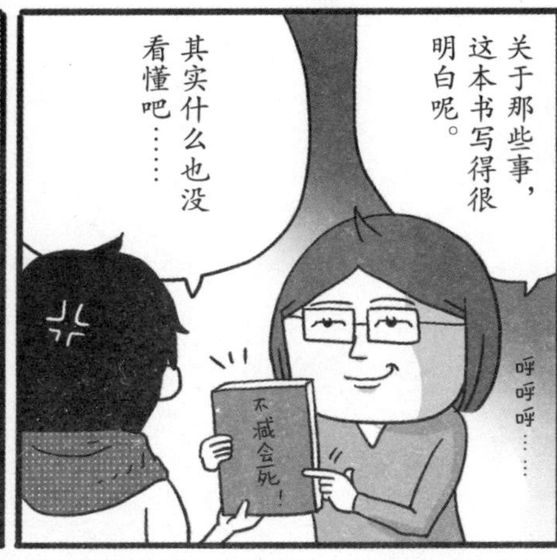

一小时后，

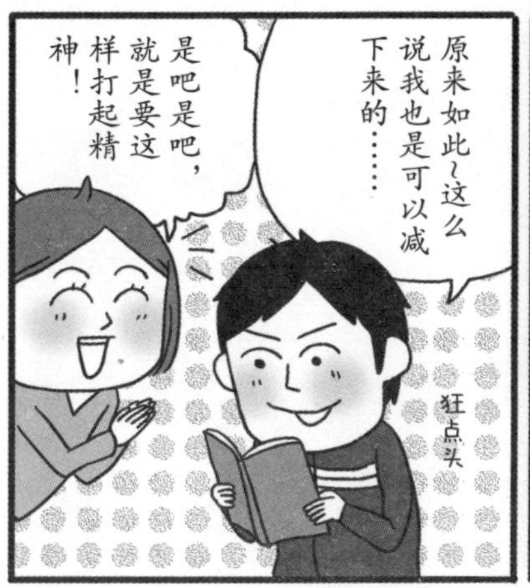

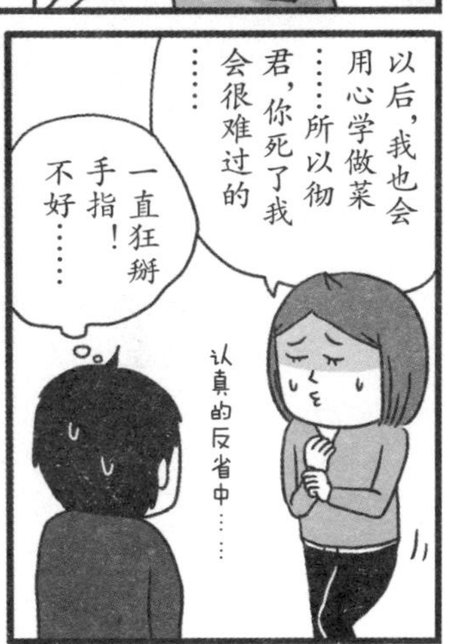

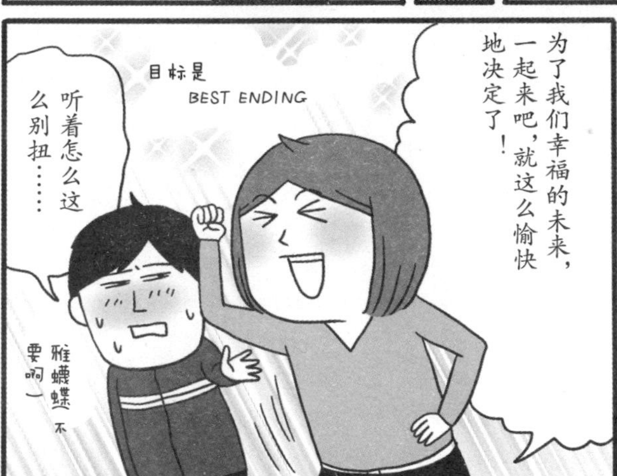

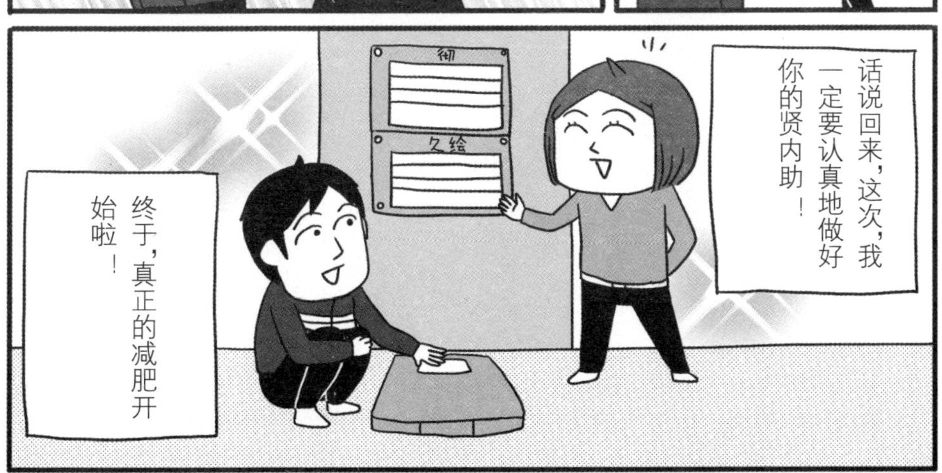

只称体重的减肥法

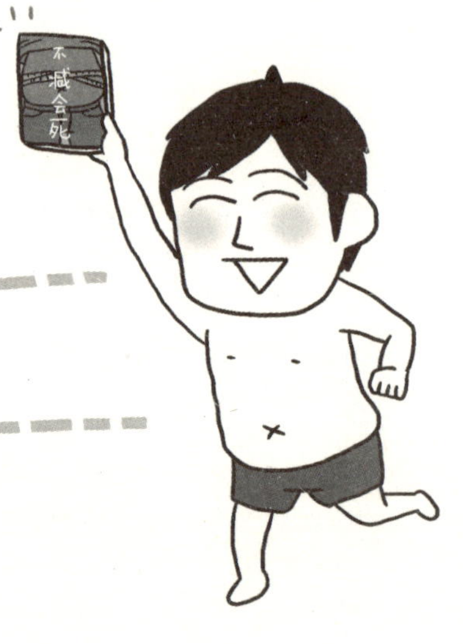

"只记录减肥法"的具体做法

这次挑战的减肥法，是每天早起和晚餐后各一次，在体重表格里记录当时的体重的"只记录减肥法"。虽然很简单，但是据说是成功率很高的梦幻减肥法。意志力薄弱如彻君，也是可以挑战一下呢！

需要的东西

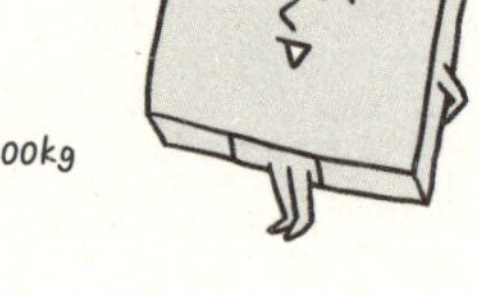

● 体重秤

记录范围在50~100kg的电子秤

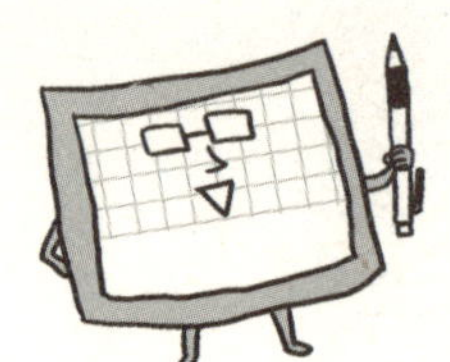

● 表格

● 只要这些！

这个减肥法的好处

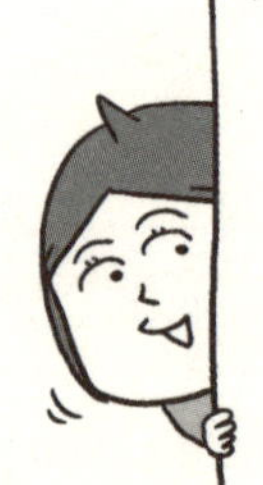

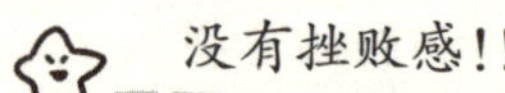

没有反弹!!

没有挫败感!!

更不用花很多钱!!

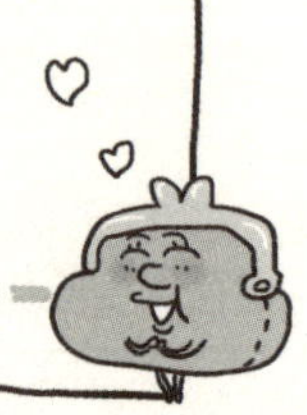

Step 1

早餐之前，称重

起床后，排尿·排便之后，称一称"每天最轻的体重"。

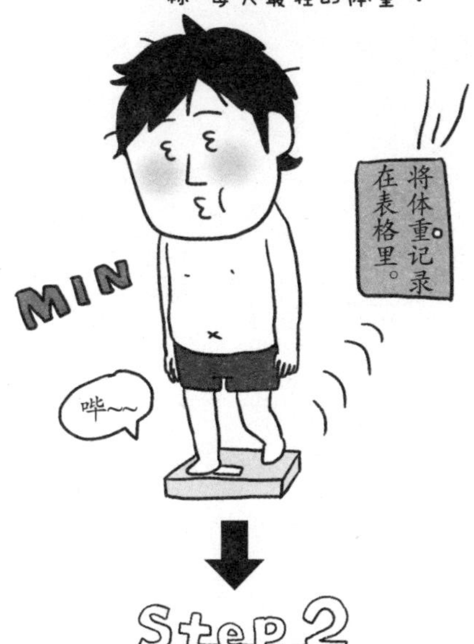

Step 2

彻君的只记录减肥表

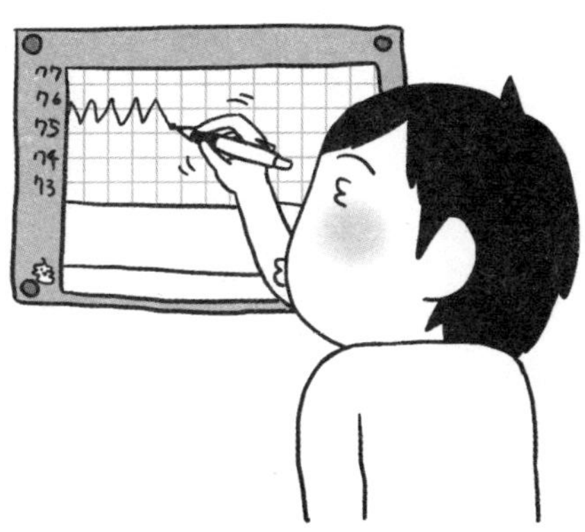

Step 3

晚餐后，再次称重

晚餐过后，称一称"每天最重的体重"。如果晚饭后不能马上称，那就在睡觉前称一下。

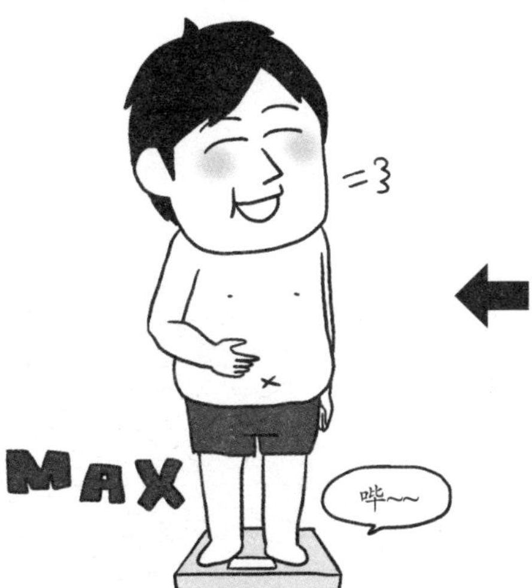

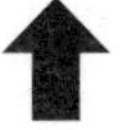

Step 4

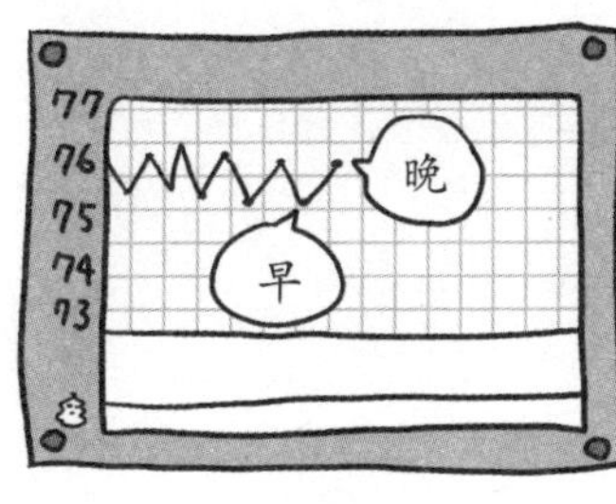

减肥表的记录方法

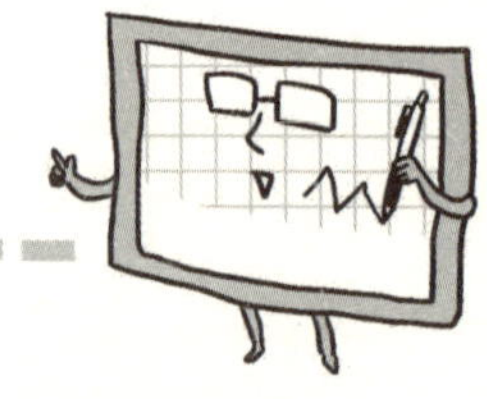

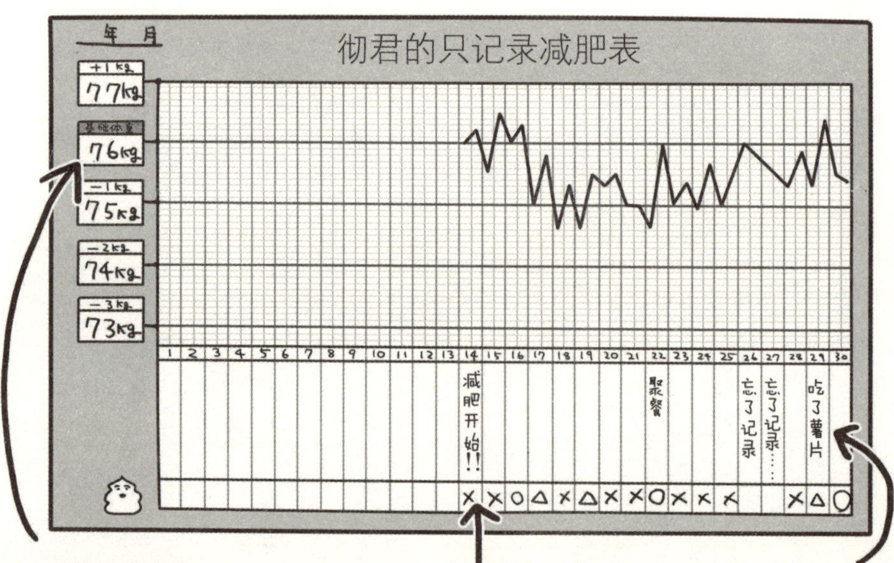

基础体重

开始减肥那天的体重，四舍五入取整数，记录在"基础体重"栏里。接下来，围绕基础体重，增加1kg，减少1kg取整数记录。如果线条走向一直向下倾斜，就说明减肥成功，看到啦！

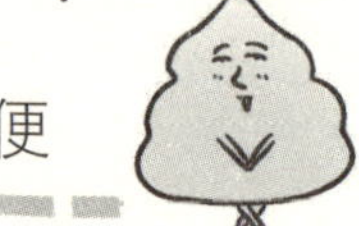

排便

不管排没排便，每天的步骤是一样的哦。

备忘栏

体重变重了，忘记记录了等这些心里话可以写在这个备忘栏里哦。这个备忘栏可以有效避免陷入减肥抑郁中，一定要保留哦！

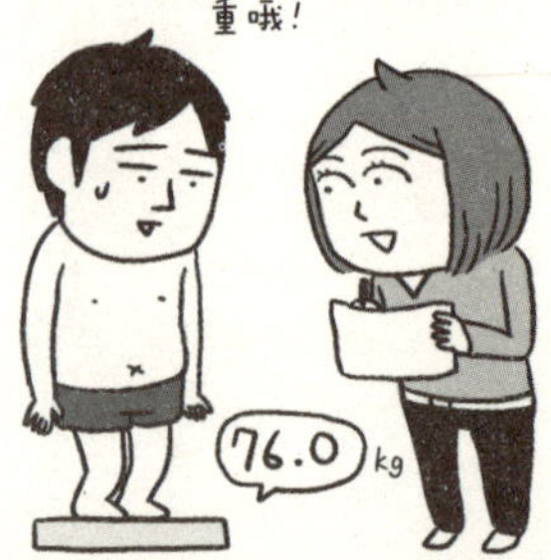

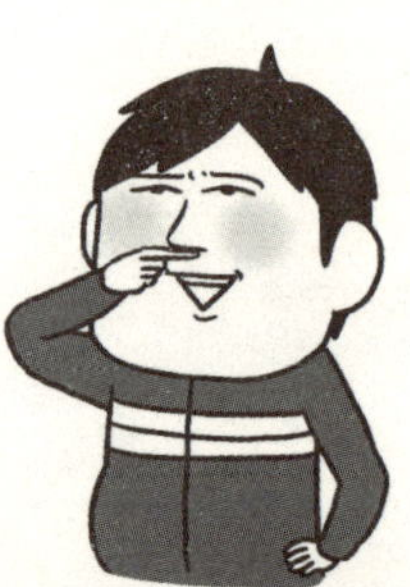

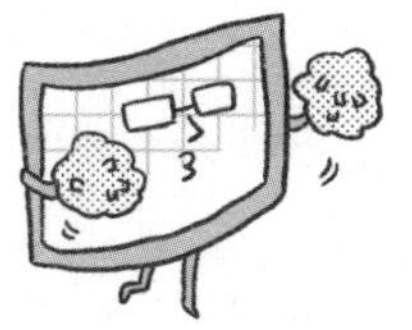

减肥成功的3个关键

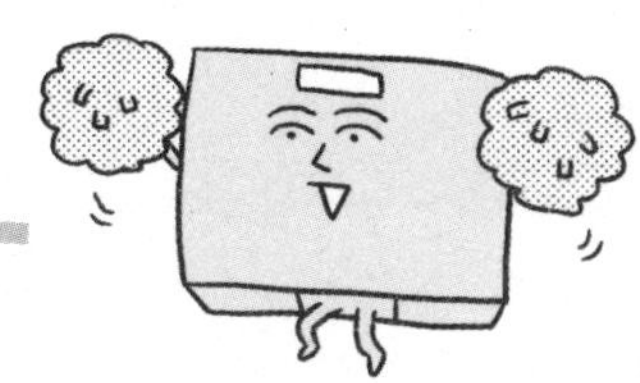

Point 1

称体重的时间点

男人就要
只穿内裤!!

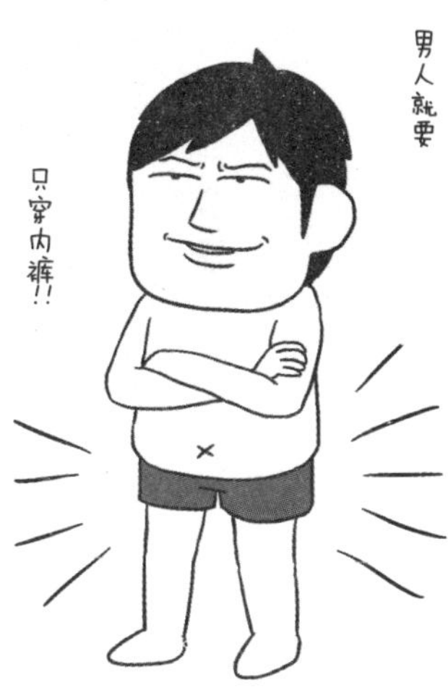

一天2次，早晨排便、排尿结束后和晚上晚餐后称重。因为工作原因，不能在晚餐后称体重时，可以改到入睡前称。关键是，尽量每天同一时刻、同一装束的前提下称重。睡衣或者内裤，决定穿哪一件就一直穿那件去称。

Point 2

忘记称体重

总是会有忘记的时候。如果忘记按时称量，那就先不管时间，称体重，记录在表格里。然后，在备忘栏里，写上记录的时间就可以哦。如果不记录的话，表格的曲线走向会受到影响，也有可能会减肥失败哦。最重要的是，不管怎样，不要忘记记录。

不管怎样，
要记录！！

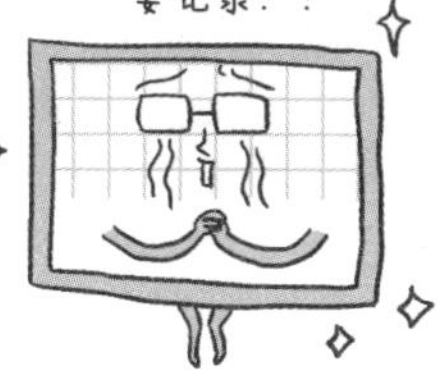

Point 3

建立减肥目标

每一天的减量是50~100g。这大概是一颗鸡蛋的重量。按照这个基准，最理想的状况是一个月能减掉1.5~3kg。这样少量多次减重，目的是为了减少挫败感。要坚持才行哦。

1天
减少50~100g

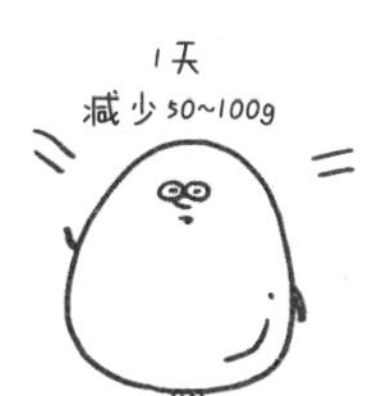

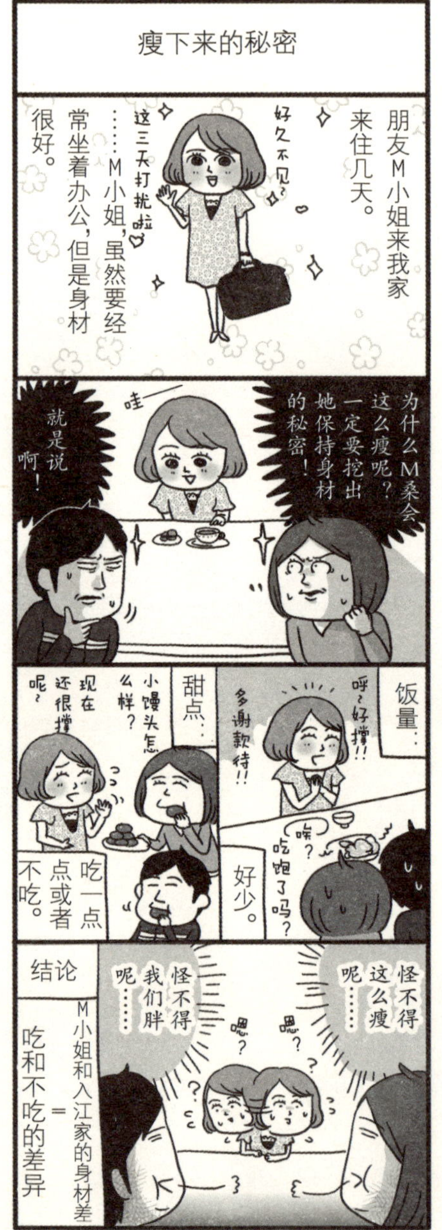
瘦下来的秘密
朋友M小姐来我家来住几天。
好久不见~
这三天打扰啦♡
……M小姐，虽然要经常坐着办公，但是身材很好。
为什么M桑会这么瘦呢？一定要挖出她保持身材的秘密！
哇——
就是说啊！
饭量…
呼~好撑!!
多谢款待!!
唉？
吃饱了吗？
好少。
甜点…
小馒头怎么样？
现在还很撑呢~
吃一点点或者不吃。
结论
怪不得这么瘦呢……
怪不得我们胖呢……
嗯？
嗯？
M小姐和入江家的身材差＝吃和不吃的差异

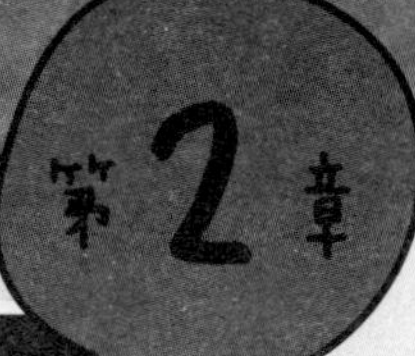

改变饮食减肥法

口味挑剔的彻君。

公认的料理菜鸟——我。

虽然彻君会抱怨,但是还是要健康饮食!

但是这种料理,我这个菜鸟到底能不能做出来呢……

入江家的餐桌

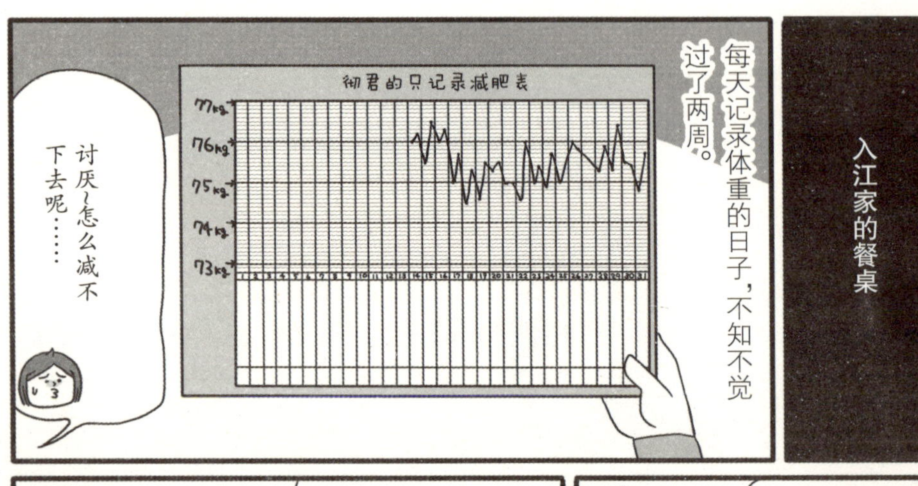

每天记录体重的日子，不知不觉过了两周。
御君的只记录减肥表
77kg
76kg
75kg
74kg
73kg
讨厌~怎么减不下去呢……

这边，怎么还逆增长了？
要更加努力才行！
……

那是因为你连着三天给我做章鱼烧啊！
今天是章鱼烧大派对哦~
哇
（上次吃完还剩下很多，所以）
今天还是章鱼烧大派对！
呃……
肯定会胖的嘛
×2日

章鱼烧会胖的哦……我也增胖了……
……
刷刷
御君的
久给的

淀粉真的会让人发胖！
以后我们注意一下吧，老公！
应该是你要注意吧……
自己的体重也上升了→

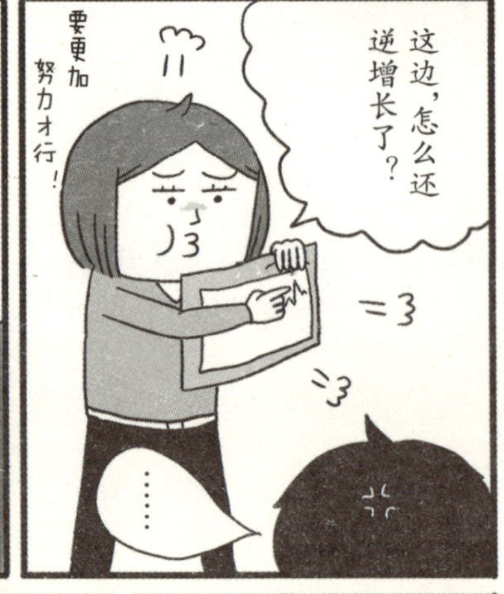

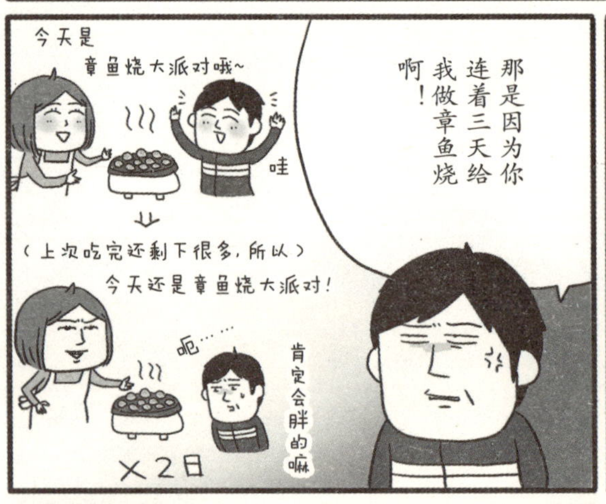

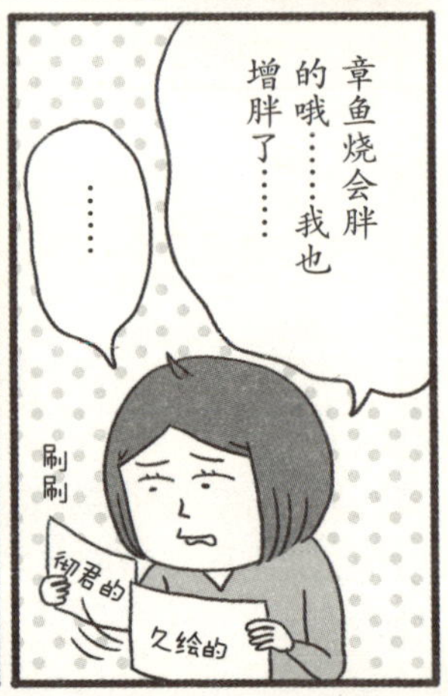

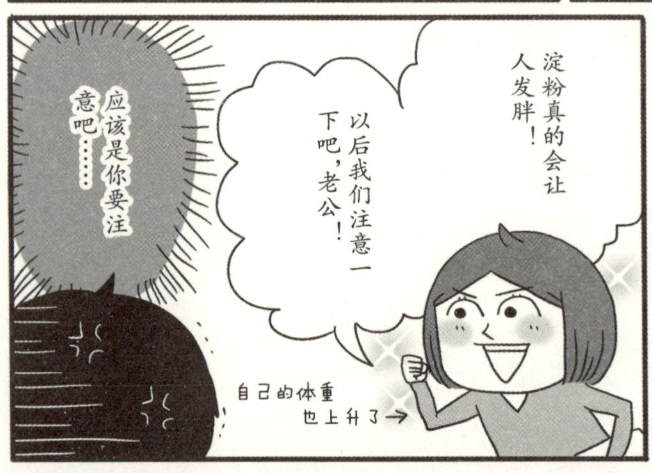

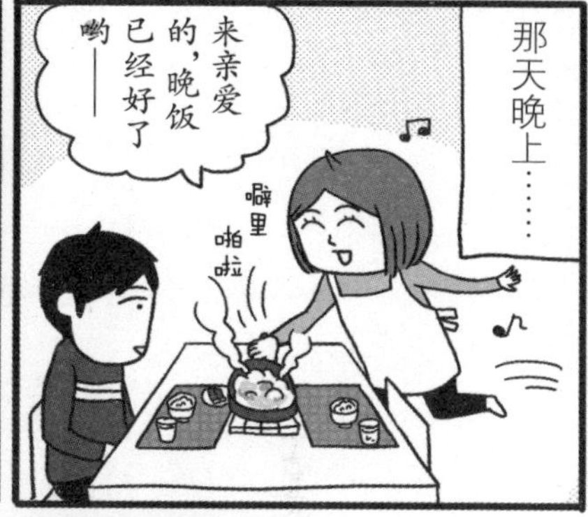
那天晚上……
来亲爱的，晚饭已经好了哟——
噼里啪啦

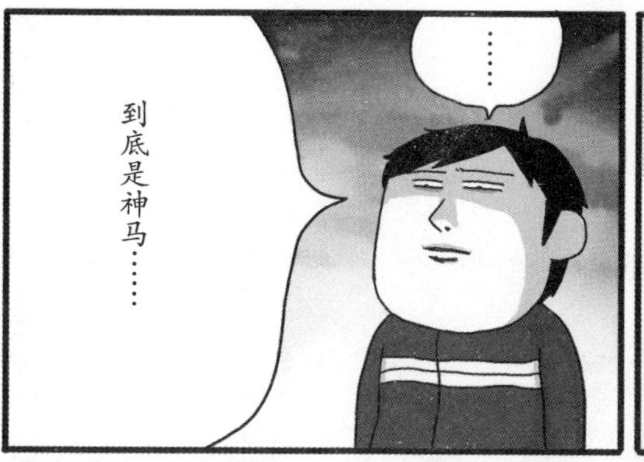
……
到底是神马……

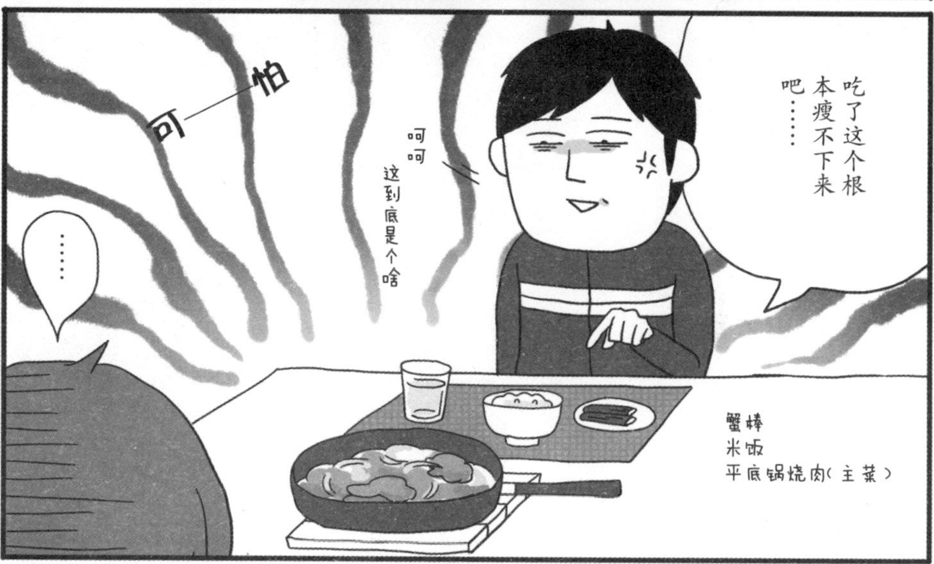
吃了这个根本瘦不下来吧……
呵呵 这到底是个啥
可——怕
……
蟹棒
米饭
平底锅烧肉（主菜）

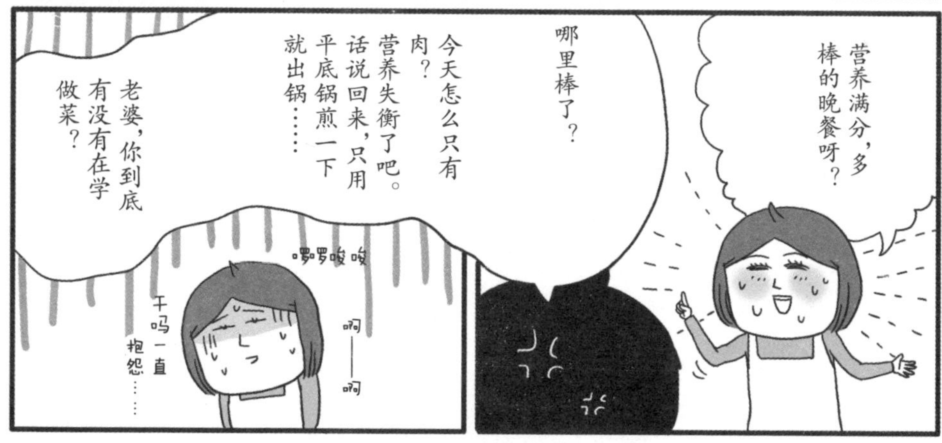
营养满分，多棒的晚餐呀？
哪里棒了？
今天怎么只有肉？营养失衡了吧。话说回来，只用平底锅煎一下就出锅……
老婆，你到底有没有在学做菜？
啰罗嗦嗦
干吗一直抱怨……
啊——啊

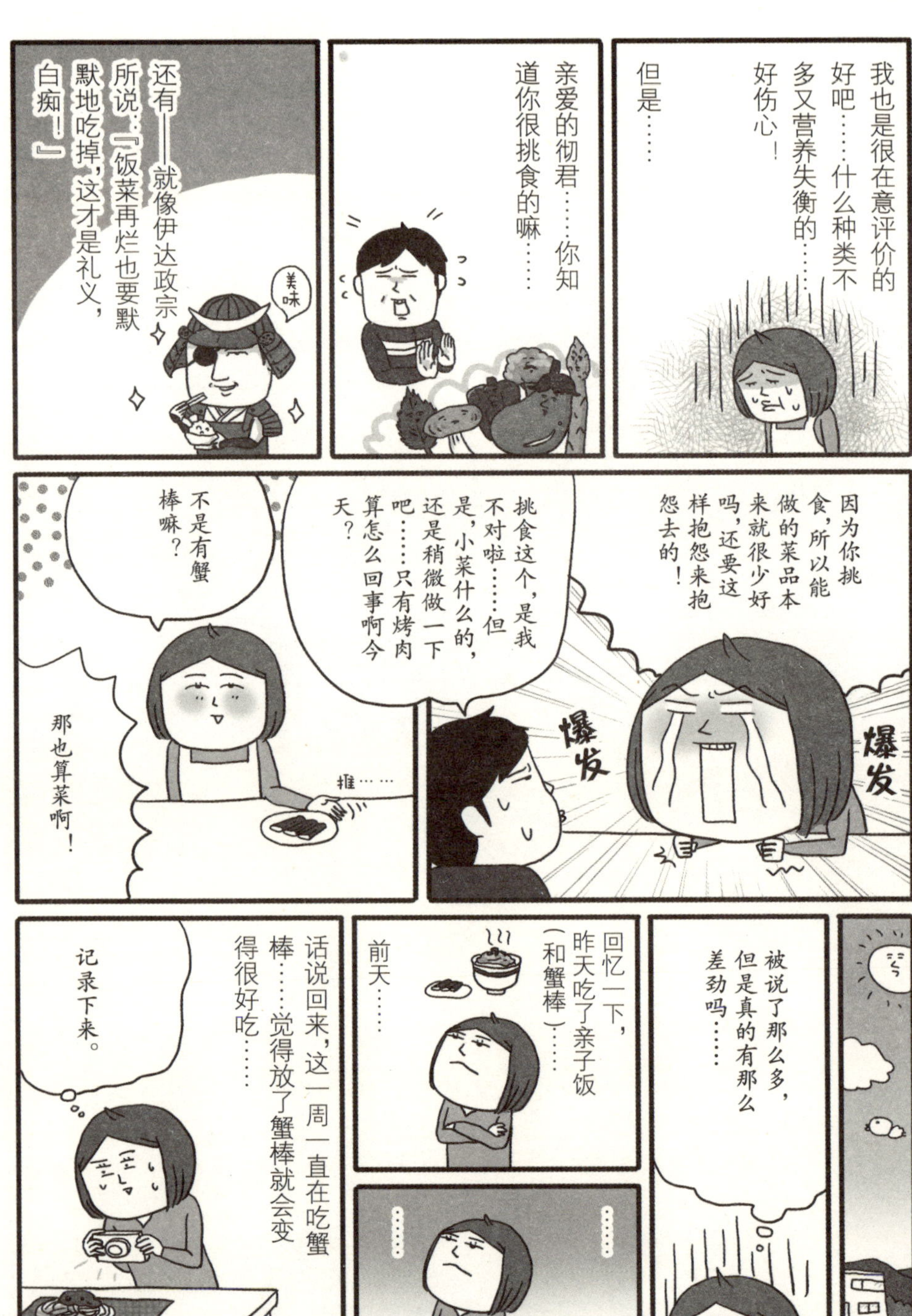
我也是很在意评价的好吧……什么种类不多又营养失衡的……好伤心！
但是……
亲爱的彻君……你知道你很挑食的嘛……
美味
还有——就像伊达政宗所说：『饭菜再烂也要默默地吃掉，这才是礼义，白痴！』
因为你挑食，所以能做的菜品本来就很少好吗，还要这样抱怨来抱怨去的！
爆发
爆发
挑食这个，是我不对啦……但是，小菜什么的，还是稍微做一下吧……只有烤肉算怎么回事啊今天？
不是有蟹棒嘛？
推……
那也算菜啊！
被说了那么多，但是真的有那么差劲吗……
回忆一下，昨天吃了亲子饭（和蟹棒）……
前天……
……
……
话说回来，这一周一直在吃蟹棒……觉得放了蟹棒就会变得很好吃……
记录下来。

一周后。

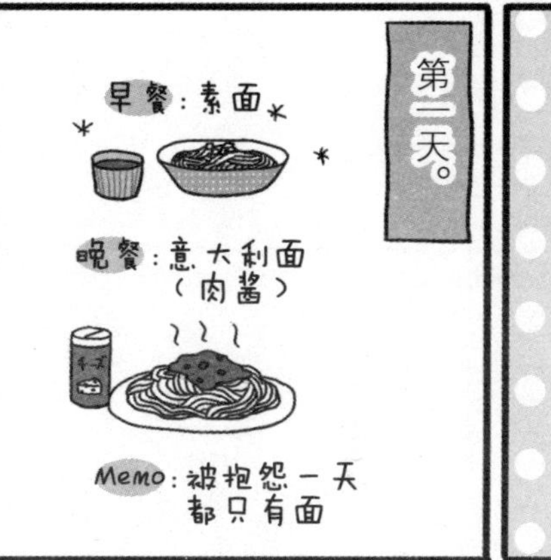
第一天。
早餐：素面
晚餐：意大利面（肉酱）
チーズ
Memo：被抱怨一天都只有面

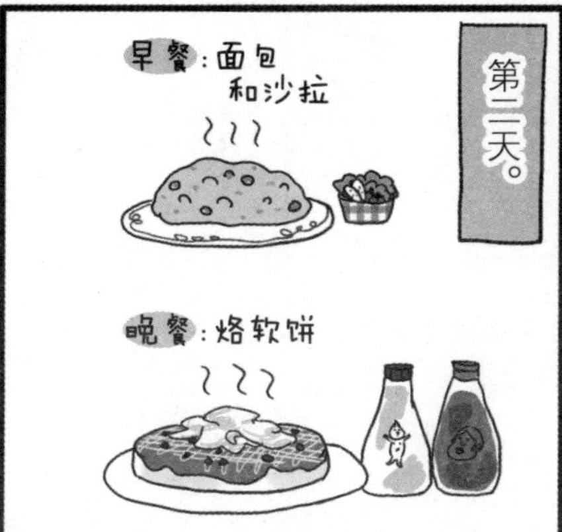
第二天。
早餐：面包和沙拉
晚餐：烙软饼

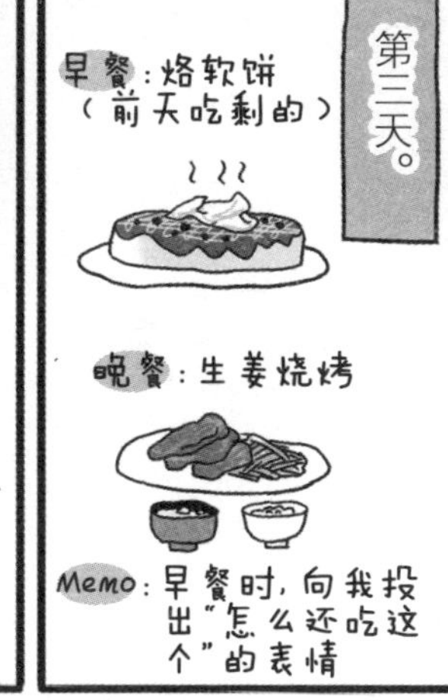
第三天。
早餐：烙软饼（前天吃剩的）
晚餐：生姜烧烤
Memo：早餐时，向我投出"怎么还吃这个"的表情

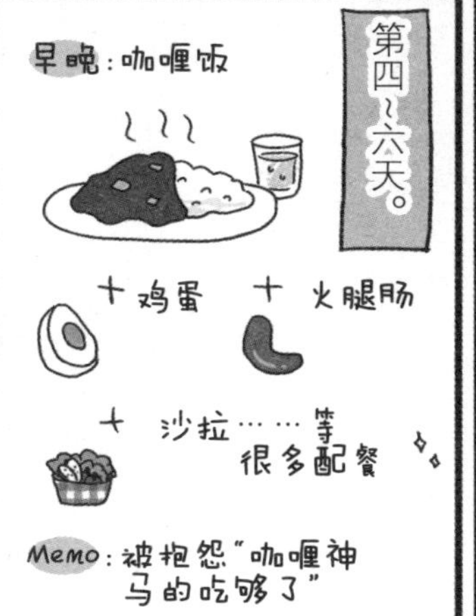
第四~六天。
早晚：咖喱饭
十鸡蛋　十火腿肠
十　沙拉……等很多配餐
Memo：被抱怨"咖喱神马的吃够了"

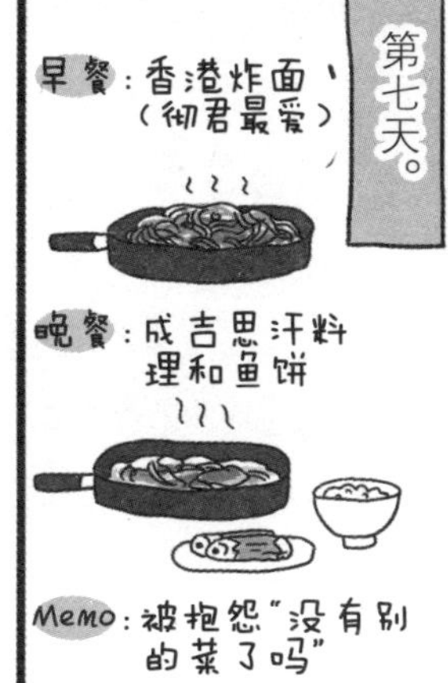
第七天。
早餐：香港炸面（御君最爱）
晚餐：成吉思汗料理和鱼饼
Memo：被抱怨"没有别的菜了吗"

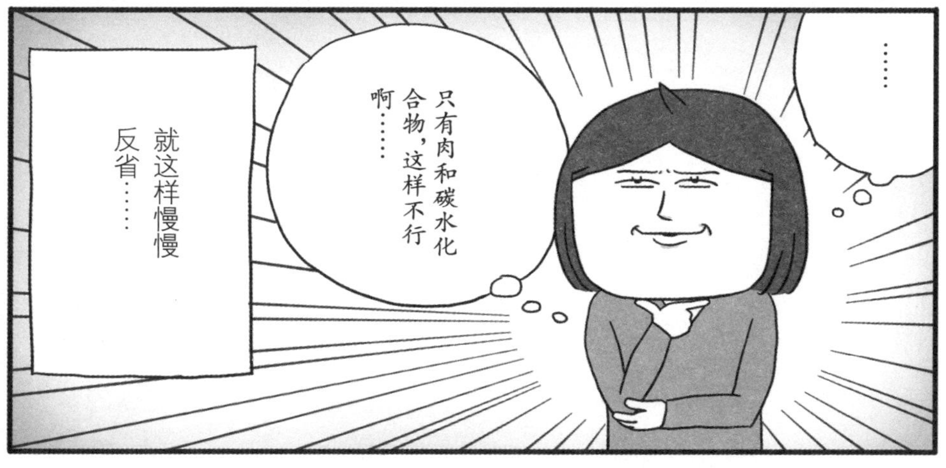
……
只有肉和碳水化合物，这样不行啊……
就这样慢慢反省……

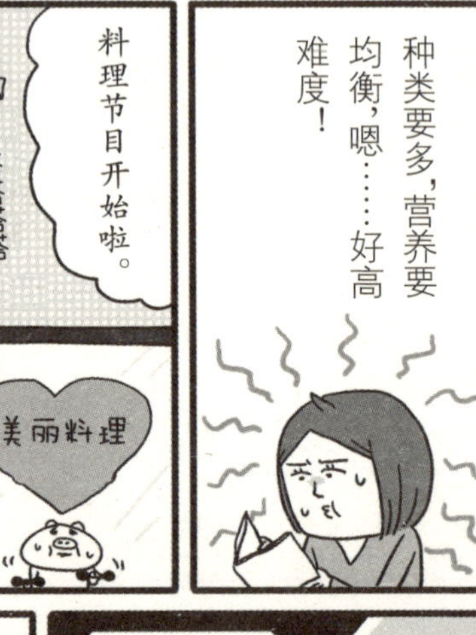
种类要多，营养要均衡，嗯……好高难度！

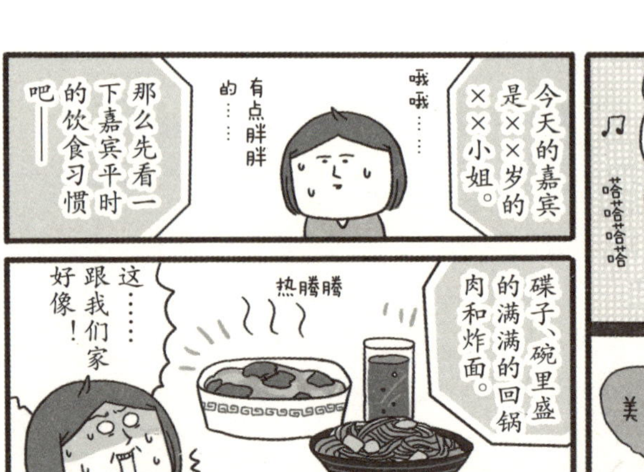
料理节目开始啦。
♫ 嗒嗒嗒嗒
美丽料理
今天的嘉宾是××岁的××小姐。
哦哦……
有点胖胖的……
那么先看一下嘉宾平时的饮食习惯吧——
碟子、碗里盛的满满的回锅肉和炸面。
热腾腾
这……跟我们家好像！

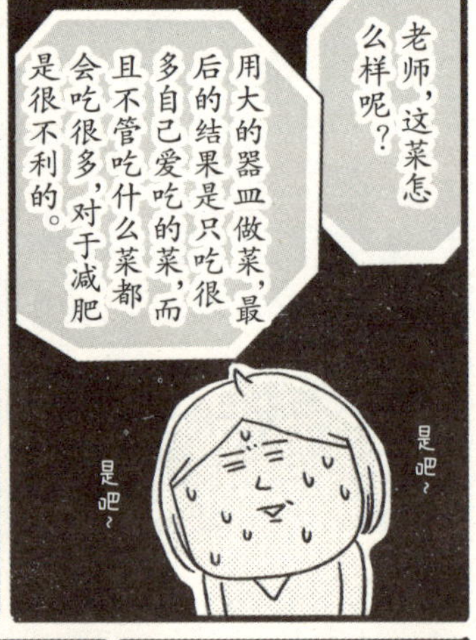
老师，这菜怎么样呢？
用大的器皿做菜，最后的结果是只吃很多自己爱吃的菜，而且不管吃什么菜都会吃很多，对于减肥是很不利的。
是吧～
是吧～

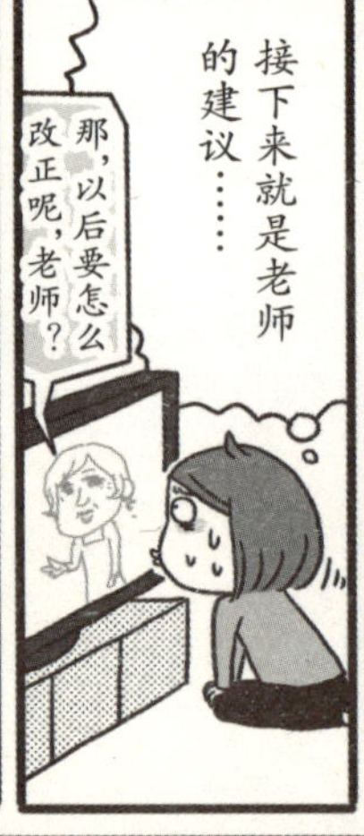
接下来就是老师的建议……
那，以后要怎么改正呢，老师？

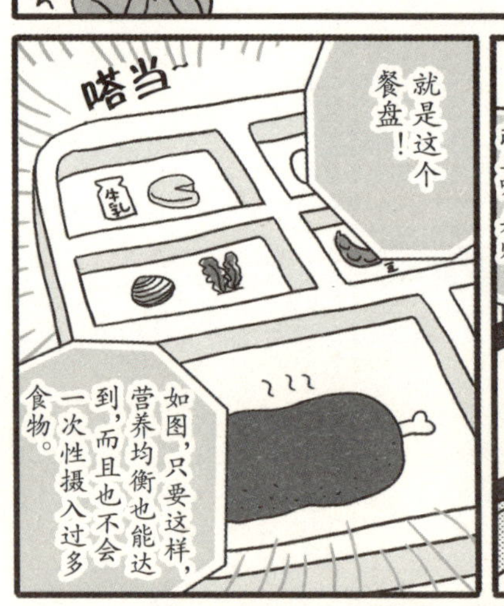
嗒当
就是这个餐盘！
牛乳
如图，只要这样，营养均衡也能达到，而且也不会一次性摄入过多食物。

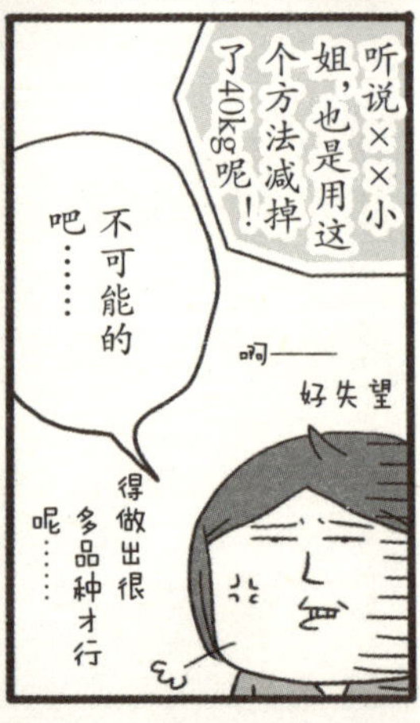
听说××小姐，也是用这个方法减掉了40kg呢！
不可能的吧……
啊——
好失望
得做出很多品种才行呢……

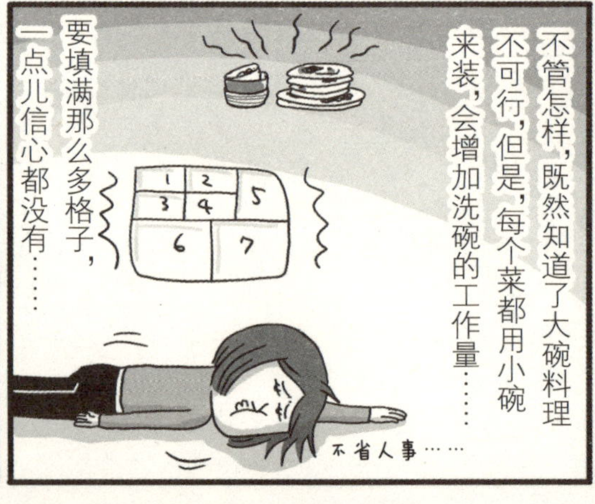
不管怎样，既然知道了大碗料理不可行，但是，每个菜都用小碗来装，会增加洗碗的工作量……
要填满那么多格子，一点儿信心都没有……
1 2 3 4 5 6 7
不省人事……

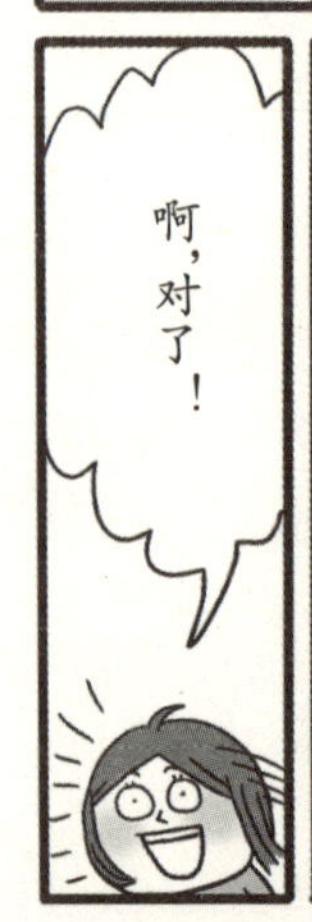
啊，对了！

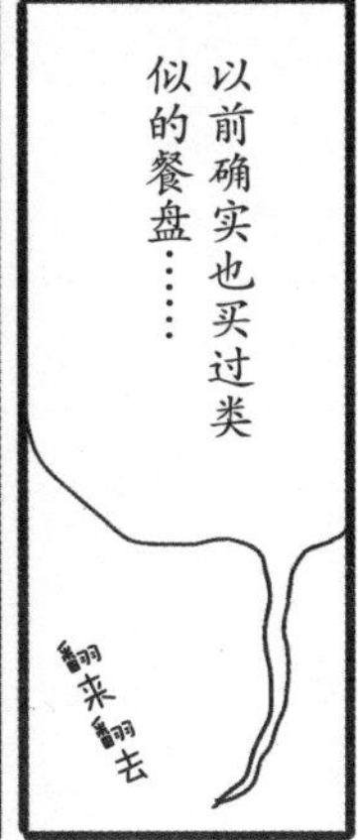
以前确实也买过类似的餐盘……
翻来翻去

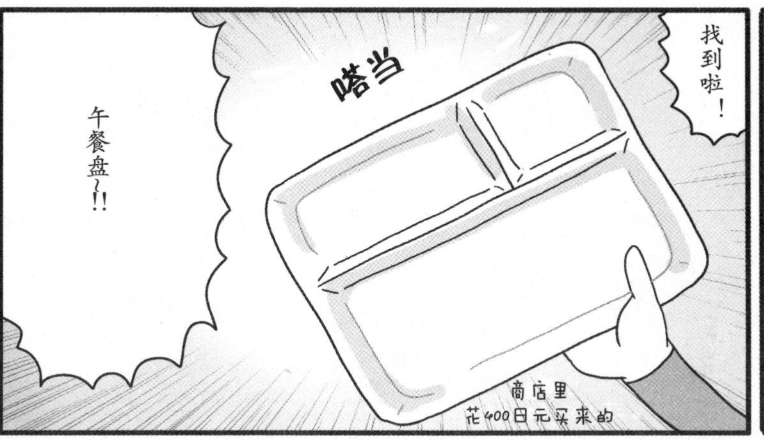
找到啦！
嗒当
午餐盘~!!
商店里花400日元买来的

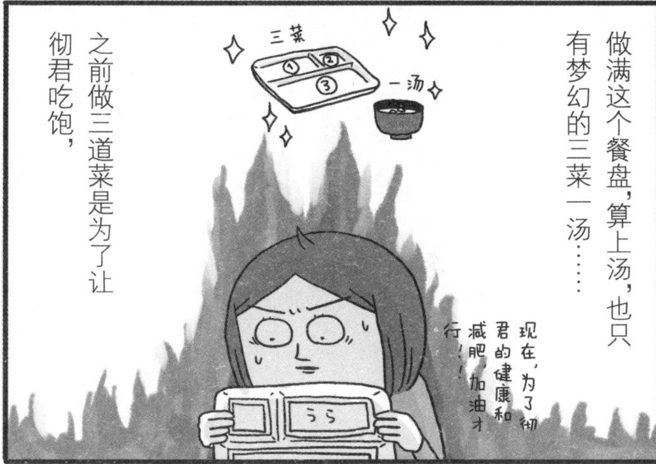
做满这个餐盘，算上汤，也只有梦幻的三菜一汤……
三菜
一汤
现在，为了彻君的健康和减肥，加油才行！
之前做三道菜是为了让彻君吃饱，

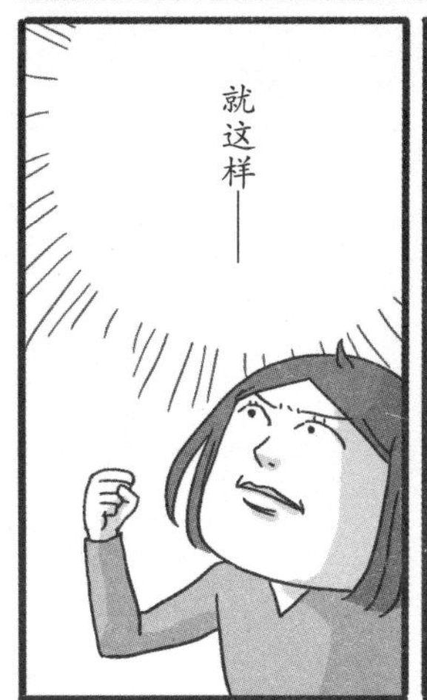
就这样——

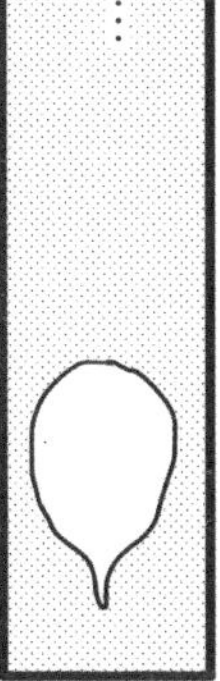
那么……

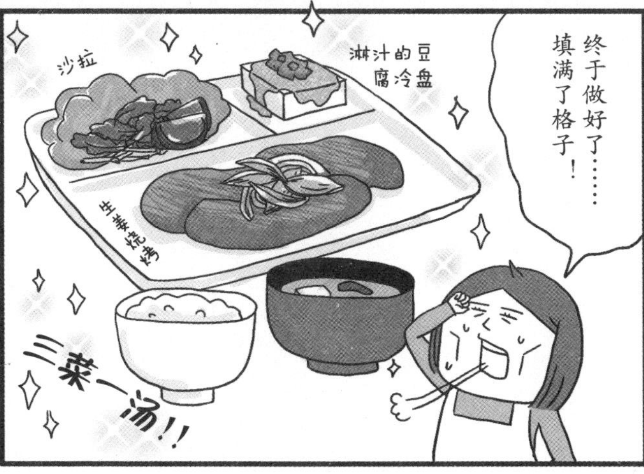
终于做好了……填满了格子！
淋汁的豆腐冷盘
沙拉
生姜烧烤
三菜一汤!!

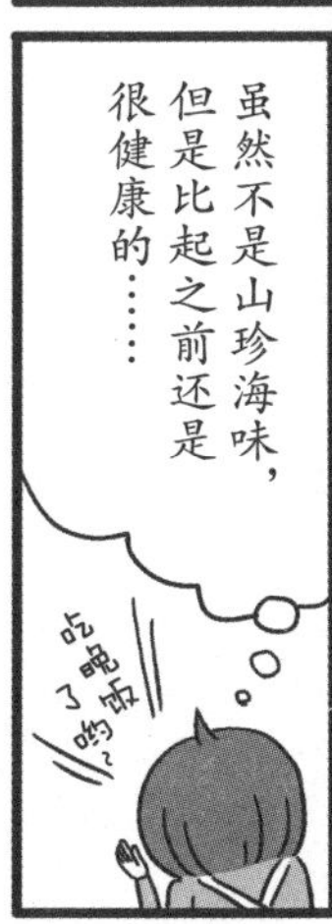
虽然不是山珍海味，但是比起之前还是很健康的……
吃晚饭了哟～

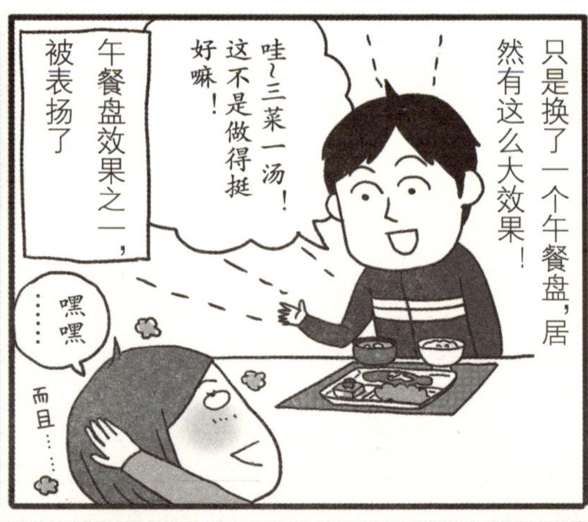

只是换了一个午餐盘，居然有这么大效果！
哇~三菜一汤！这不是做得挺好嘛！
午餐盘效果之一，被表扬了
嘿嘿……
而且……

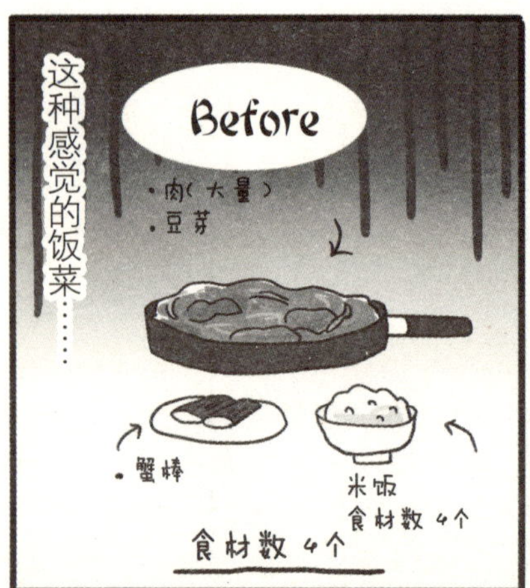

这种感觉的饭菜……
Before
・肉（大量）
・豆芽
・蟹棒
米饭
食材数 4个
食材数 4个

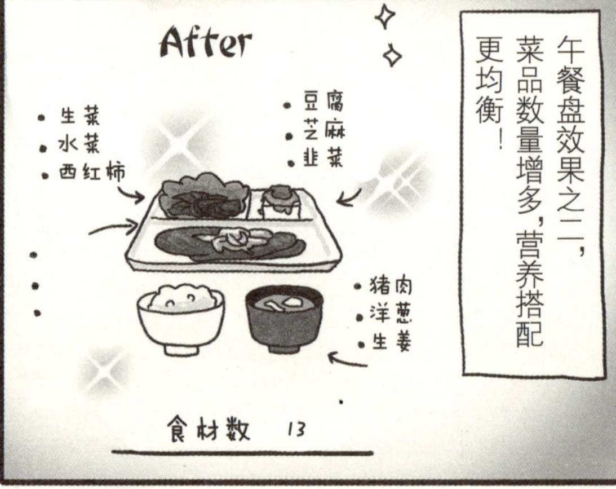

午餐盘效果之二，菜品数量增多，营养搭配更均衡！
After
・豆腐
・芝麻
・韭菜
・生菜
・水菜
・西红柿
・猪肉
・洋葱
・生姜
食材数 13

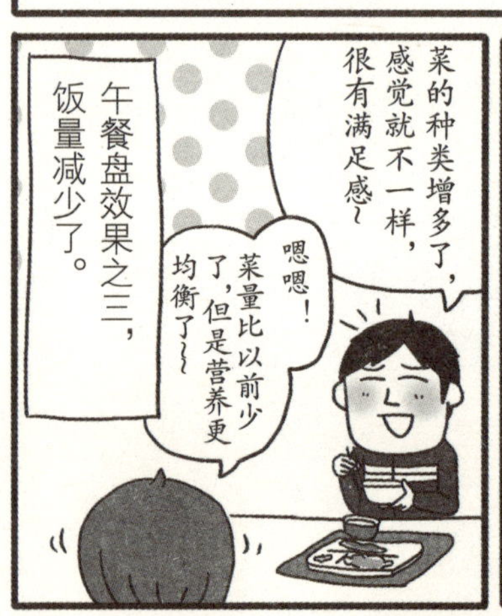

菜的种类增多了，感觉就不一样，很有满足感~
嗯嗯！菜量比以前少了，但是营养更均衡了~~
午餐盘效果之三，饭量减少了。

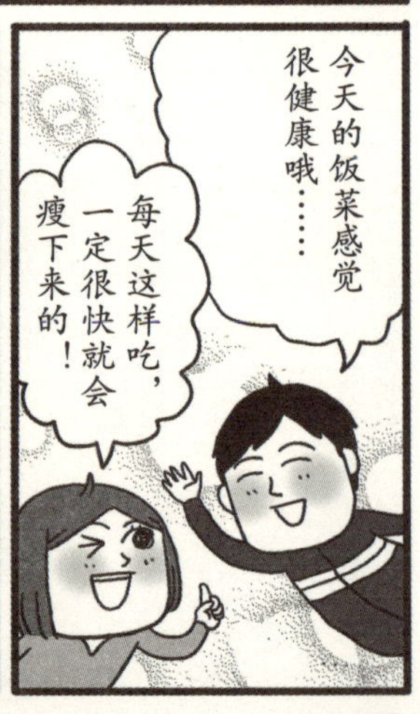

今天的饭菜感觉很健康哦……
每天这样吃，一定很快就会瘦下来的！

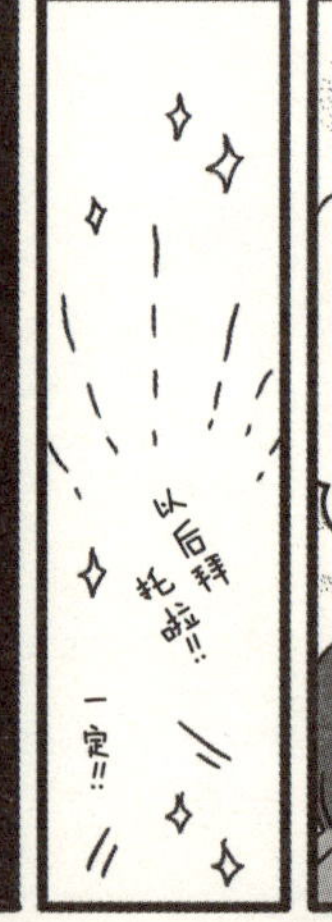

以后拜托啦!!
一定!!

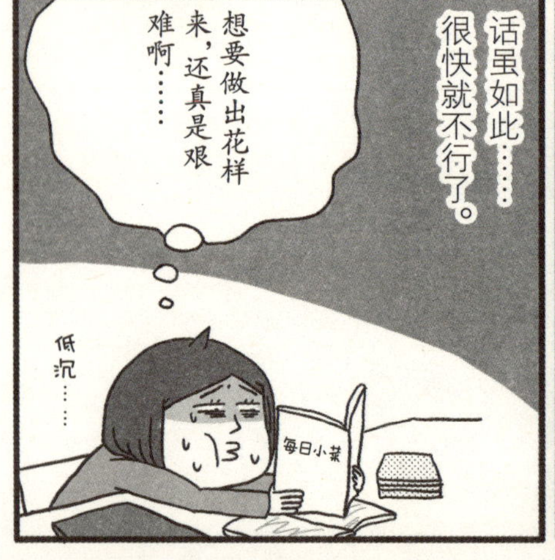

话虽如此……很快就不行了。
想要做出花样来，还真是艰难啊……
低沉……
每日小菜

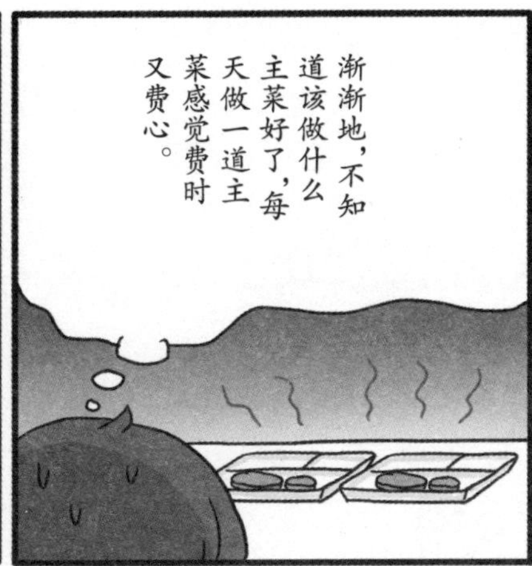
渐渐地，不知道该做什么主菜好了，每天做一道主菜感觉费时又费心。

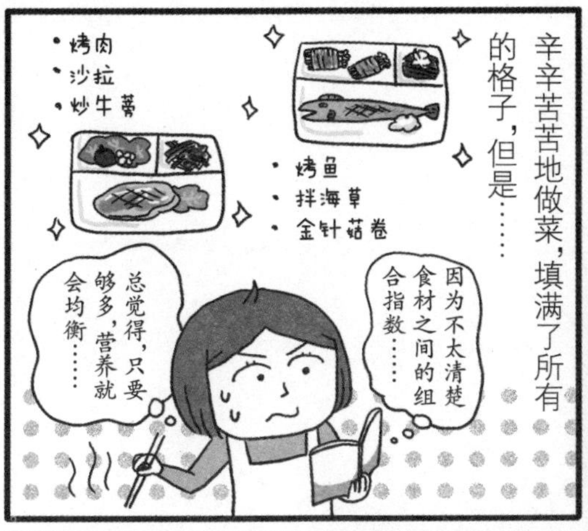
辛辛苦苦地做菜，填满了所有的格子，但是……
•烤鱼
•拌海草
•金针菇卷
•烤肉
•沙拉
•炒牛蒡
因为不太清楚食材之间的组合指数……
总觉得，只要够多，营养就会均衡……

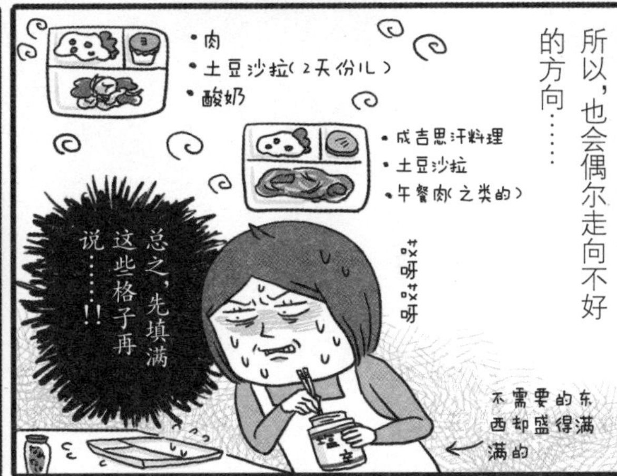
所以，也会偶尔走向不好的方向……
•肉
•土豆沙拉（2天份儿）
•酸奶
•成吉思汗料理
•土豆沙拉
•午餐肉（之类的）
哎呀哎呀
总之，先填满这些格子再说……!!
不需要的东西却盛得满满的

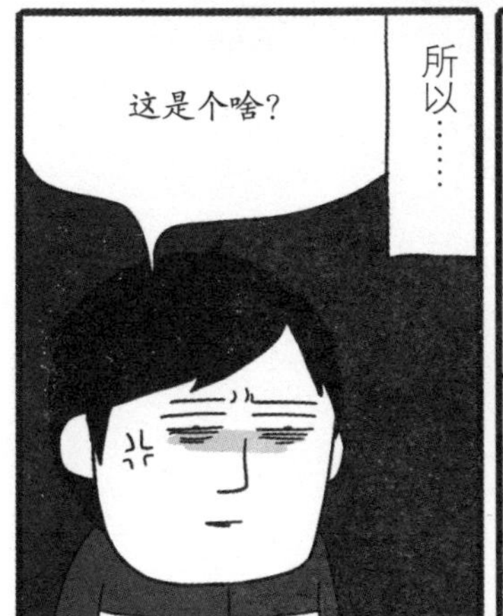
所以……
这是个啥？

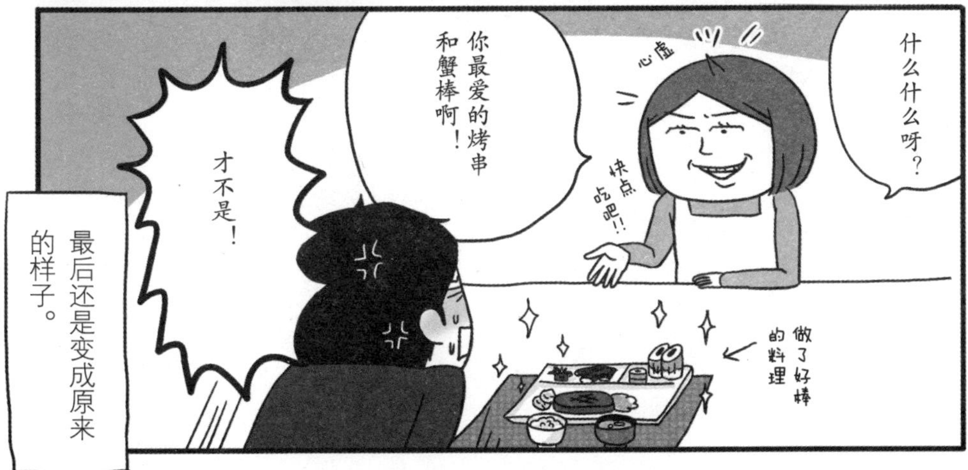
什么什么呀？
心虚
快点吃吧!!
你最爱的烤串和蟹棒啊！
做了好棒的料理
才不是！
最后还是变成原来的样子。

妻子的总结

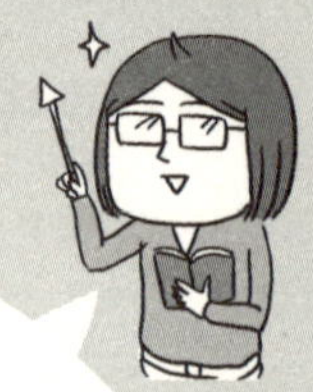

用午餐盘做三菜一汤！

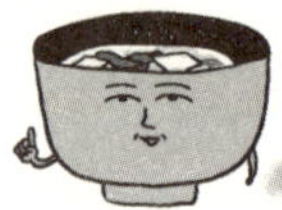

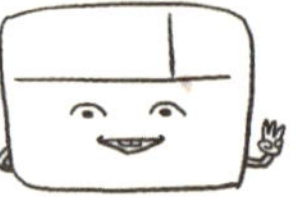

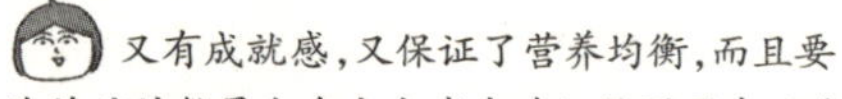

又有成就感，又保证了营养均衡，而且要洗的碗的数量也会大大减少哦！虽说现在只能做这种三格的料理，但是我会加油的。

中格子：
沙拉的固定格子！！放一些切好的蔬菜代替鱼饼，华丽程度会激减。

无用的反抗

小格子：
大小很尴尬的小格子，觉得放一些小菜会很合适，但是更多的时候被主菜耗得精疲力尽，不放小菜的情况也是经常有的。

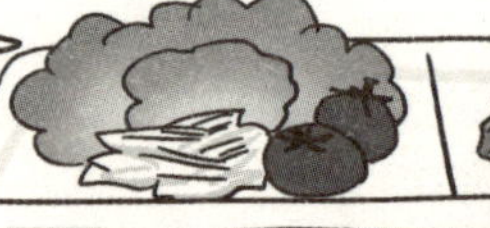

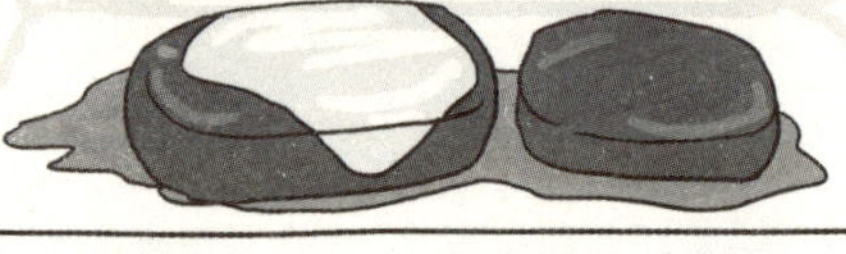

大格子
肉、鱼等主菜的位置。这边如果没处理好，会引发各种小抱怨呢。

其实，也尝试过把米饭放进去，但是立刻被抱怨说“好难吃”，因此，现在米饭改用小碗盛着。

味噌汤大评比

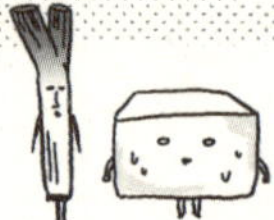

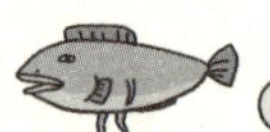

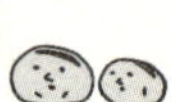

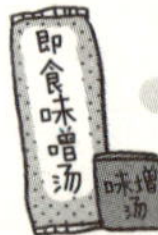

实惠的价格！！满足度★☆☆
直接放到水里就ok型
（10包，100日元以下）
御君：“味噌！！的感觉……”
久绘：“就那样吧！！”

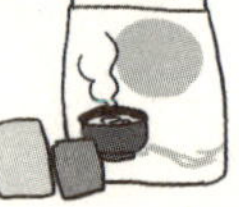

非常高级！！★★★
附赠味噌汤工具的类型
（10包250日元左右？）
御君：“这个好好吃！！”
久绘：“因为是自己做的，所以好好吃。”

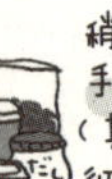

稍微麻烦点儿 满足度★★☆
手工味噌汤
（其实是粉状的，不好意思）
御君：“嗯，普通。”
久绘：“普通是怎样？”

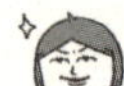

没有自信做小菜的时候，用这个“附赠味噌工具的类型”做出来的味噌汤就可以挡掉很多潜在的抱怨哦。

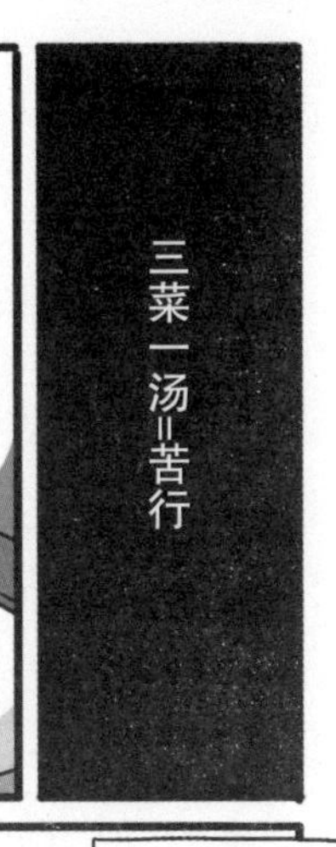

三菜一汤=苦行

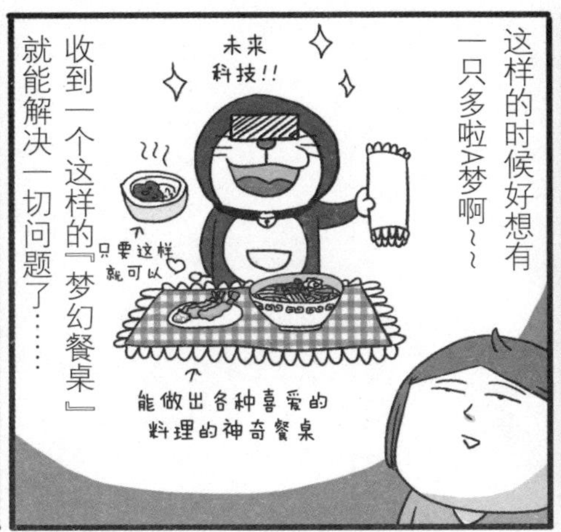

这样的时候好想有一只多啦A梦啊~~
未来科技!!
只要这样就可以
能做出各种喜爱的料理的神奇餐桌
收到一个这样的『梦幻餐桌』就能解决一切问题了……

不过毕竟还没到22世纪，所以只能依赖现有的家电了……

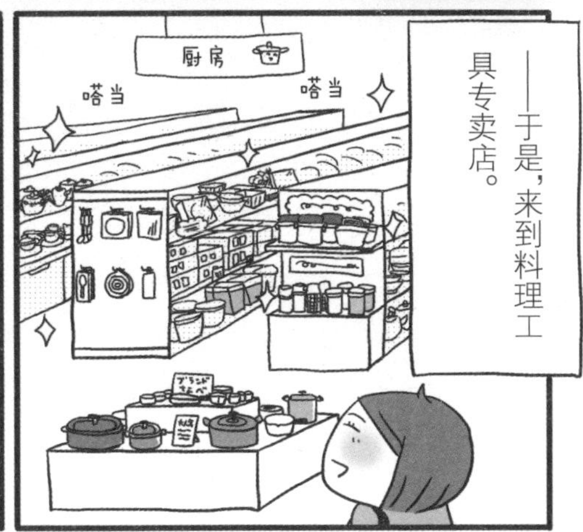

——于是，来到料理工具专卖店。
厨房
嗒当
嗒当

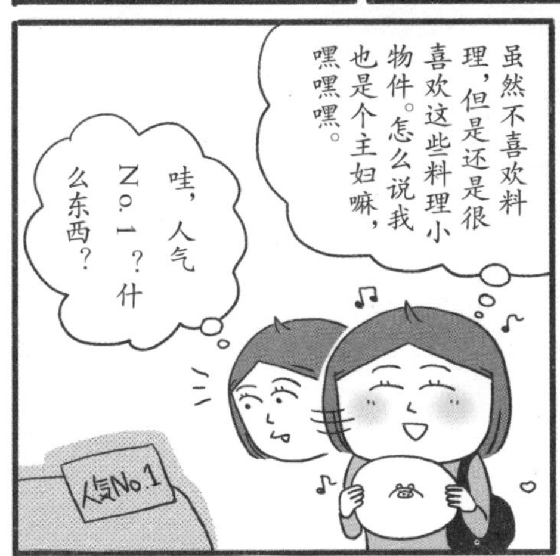

虽然不喜欢料理，但是还是很喜欢这些料理小物件。怎么说我也是个主妇嘛，嘿嘿嘿。
哇，人气No.1？什么东西？
人気No.1

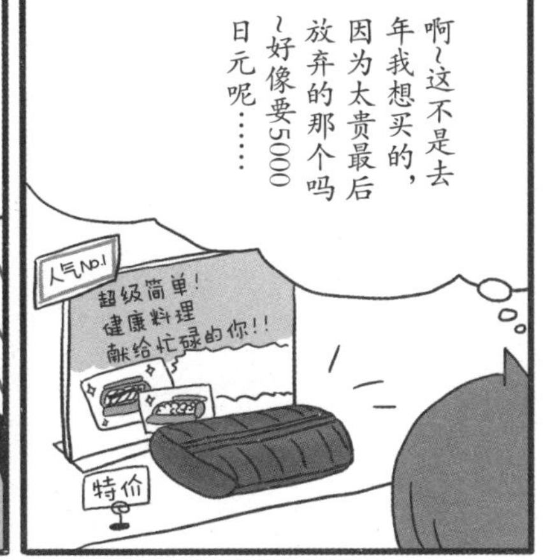

啊~这不是去年我想买的，因为太贵最后放弃的那个吗~好像要5000日元呢……
人气No.1
超级简单！
健康料理
献给忙碌的你!!
特价

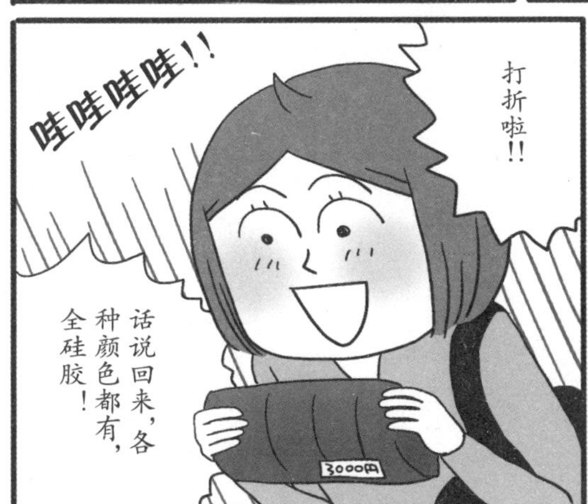

哇哇哇哇!!
打折啦!!
话说回来，各种颜色都有，全硅胶！
3000円

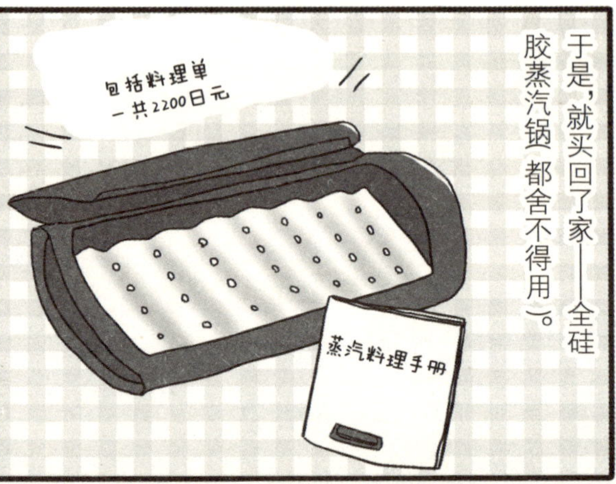
于是，就买回了家——全硅胶蒸汽锅（都舍不得用）。
包括料理单
一共2200日元
蒸汽料理手册

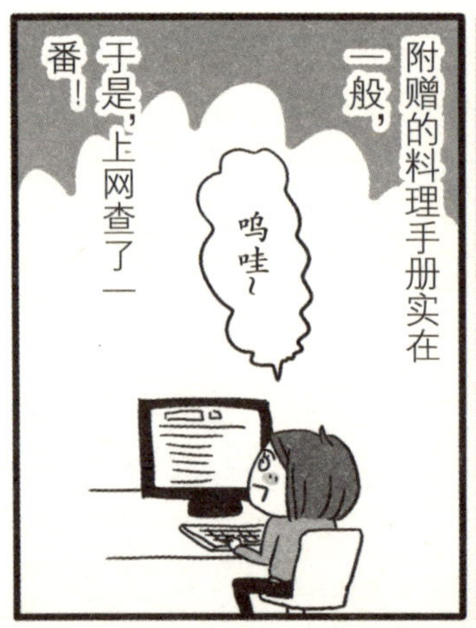
附赠的料理手册实在一般，
呜哇~
于是，上网查了一番！

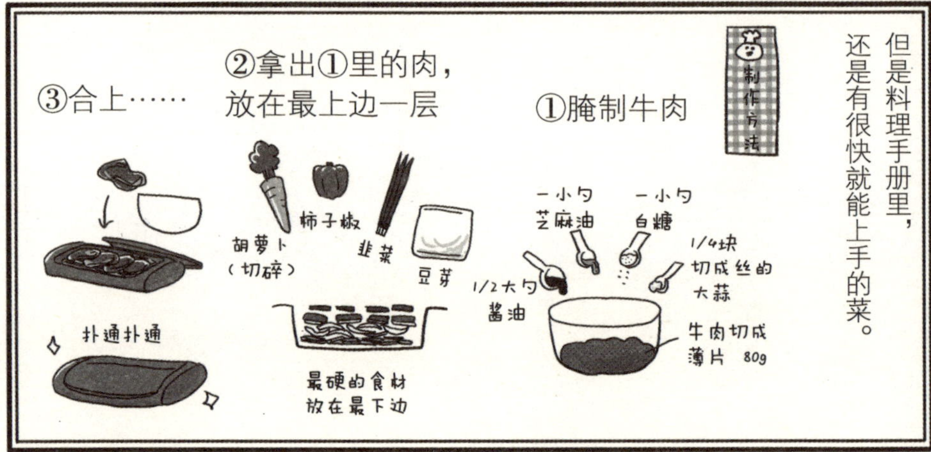
但是料理手册里，还是有很快就能上手的菜。
制作方法
①腌制牛肉
一小勺
芝麻油
一小勺
白糖
1/4块
切成丝的
大蒜
1/2大勺
酱油
牛肉切成
薄片 80g
②拿出①里的肉，
放在最上边一层
胡萝卜
（切碎）
柿子椒
韭菜
豆芽
最硬的食材
放在最下边
③合上……
扑通扑通

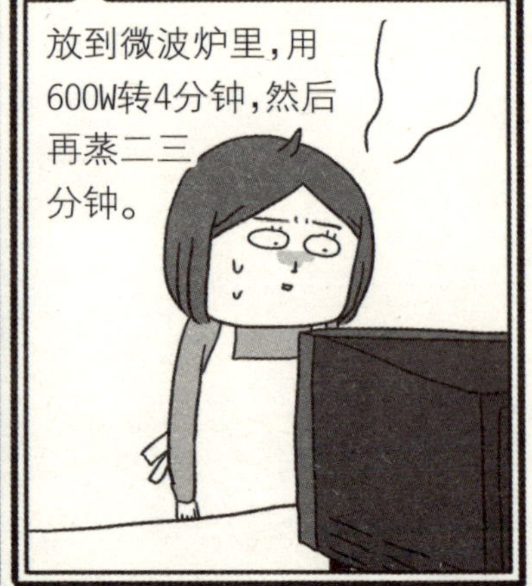
放到微波炉里，用600W转4分钟，然后再蒸二三分钟。

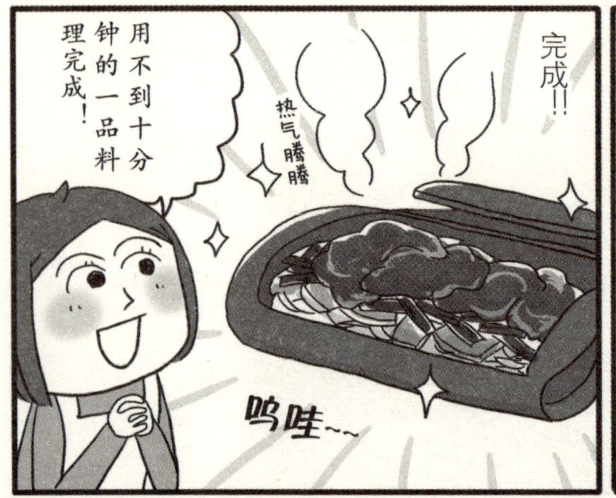
完成!!
热气腾腾
用不到十分钟的一品料理完成！
呜哇~~

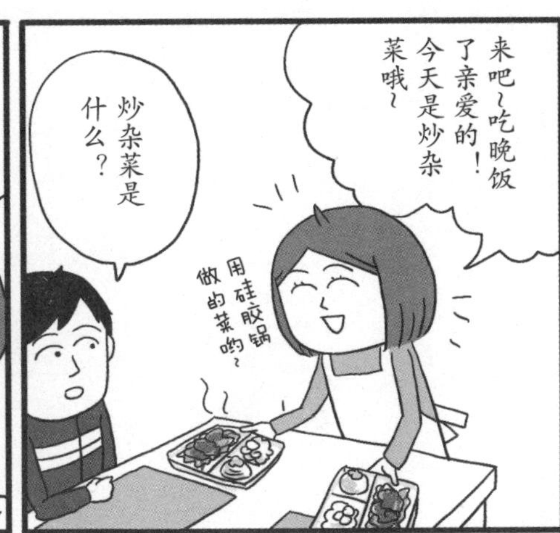
来吧~吃晚饭了亲爱的！今天是炒杂菜哦~
用硅胶锅做的菜哟~
炒杂菜是什么？

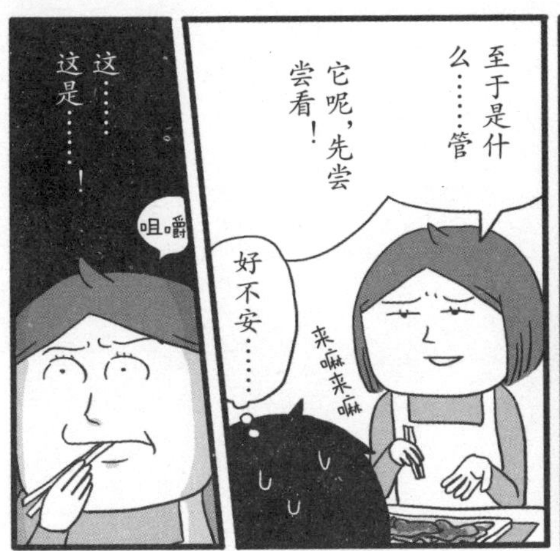
至于是什么……管它呢，先尝尝看！
来嘛来嘛
好不安……
这……这是……！
咀嚼

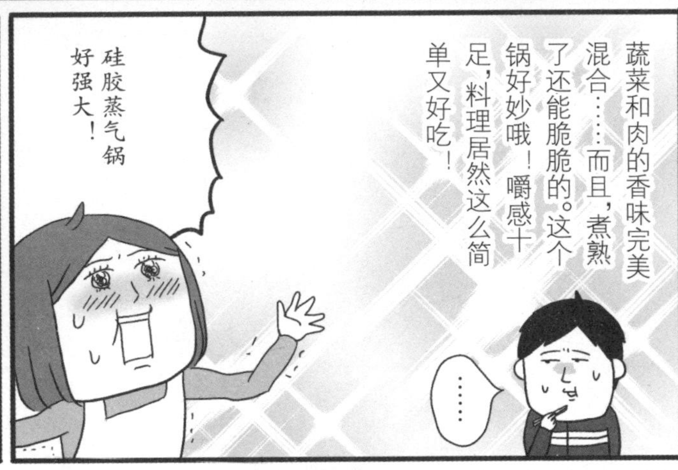
蔬菜和肉的香味完美混合……而且，煮熟了还能脆脆的。这个锅好妙哦！嚼感十足，料理居然这么简单又好吃！
硅胶蒸气锅好强大！
……

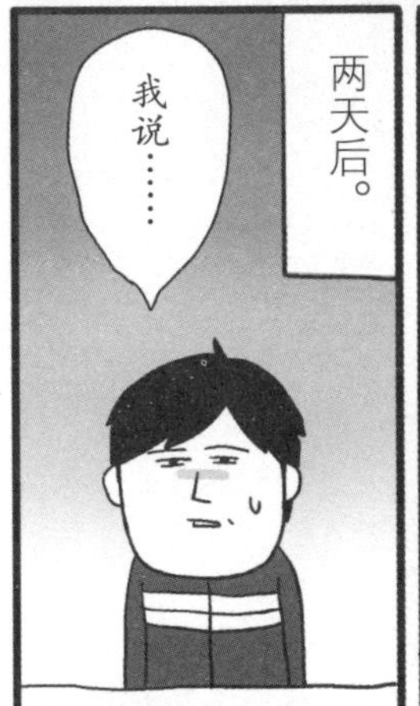
两天后。
我说……

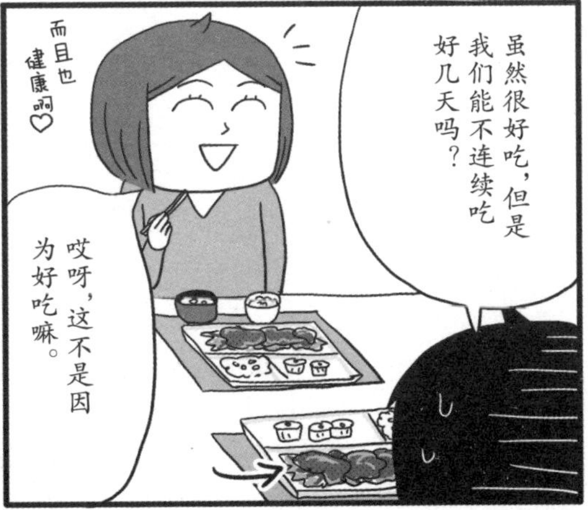
虽然很好吃，但是我们能不连续吃好几天吗？
而且也健康啊♡
哎呀，这不是因为好吃嘛。

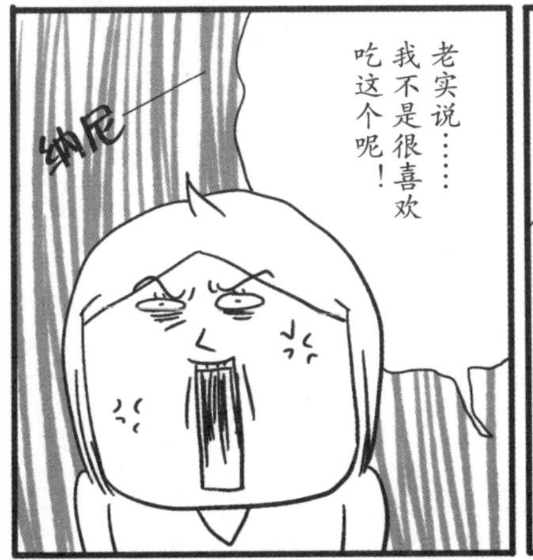
老实说……我不是很喜欢吃这个呢！
纳尼

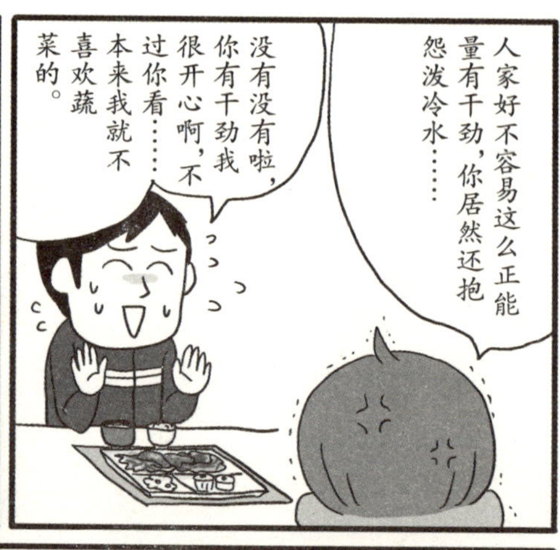

人家好不容易这么正能量有干劲，你居然还抱怨泼冷水……
没有没有啦，你有干劲我很开心啊，不过你看……本来我就不喜欢蔬菜的。

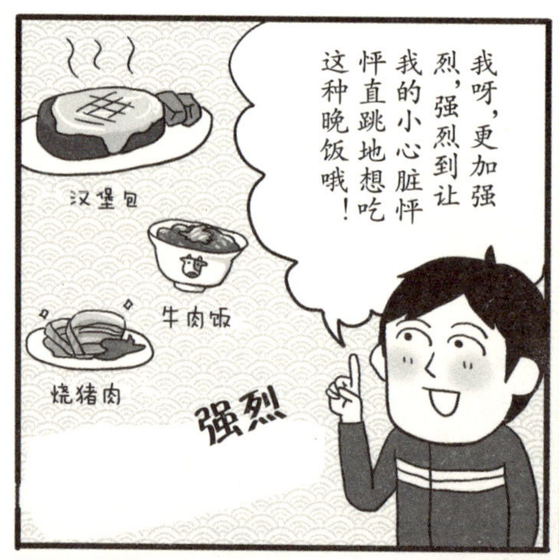

我呀，更加强烈，强烈到让我的小心脏怦怦直跳地想吃这种晚饭哦！
汉堡包
牛肉饭
烧猪肉
强烈

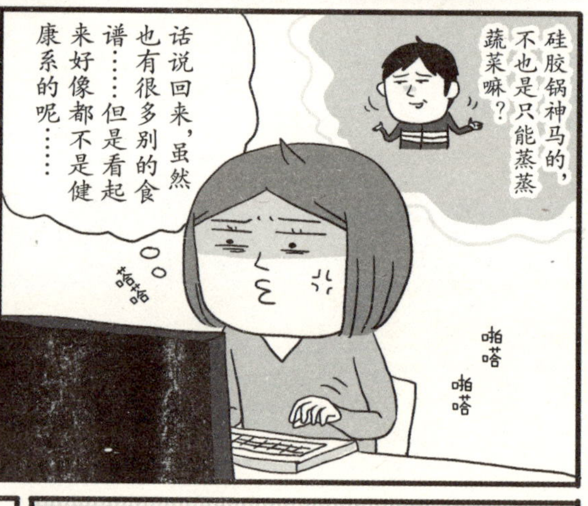

硅胶锅神马的，不也是只能蒸蒸蔬菜嘛？
话说回来，虽然也有很多别的食谱……但是看起来好像都不是健康系的呢……
嗒嗒
啪嗒
啪嗒

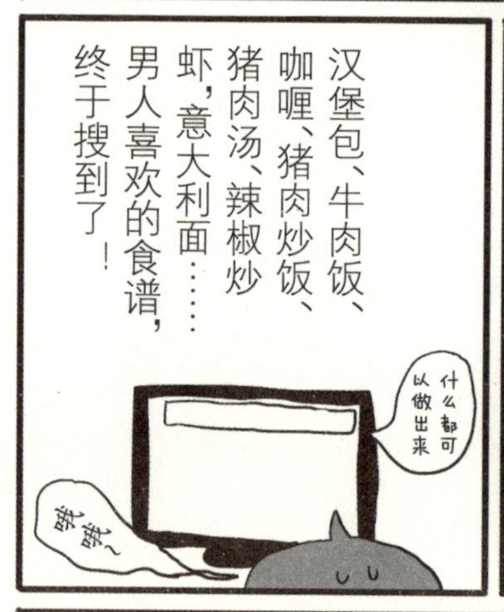

汉堡包、牛肉饭、咖喱、猪肉炒饭、猪肉汤、辣椒炒虾，意大利面……男人喜欢的食谱，终于搜到了！
什么都可以做出来
哦哦~

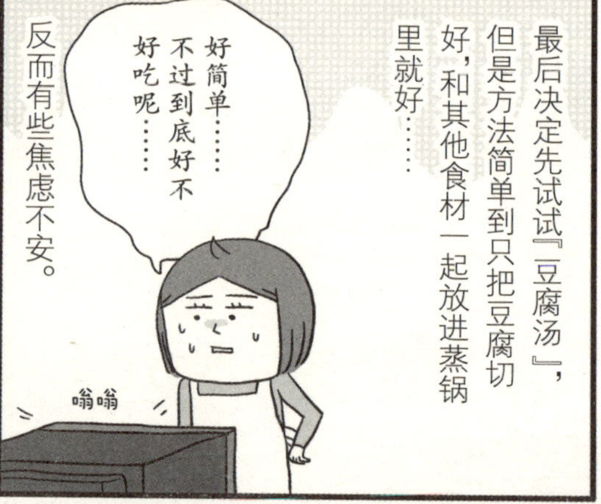

最后决定先试试『豆腐汤』，但是方法简单到只把豆腐切好，和其他食材一起放进蒸锅里就好……
好简单……不过到底好不好吃呢……
反而有些焦虑不安。
嗡嗡

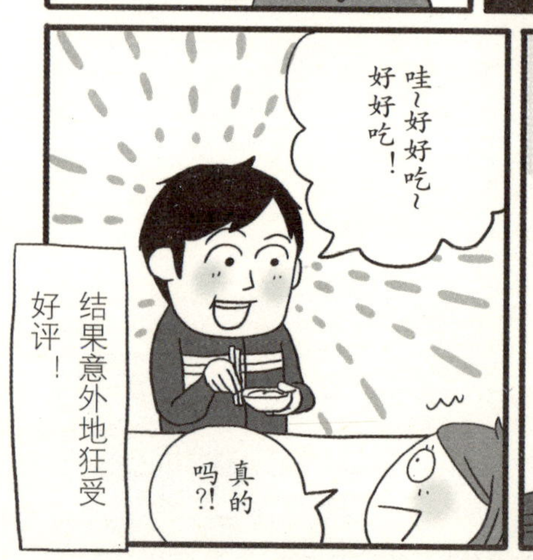

哇~好好吃~好好吃！
结果意外地狂受好评！
真的吗?!

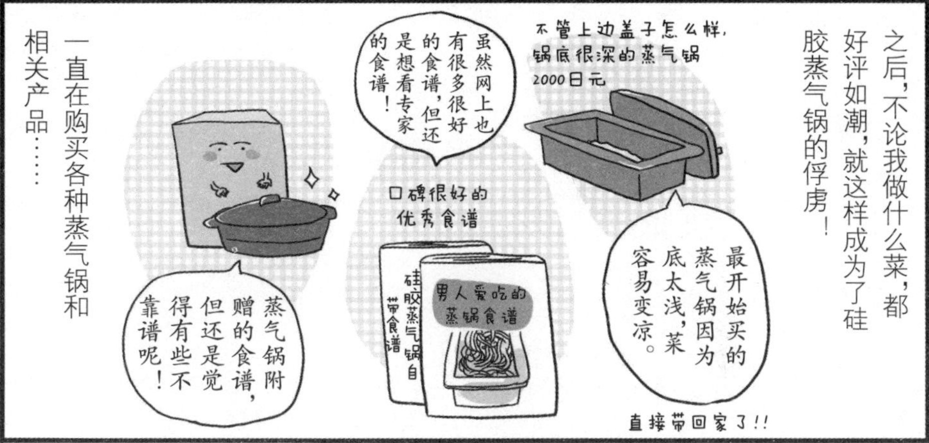
之后，不论我做什么菜，都好评如潮，就这样成为了硅胶蒸气锅的俘虏！
最开始买的蒸气锅因为底太浅，菜容易变凉。
不管上边盖子怎么样，锅底很深的蒸气锅 2000日元
直接带回家了!!
虽然网上也有很多很好的食谱，但还是想看专家的食谱！
口碑很好的优秀食谱
男人爱吃的蒸锅食谱
硅胶蒸气锅自带食谱
蒸气锅附赠的食谱，但还是觉得有些不靠谱呢！
一直在购买各种蒸气锅和相关产品……

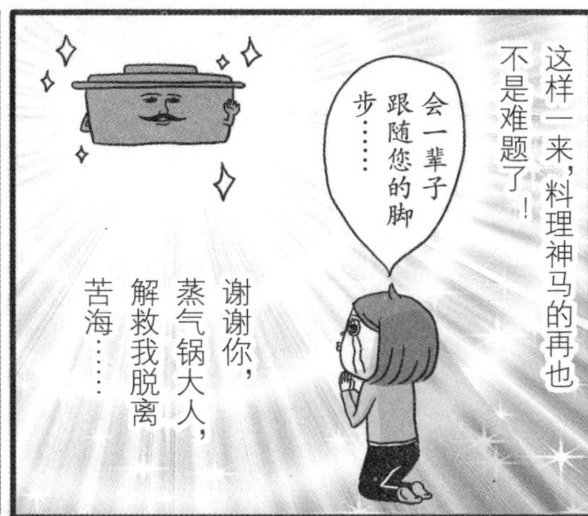
这样一来，料理神马的再也不是难题了！
会一辈子跟随您的脚步……
谢谢你，蒸气锅大人，解救我脱离苦海……

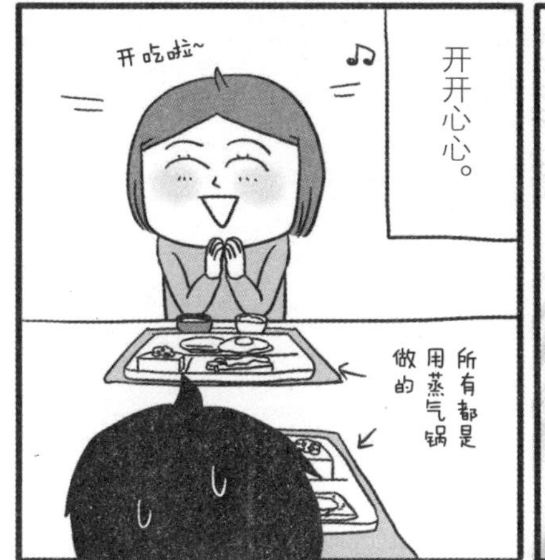
开开心心。
开吃啦~
所有都是用蒸气锅做的

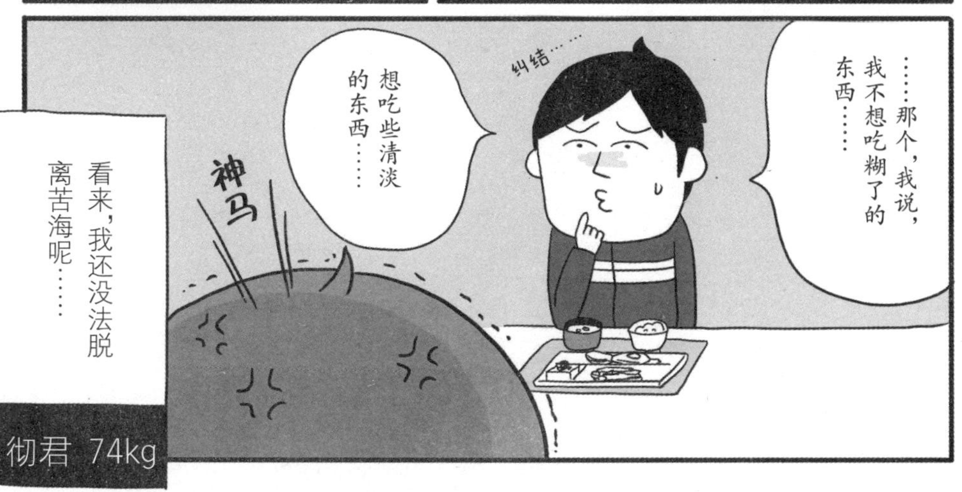
……那个，我说，我不想吃糊了的东西……
纠结……
想吃些清淡的东西……
神马
看来，我还没法脱离苦海呢……
彻君 74kg

好吃!

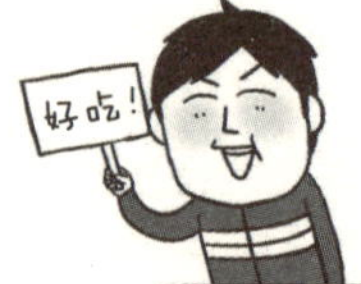

彻君不抱怨，继续加油！

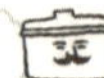

硅胶蒸气锅食谱

材料

猪肉100g
木棉豆腐3块（100g）
娃娃菜1捆（100g）
大葱30cm（30g）
洋葱10块（30g）
辣白菜100g
鸡精200cc
味噌、酱油各2大勺
清酒、胡椒粉各1大勺
芝麻酱1小勺
辣椒粉适量

制作方法

1. 将猪肉切成5cm的小块。豆腐分成6等分。娃娃菜、大葱和辣白菜，各自切成5cm的小块，大葱斜切成2cm大小。
2. 取少量鸡精与味精溶于清酒中。
3. 在硅胶蒸气锅中放入1中的豆腐、大葱、猪肉和辣白菜，并加入2中的调味汁，搅拌均匀，调至600W加入5分钟。
4. 再加入娃娃菜和洋葱，再度搅拌均匀，600W加热2分钟。
5. 最后，加入芝麻酱和胡椒粉调味，根据个人口味适当加入辣椒粉。

好吃。
又快又好吃。

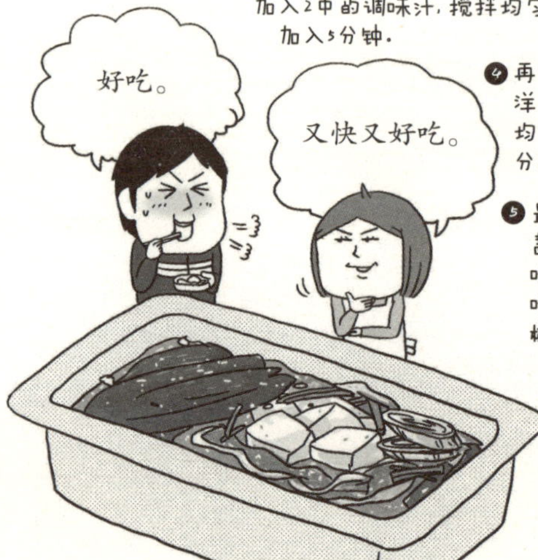

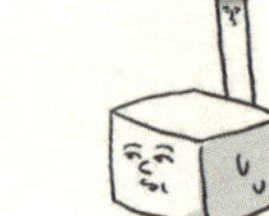

麻辣魔芋

材料

魔芋1/2块 150g
清酒1/2~1大勺
白砂糖1大勺
酱油2大勺
柴鱼片3大勺 3g

制作方法

1. 为了让魔芋更入味、更易熟，在表面斜切几刀，在热水里焯一下，再切成2cm大小的小块。
2. 切好的魔芋放入硅胶蒸气锅中，加入清酒、白砂糖和酱油，搅拌均匀，600W加热3分30秒。
3. 根据个人口味，适当调味，最后加上柴鱼片就OK。

为啥这么喜欢吃呢！
是啊，为啥呢？

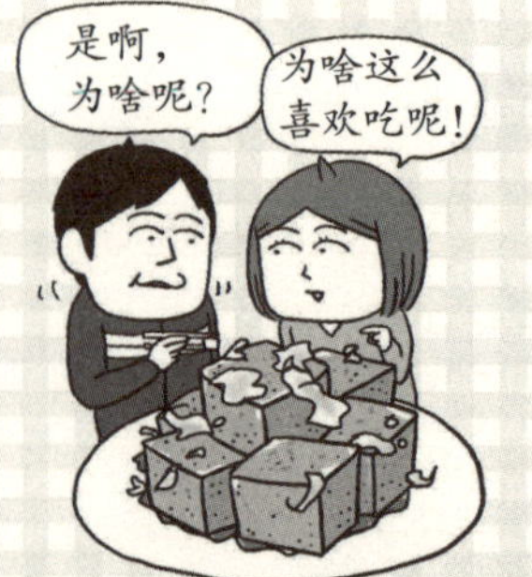

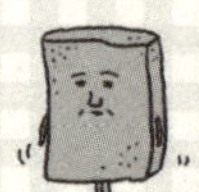

KIMA咖喱饭

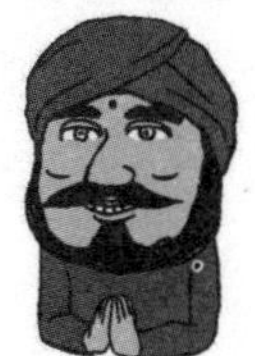

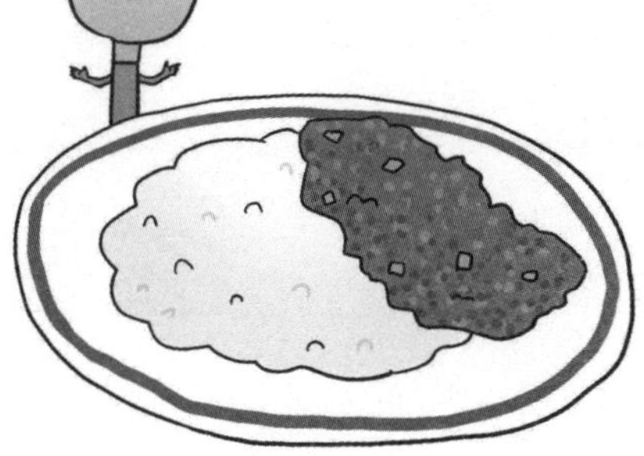

制作方法

1. 将洋葱、胡萝卜和青椒斜切成块。
2. 切好之后，和碎肉一起放入硅胶蒸气锅中，加入A中的调味品，搅拌均匀。
3. 600W加热8分钟。
4. 从微波炉里取出，再次搅拌均匀，再蒸3分钟。

材料

碎猪肉 150g
洋葱 1/4个 50g
胡萝卜 4cm 50g
青椒 大1个 50g
番茄汁 1/2杯

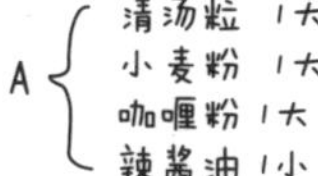

A
- 清汤粒 1大勺
- 小麦粉 1大勺
- 咖喱粉 1大勺
- 辣酱油 1小勺

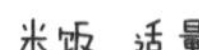

米饭 适量

虽然很好吃，但也不要天天吃啊……老婆……连续三天了！

因为彻君讨厌青椒，只能增加胡萝卜的量来弥补，其他蔬菜也可以适当增加哦……

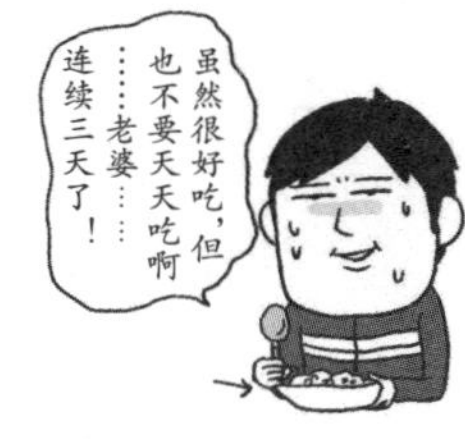

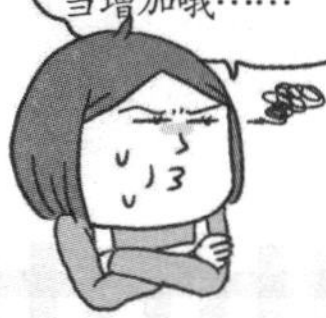

中国风猪肉味噌汤

材料

豆腐1/4块 75g

A
- 碎猪肉 100g
- 甜面酱、清酒各1大勺
- 白砂糖、酱油各2小勺
- 姜（切碎）1/2片 5g
- 大葱（斜切）3cm 10g

制作方法

1. 豆腐滤掉水分，切成四块。
2. A中的食材放入硅胶蒸气锅中，搅拌均匀，放入微波炉，600W加热三分钟。取出后，再次搅拌均匀成为酱汁。
3. 在豆腐上淋上酱汁。

话说猪肉味噌好下饭！
虽然是冷盘，但是看起来还是不错哦~~

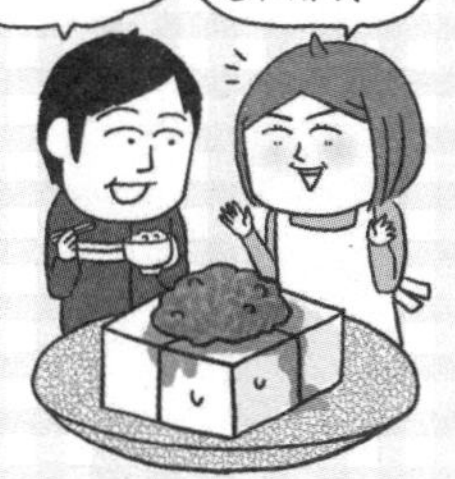

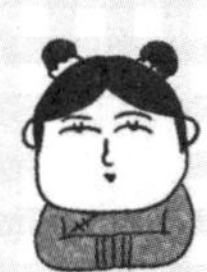

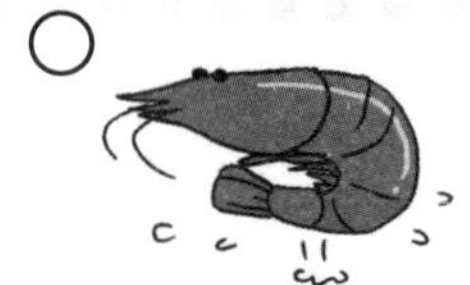

炸虾

我爱虾~虾~

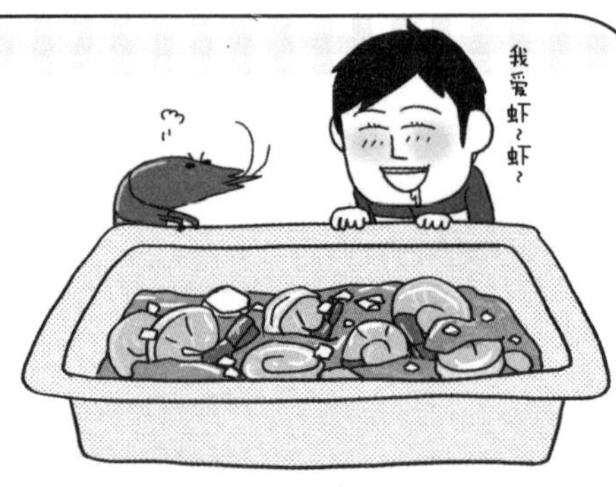

材料

虾（无头、去壳）8~10只（150g）
番茄 1个（20g）
清酒、马铃薯淀粉 各1大勺
盐、辣椒 各少许
大蒜 1/2片 5g
姜 1/2片 10g
大葱 1/5根 20g

A
- 豆瓣酱 1小勺
- 番茄酱 1小勺
- 芝麻油 1小勺
- 鸡汤 2大勺
- 清酒 1大勺
- 白砂糖、醋 各2小勺
- 盐 适量
- 辣椒 适量

马铃薯淀粉溶液 1大勺
（1小勺马铃薯粉和1大勺水的混合物）

制作方法

1. 虾去壳去背线，简单腌制。切好番茄、大蒜、大葱和姜片。（其中大葱要留一些作为最后摆盘装饰用）
2. 将A搅拌均匀。
3. 将1放入硅胶锅里，并加入2，放到微波炉，
4. 加入马铃薯淀粉液，搅拌均匀，出锅。最后用大葱装饰摆盘。

调料好多，光是记这些就好难。
呼——

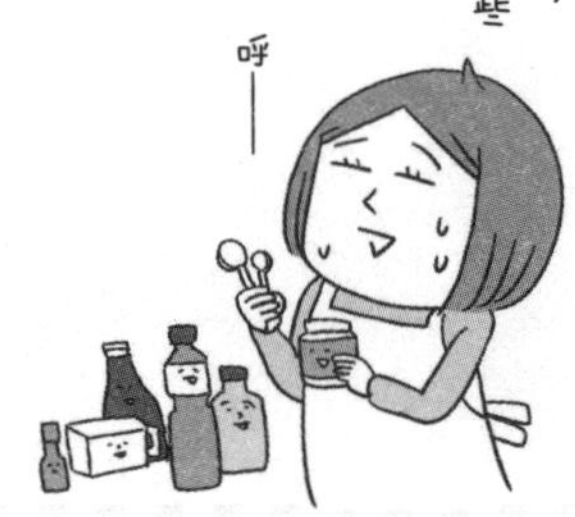

金针菇小吃

材料

金针菇 1大包（200g）
※
清酒 1大勺
味啉 1大勺

制作方法

1. 将金针菇三等分。
2. 放入硅胶锅中，放入调味剂，轻轻搅拌。
3. 放入微波炉，600w功率，加热3分钟。最后闷3分钟。

能一下吃这么多好开心！
多少都能吃下去！
喂喂……
不安不安

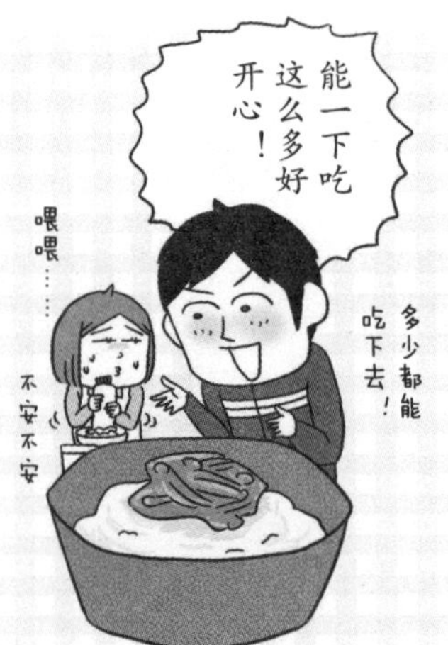

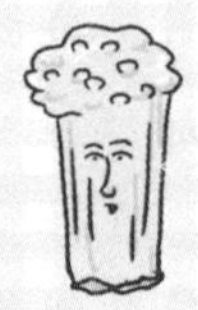

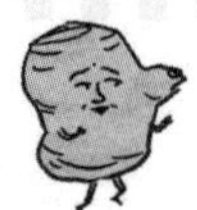

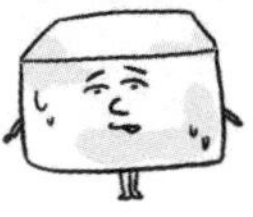

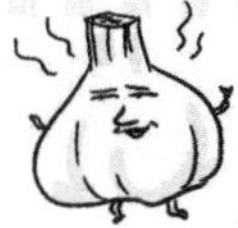

材料

碎猪肉　80g
木棉豆腐　1/2块（150g）
大葱　1/8块（15g）
大蒜　1/2片（10g）
姜　1/2片（5g）

A
- 豆瓣酱　1/2大勺
- 甜面酱、味噌　各1小勺
- 鸡汤　100cc
- 酱油、盐、辣椒　适量

马铃薯淀粉液　1大勺
（1小勺马铃薯粉和1大勺水的混合物）

芝麻油　1小勺
洋葱　适量

制作方法

❶ 将豆腐切成长1.5cm的正方体。并切好葱姜蒜，准备调味。将A搅拌均匀。
❷ 将碎肉放入硅胶锅中，并放入1中豆腐以外的调味料。放入微波炉，600w加热3分钟。
❸ 加入马铃薯淀粉液，搅拌黏稠时，加入豆腐，再一次放入微波炉，600w功率下加热1分30秒。
❹ 轻轻搅拌豆腐，加入些许油，增加香味。加入洋葱丁。

豆腐好弹牙!!

哇哦

嫩嫩的豆腐也不会碎掉。

麻婆豆腐

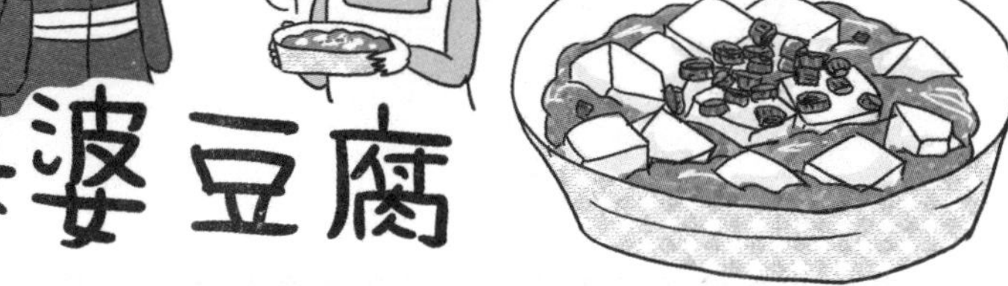

咖喱风的炸鸡

鸡翅、鸡腿 3个（200g）
酱油 一大勺或半勺
蜂蜜 一大勺
咖喱粉 一小勺

制作方法

❶ 鸡翅上斜切几刀以使之入味。
❷ 酱油、蜂蜜和咖喱粉倒入硅胶锅中，搅拌后，将1中的鸡翅放入硅胶锅中，腌制30分钟以上。
❸ 倒出2中多余的调味剂，硅胶锅放入微波炉里，600w功率下加热3分钟。

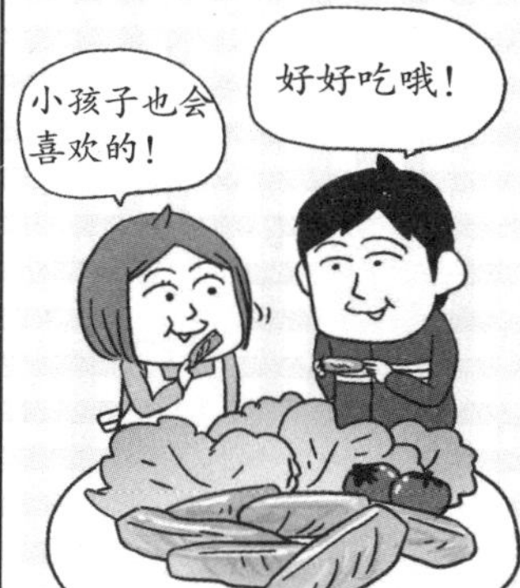

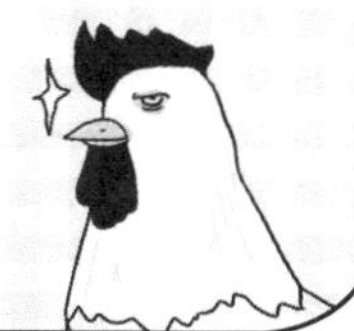

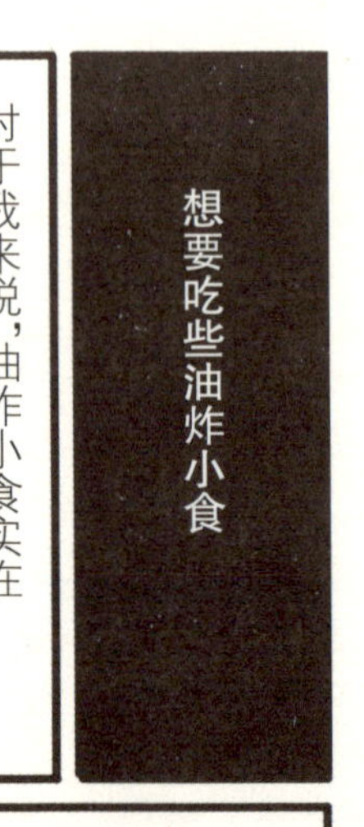
想要吃些油炸小食

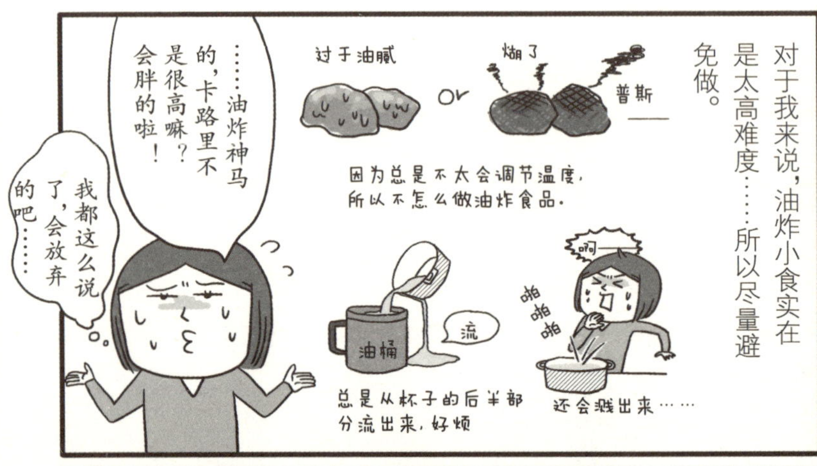
对于我来说，油炸小食实在是太高难度……所以尽量避免做。
过于油腻
or
煳了
普斯——
因为总是不太会调节温度，所以不怎么做油炸食品。
啊——
啪啪啪
流
油桶
总是从杯子的后半部分流出来，好烦
还会溅出来……
……油炸神马的，卡路里不是很高嘛？不会胖的啦！
我都这么说了，会放弃的吧……

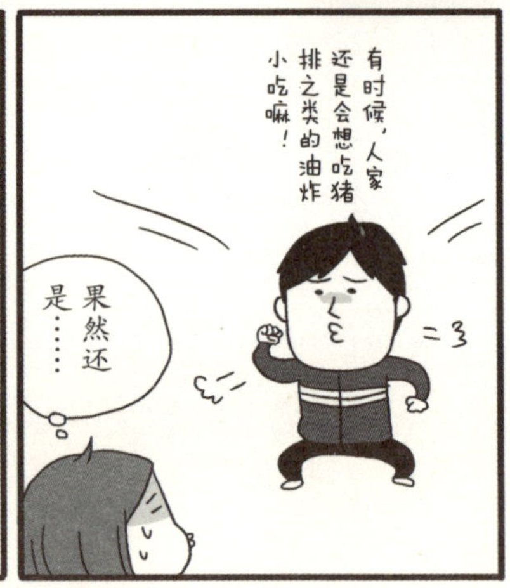
有时候，人家还是会想吃猪排之类的油炸小吃嘛！
果然还是……

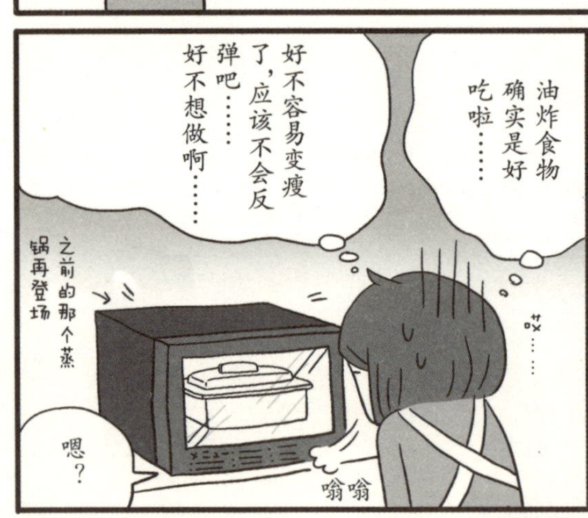
油炸食物确实是好吃啦……
好不容易变瘦了，应该不会反弹吧……好不想做啊……
之前的那个蒸锅再登场
哎……
嗯？
嗡嗡

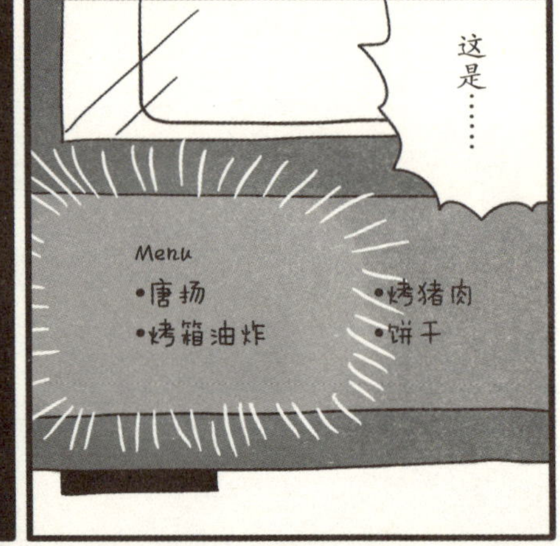
这是……
Menu
•唐扬
•烤箱油炸
•烤猪肉
•饼干

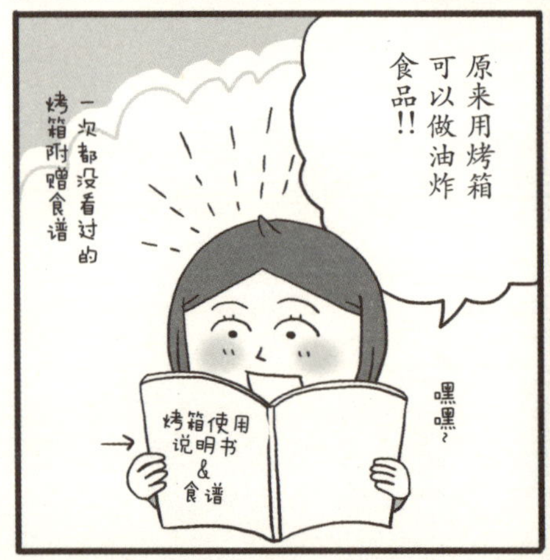
原来用烤箱可以做油炸食品!!
一次都没看过的烤箱附赠食谱
烤箱使用说明书&食谱
嘿嘿~

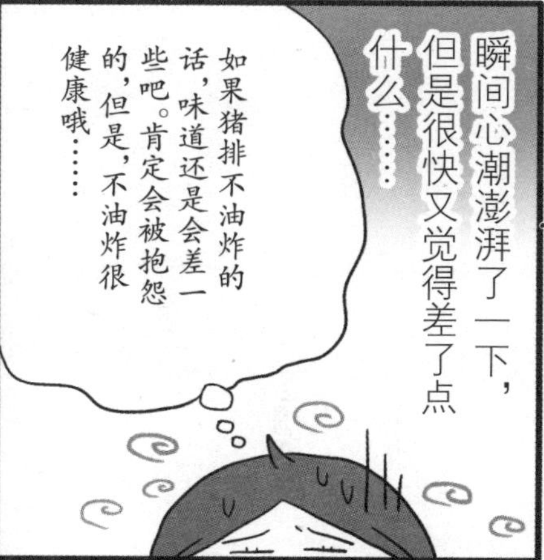
瞬间心潮澎湃了一下，但是很快又觉得差了点什么……
如果猪排不油炸的话，味道还是会差一些吧。肯定会被抱怨的，但是，不油炸很健康哦……

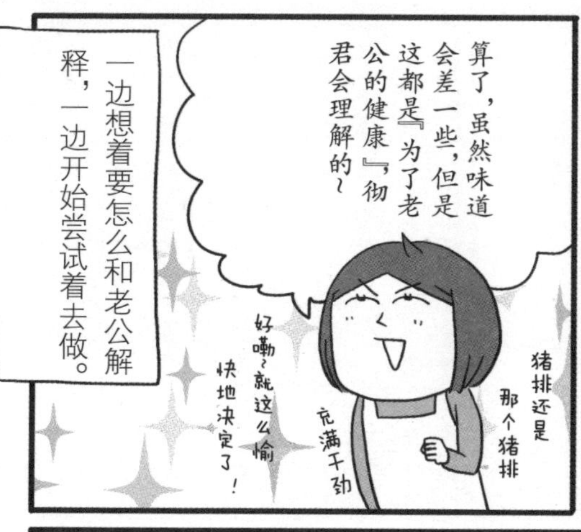
算了，虽然味道会差一些，但是这都是『为了老公的健康』，彻君会理解的~
猪排还是那个猪排
充满干劲
好嘞~就这么愉快地决定了！
一边想着要怎么和老公解释，一边开始尝试着去做。

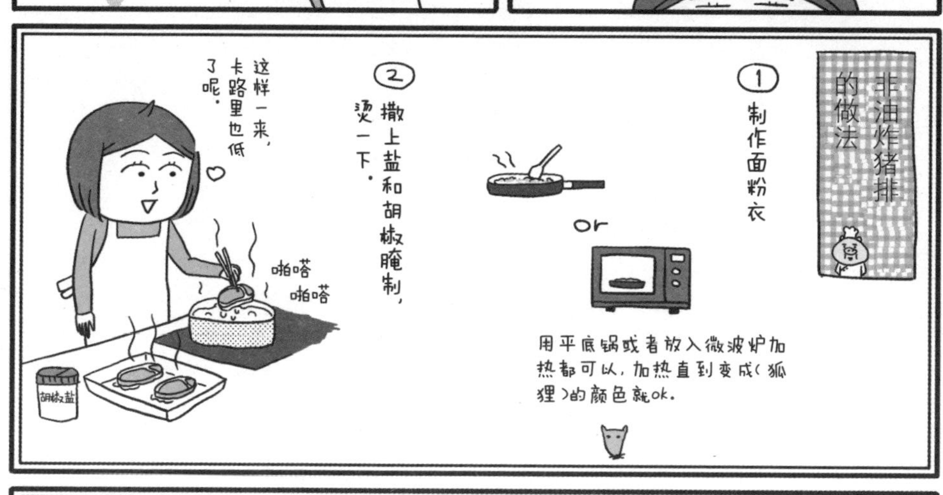
非油炸猪排的做法
①制作面粉衣
or
用平底锅或者放入微波炉加热都可以，加热直到变成(狐狸)的颜色就ok。
②撒上盐和胡椒腌制，烫一下。
这样一来，卡路里也低了呢。
啪嗒
啪嗒
胡椒盐

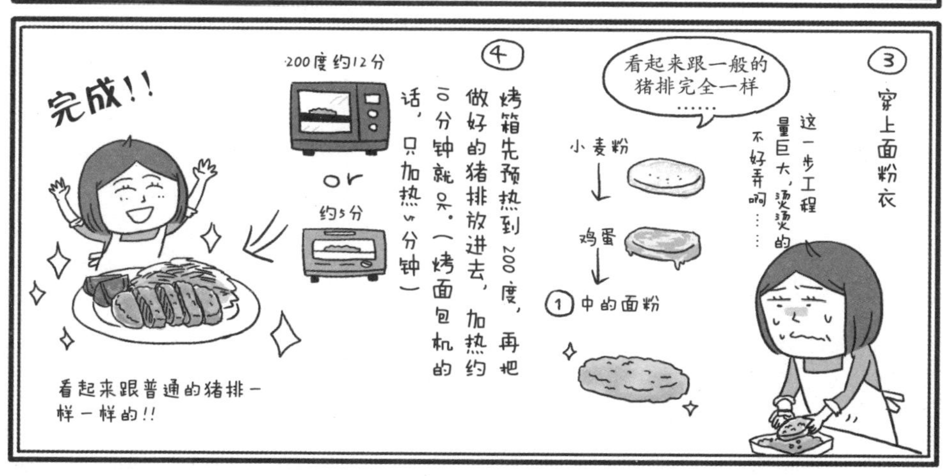
③穿上面粉衣
这一步工程量巨大，烫烫的不好弄啊……
看起来跟一般的猪排完全一样……
小麦粉
鸡蛋
①中的面粉
④烤箱先预热到200度，再把做好的猪排放进去，加热约20分钟就只。(烤面包机的话，只加热5分钟)
200度约12分
or
约5分
完成！！
看起来跟普通的猪排一样一样的！！

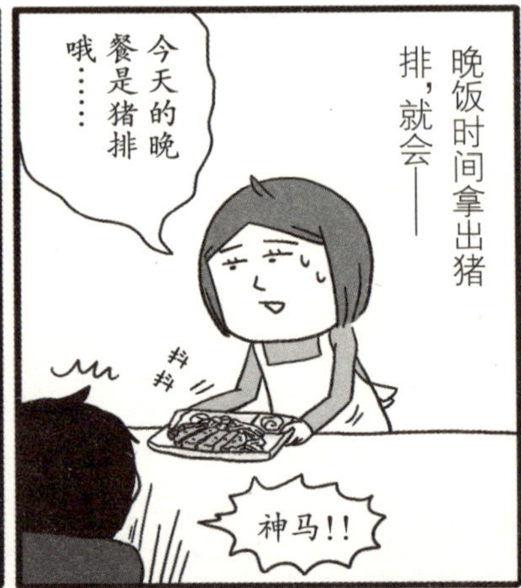
晚饭时间拿出猪排，就会——
今天的晚餐是猪排哦……
抖抖
神马!!

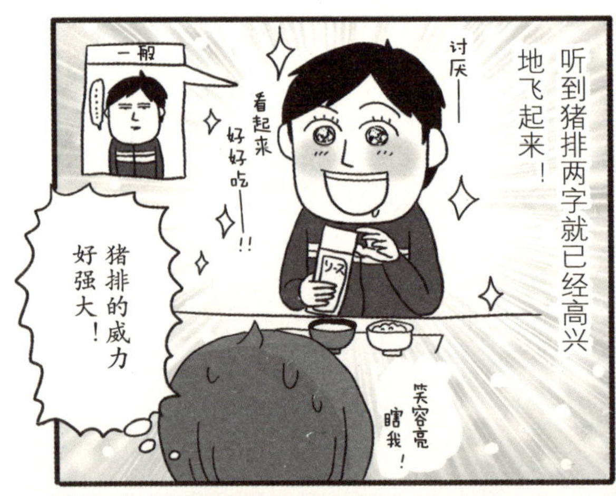
听到猪排两字就已经高兴地飞起来！
讨厌——
看起来好好吃——!!
一般
……
猪排的威力好强大！
笑容亮瞎我！

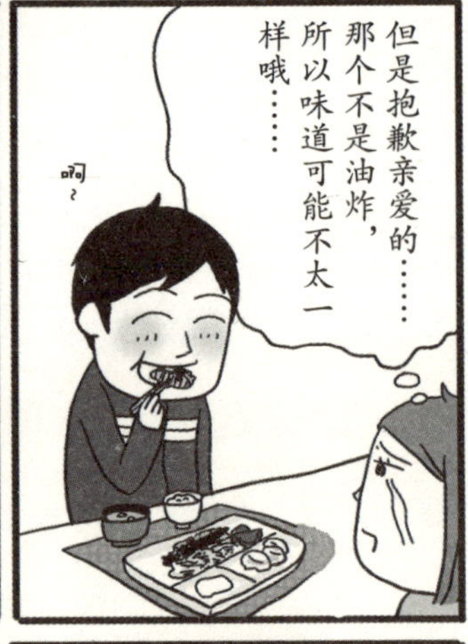
但是抱歉亲爱的……那个不是油炸，所以味道可能不太一样哦……
啊~

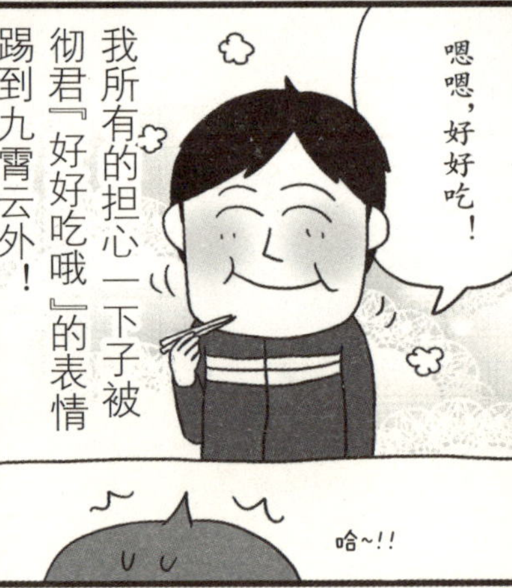
嗯嗯，好好吃！
我所有的担心一下子被彻君『好好吃哦』的表情踢到九霄云外！
哈~!!

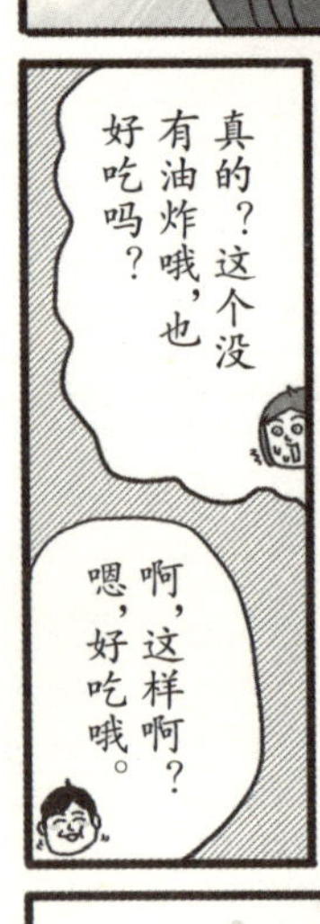
真的？这个没有油炸哦，也好吃吗？
啊，这样啊？嗯，好吃哦。

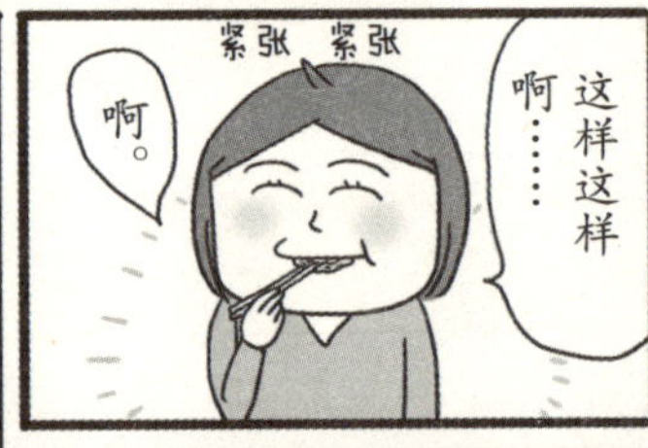
紧张 紧张
这样这样啊……
啊。

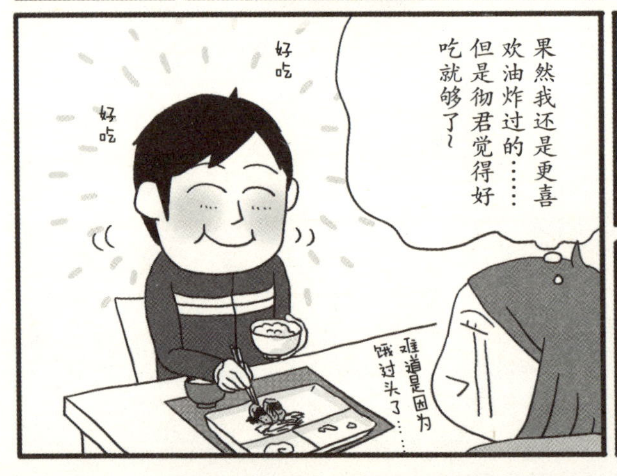
果然我还是更喜欢油炸过的……但是彻君觉得好吃就够了~
好吃
好吃
难道是因为饿过头了……

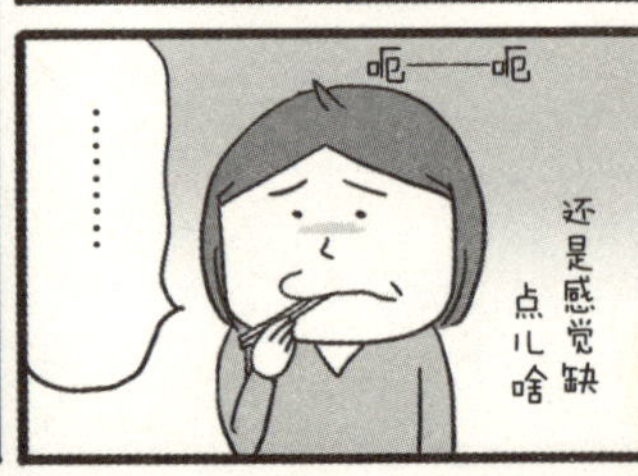
呃——呃
……
还是感觉缺点儿啥

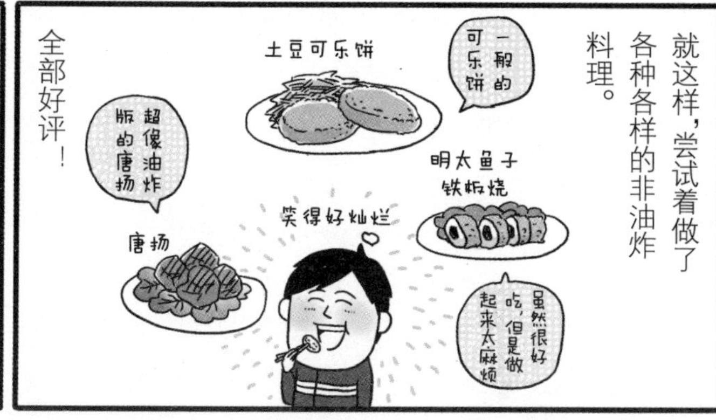
就这样，尝试着做了各种各样的非油炸料理。
土豆可乐饼
一般的可乐饼
明太鱼子铁板烧
虽然很好吃，但是做起来太麻烦
笑得好灿烂
超像油炸版的唐扬
唐扬
全部好评！

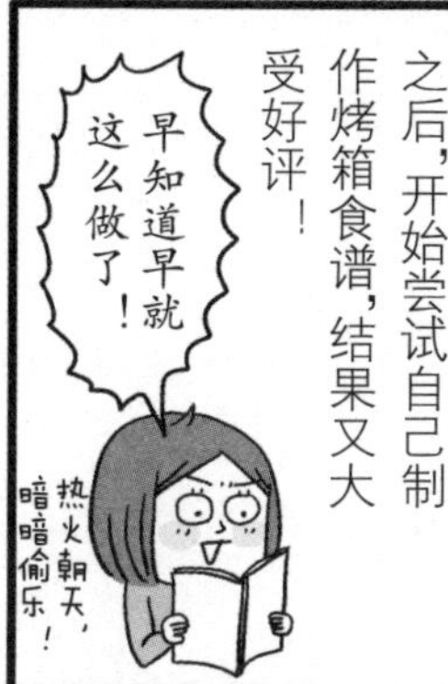
之后，开始尝试自己制作烤箱食谱，结果又大受好评！
早知道早就这么做了！
热火朝天，暗暗偷乐！

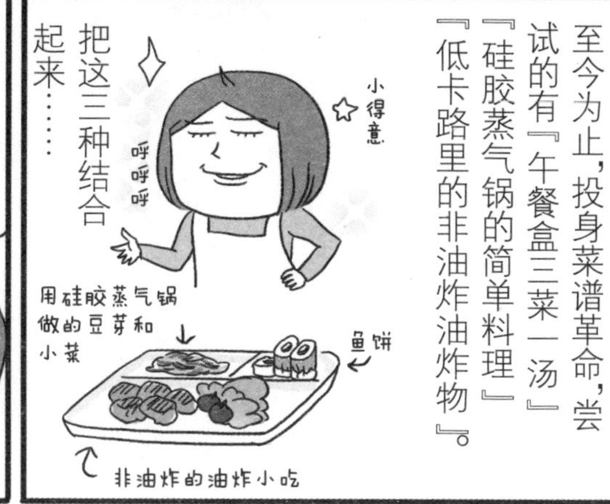
至今为止，投身菜谱革命，尝试的有『午餐盒三菜一汤』『硅胶蒸气锅的简单料理』『低卡路里的非油炸油炸物』。
小得意
呼呼呼
把这三种结合起来……
用硅胶蒸气锅做的豆芽和小菜
鱼饼
非油炸的油炸小吃

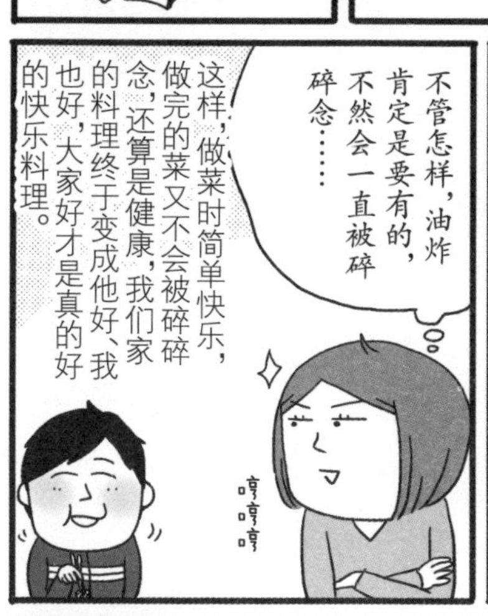
不管怎样，油炸肯定是要有的，不然会一直被碎碎念……
这样，做菜时简单快乐，做完的菜又不会被碎碎念，还算是健康，我们家的料理终于变成他好、我也好，大家好才是真的好的快乐料理。
哼哼哼

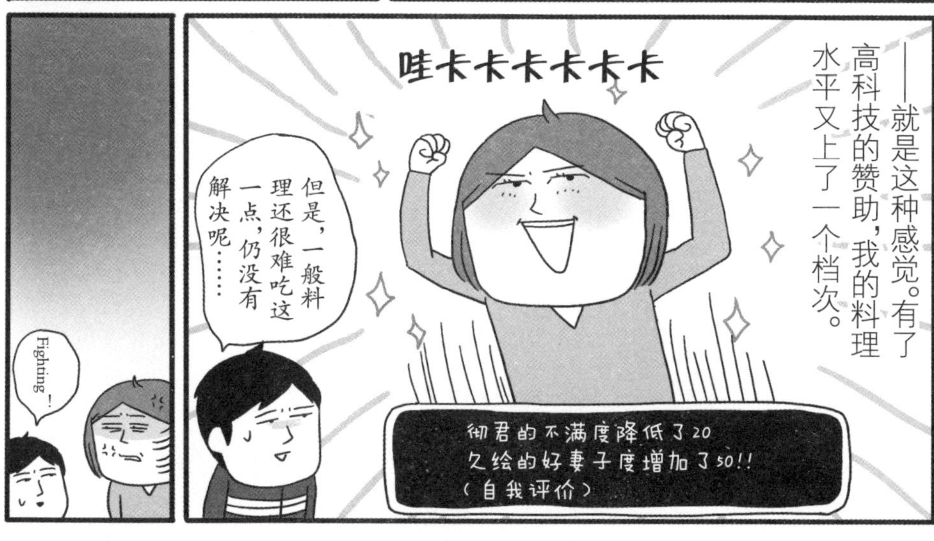
——就是这种感觉。有了高科技的赞助，我的料理水平又上了一个档次。
哇卡卡卡卡卡卡
但是，一般料理还很难吃这一点，仍没有解决呢……
御君的不满度降低了20
久绘的好妻子度增加了50!!
（自我评价）
Fighting！

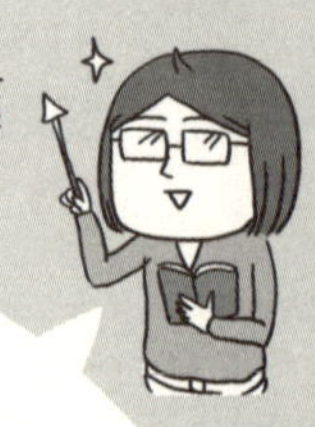

妻子的总结

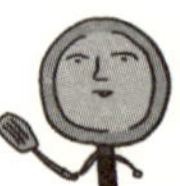

减肥动力up up！好用的料理工具！

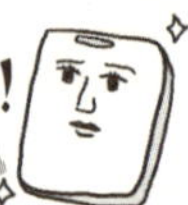

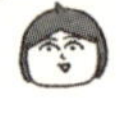

虽然作为一个料理菜鸟，不太好意思说出什么秘籍之类的话，但是以下都是我经过多年的摸爬滚打发现的料理秘诀。来吧，我的小宝贝们！

土豆刀

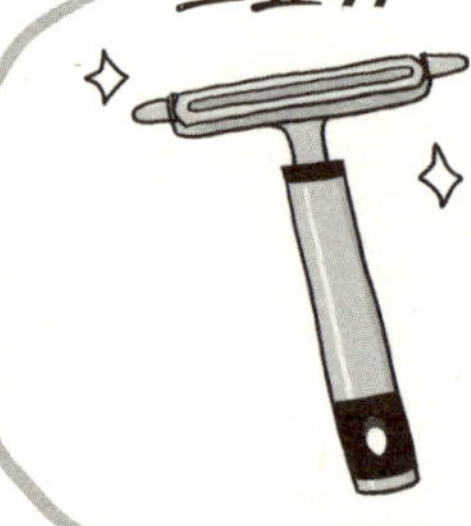

用土豆刀削皮，简直太棒了！必用的秘密武器！
经久不坏，又简单好用。只要一使劲，一切水果皮什么的都不在话下。
以前的所有苦恼……和压力，都挥之而去了哟！（入江调查报告）

轻轻一刮，就能削掉薄薄的一层！
沙沙

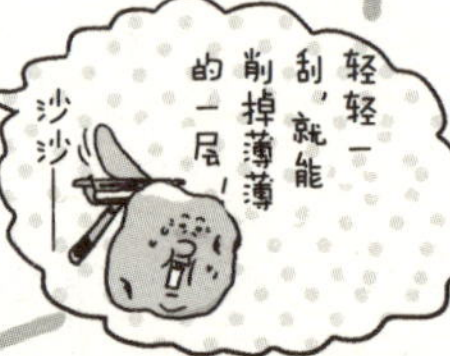

硅胶菜勺

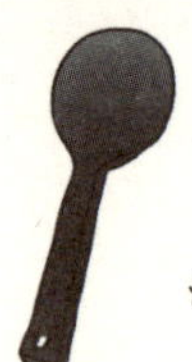

圆形带把的菜勺，可以出色地完成"搅拌"和"炒菜"功能哦。因为是硅胶材质，也不用担心会伤到宝贝的烧菜锅~！！

轻薄喷油瓶

每喷一次，喷出1/15的油量。用平底锅煎菜的时候，或者做意大利面的时候，总之只需要一点点油的时候，需要的就是它了！而且，它还能在无形中减少料理中的含油量哦！

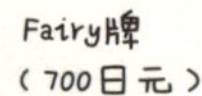

Fairy牌
（700日元）

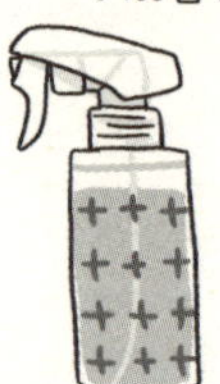

番外·漫画

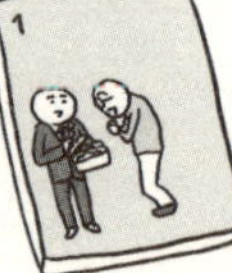

《昨天你吃了神马？》
吉中鲁美老师著 1~6卷

主人公（40岁男性）和他的伴侣，每一天的日常料理集。没有特别的复杂的菜，只有简单的家庭菜！看着看着，就可以上手做，非常棒哟~！
而且，介绍料理的做法之外，书里也有很多关于营养搭配、健康饮食和节约饮食等各种主妇爱看的内容。如何做出价廉又物美的好吃料理呢？一切尽在此书中。

给我做这个嘛——

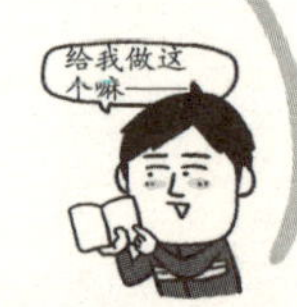

新书一上架，御君就让我给他做书里的菜……

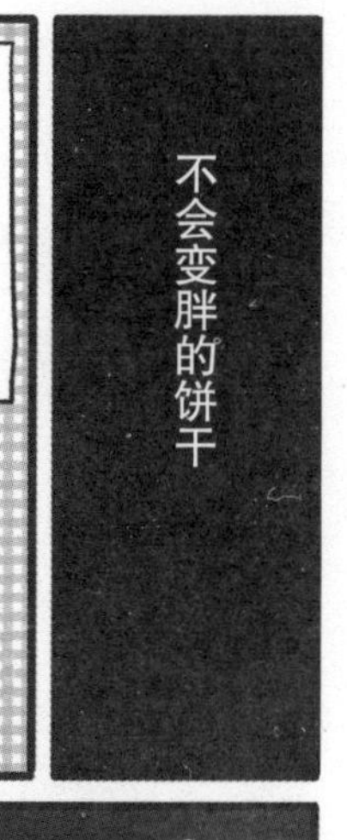
不会变胖的饼干

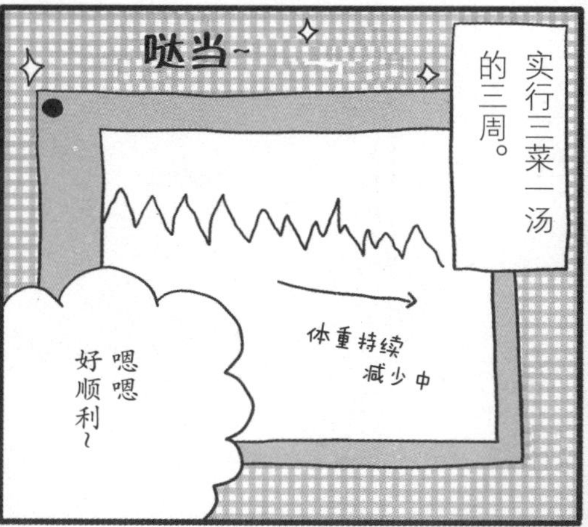
实行三菜一汤的三周。
哒当~
体重持续减少中
嗯嗯好顺利~

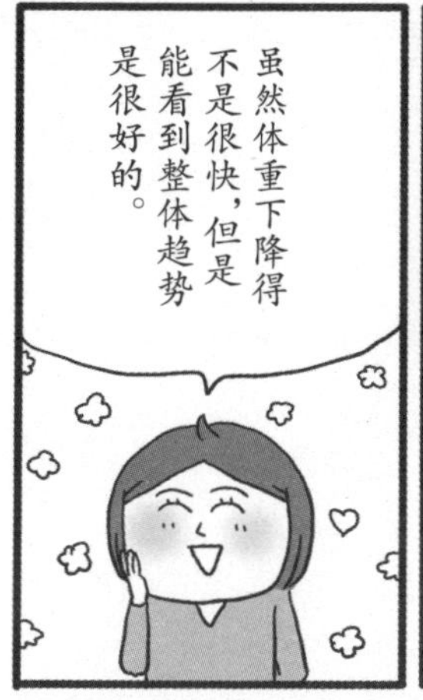
虽然体重下降得不是很快，但是能看到整体趋势是很好的。

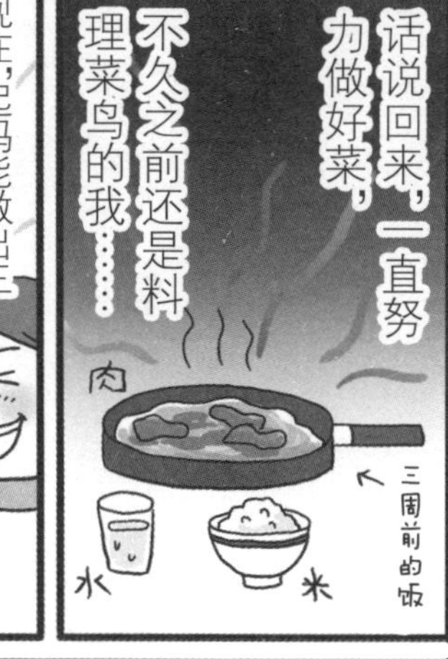
话说回来，一直努力做好菜，
不久之前还是料理菜鸟的我……
肉
三周前的饭
水
米

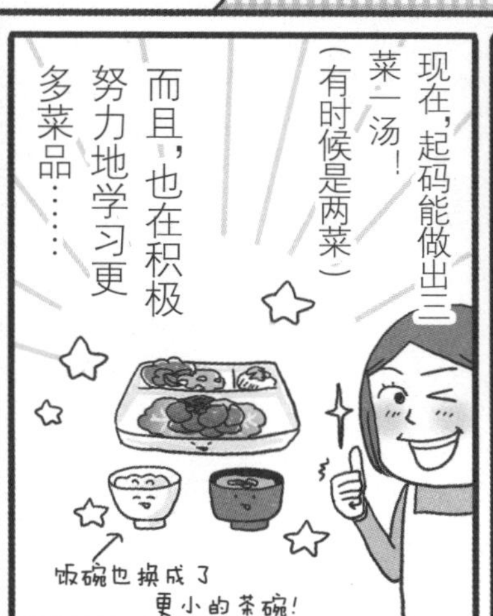
现在，起码能做出三菜一汤！（有时候是两菜）
而且，也在积极努力地学习更多菜品……
饭碗也换成了更小的茶碗！

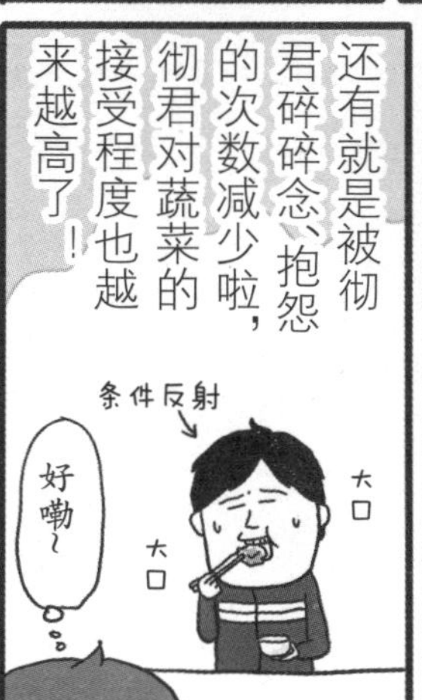
还有就是被彻君碎碎念、抱怨的次数减少啦，彻君对蔬菜的接受程度也越来越高了！
条件反射
好嘞~
大口
大口

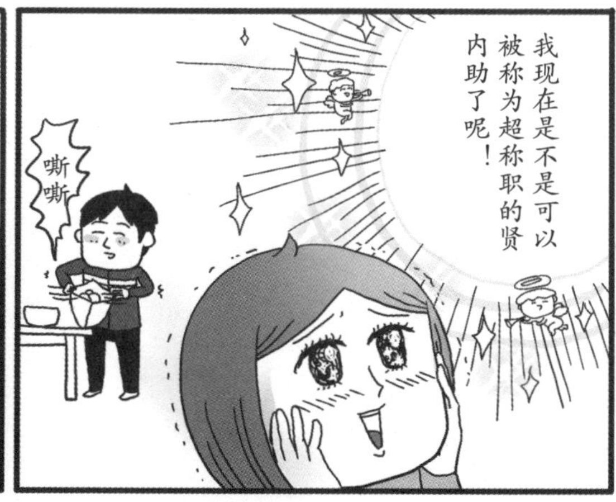
我现在是不是可以被称为超称职的贤内助了呢！
嘶嘶

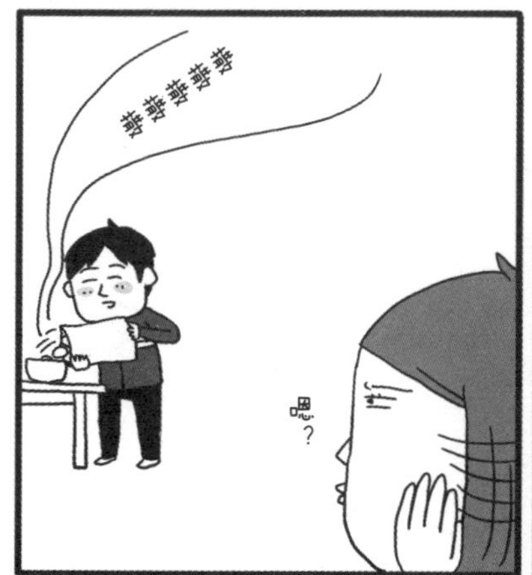
嗯？

等等等等等，
你在干吗?!
吓！
僵直
薯片

因为……好久没
吃薯片了，突然
好想吃……
放心，
不会吃很多的……

呃……
那副可怕的
表情……

好不容易才瘦
下来，现在吃那
些会反弹回去
的，不许吃！
我知道我知道！但
还是想吃啦，偶尔吃
一点没关系的。
啊……
啪嗒
啪嗒
啪嗒

这么说，饼干什
么的也可以随便
买随便吃嘛！
哼
哼
饼干
收纳盒
反正还有这么多，
不吃白不吃。

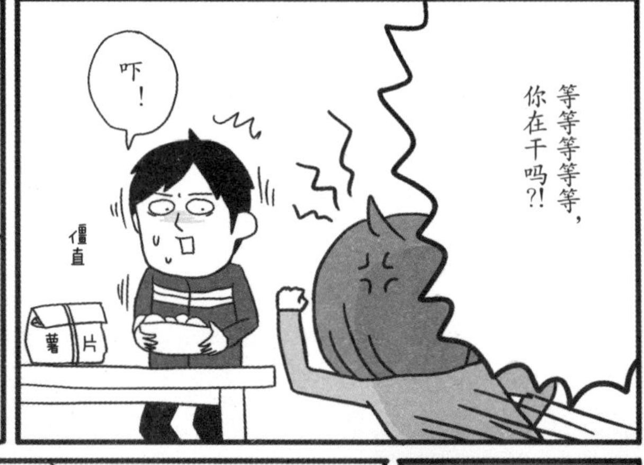

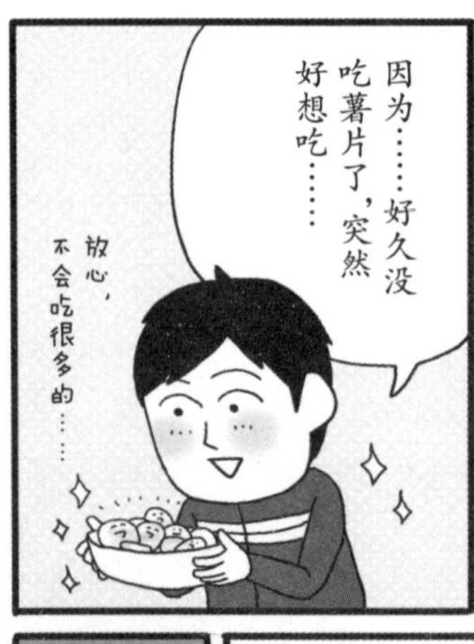

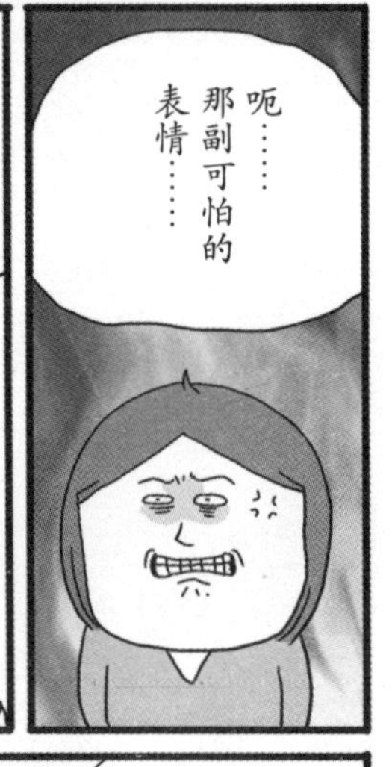

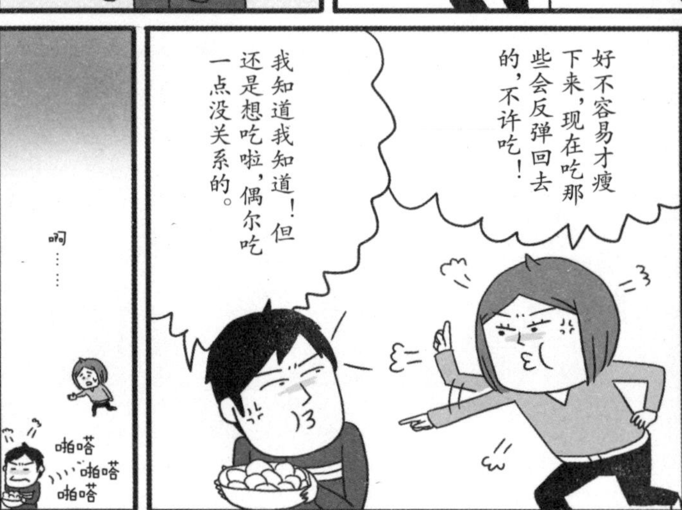

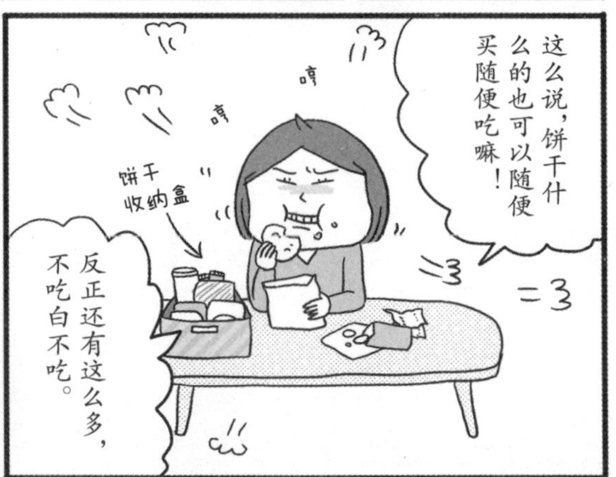

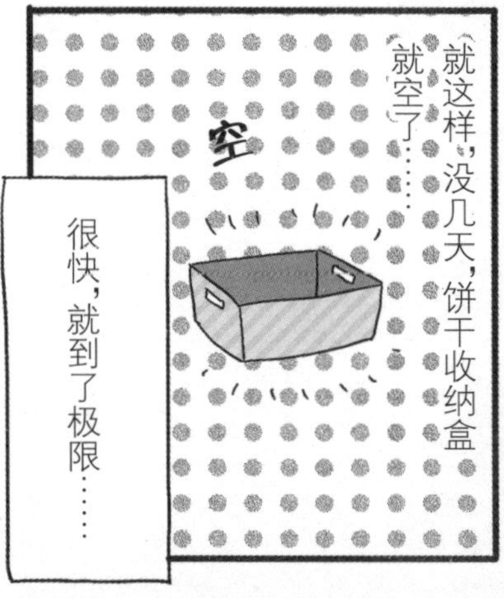
就这样，没几天，饼干收纳盒
就空了……
空

很快，就到了极限……

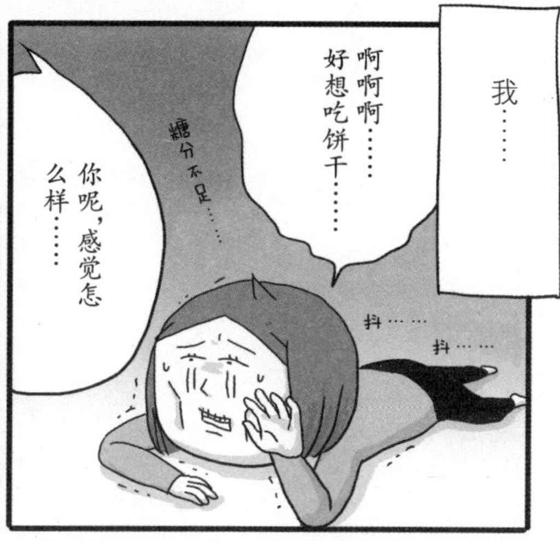
我……
啊啊啊……好想吃饼干……
你呢，感觉怎么样……
糖分不足……
抖……
抖……

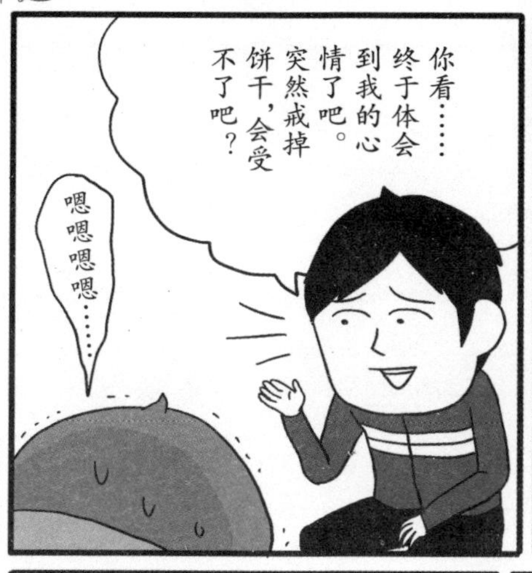
你看……终于体会到我的心情了吧。突然戒掉饼干，会受不了吧？
嗯嗯嗯嗯……

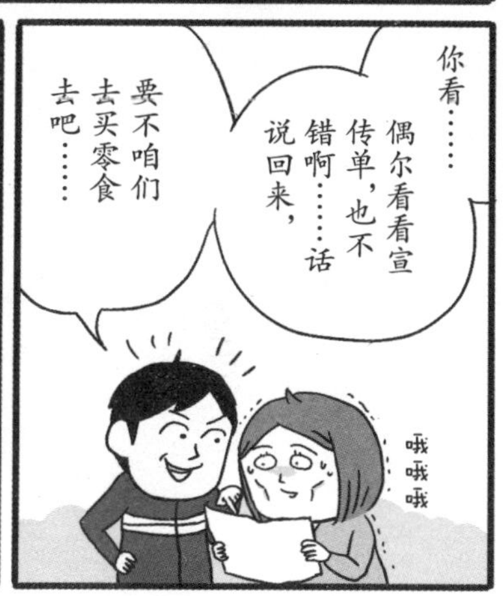
你看……偶尔看看宣传单，也不错啊……话说回来，
要不咱们去买零食去吧……
哦哦哦

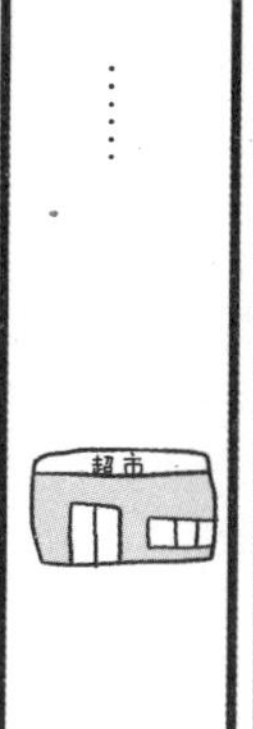
……
超市

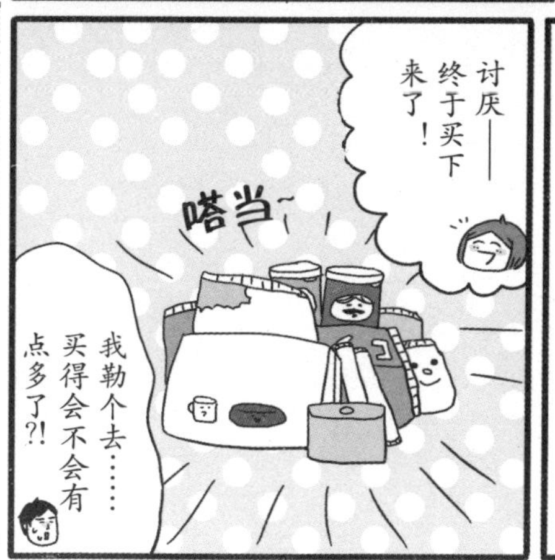
讨厌——终于买下来了！
嗒当~
我勒个去……买得会不会有点多了?!

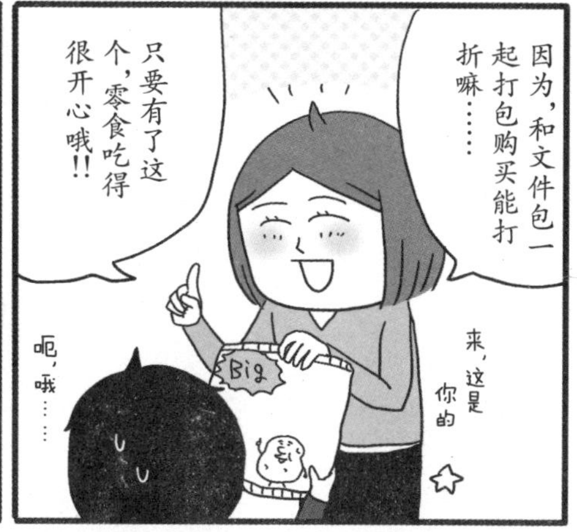
因为，和文件包一起打包购买能打折嘛……
只要有了这个，零食吃得很开心哦!!
来，这是你的
呃，哦……
Big

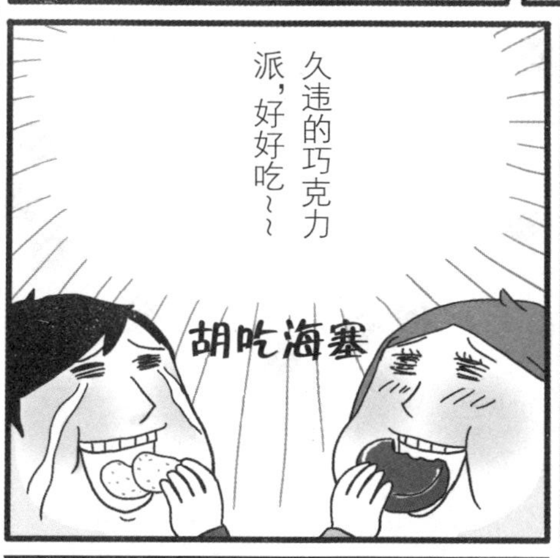
久违的巧克力派，好好吃~~
胡吃海塞

然后，等我意识到的时候……
虽然上升了一段时间，但是很快下降
御君
久绘
上升趋势!!
要注意哦，不要一下子吃……太多饼干哦!!
我勤个去
我勤个去
皮肤粗糙
就这样，拒绝饼干行动以失败告终……（主要是我）

这段时间不一直都是很控制嘛……
得再努力减重才行呢……有没有不会变胖，又好吃又便宜的零食呢……
杂志下方
减肥豆奶饼干
现在只要!! 3980日元（12包装）
9,800
……减肥用的食品干吗还这么贵……

……啊，如果没有卖的就自己做嘛！
放心又便宜!!

为了减肥，还专门借来了专业的食谱。
（浑身透出迫不及待要减肥的强烈信息，稍微有些小害羞）
街道图书馆
就要这些吧……
← 一下子拿了5本

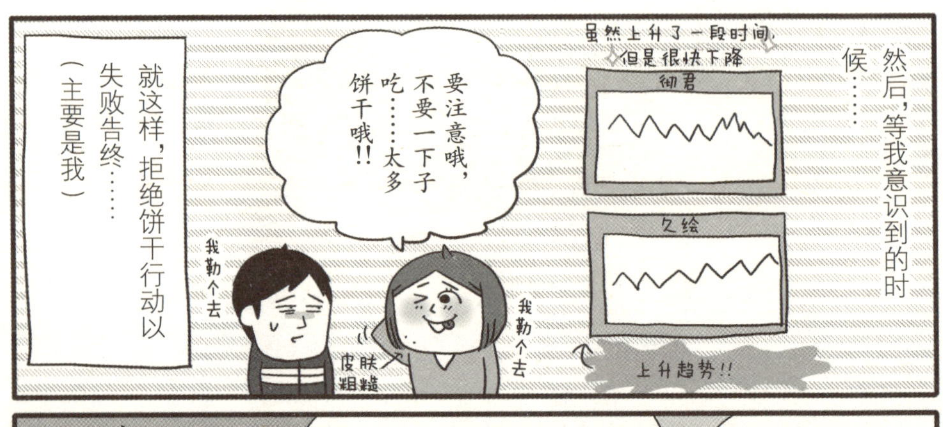

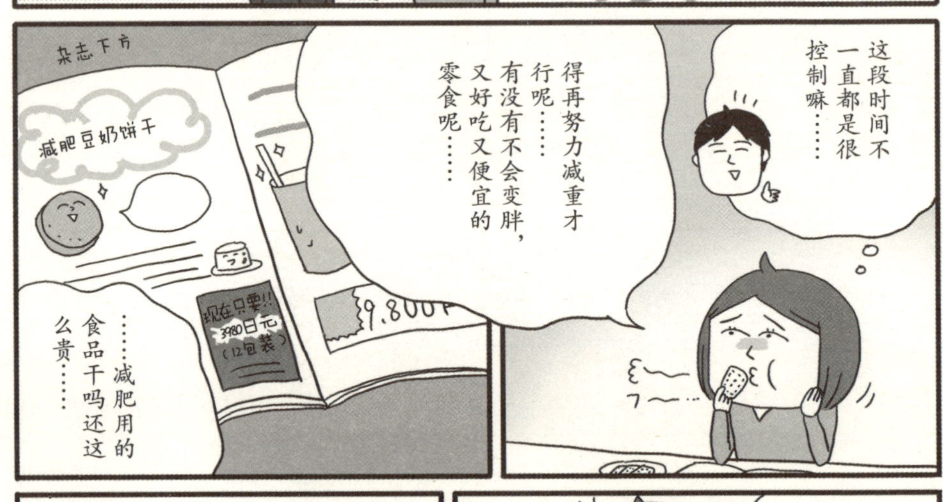

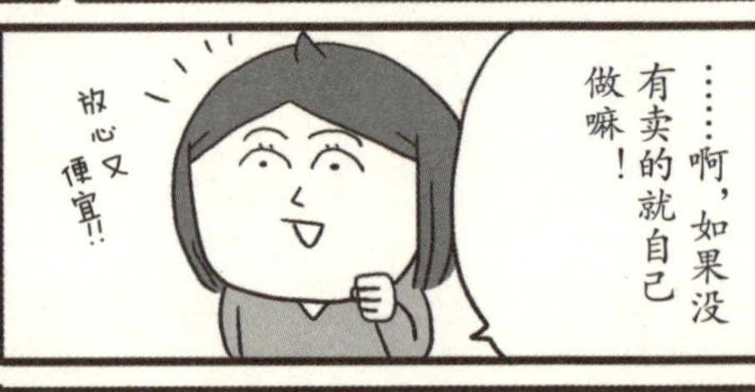

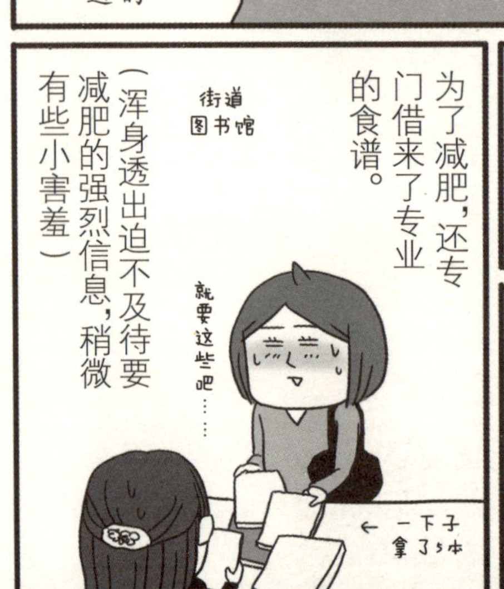

虽然一直很讨厌料理，但是却很喜欢烤饼干！（因为自己很想吃）

因为……小麦粉、鸡蛋、牛奶、白砂糖和生奶油的组合，实在是想想都觉得幸福！

都是我的！

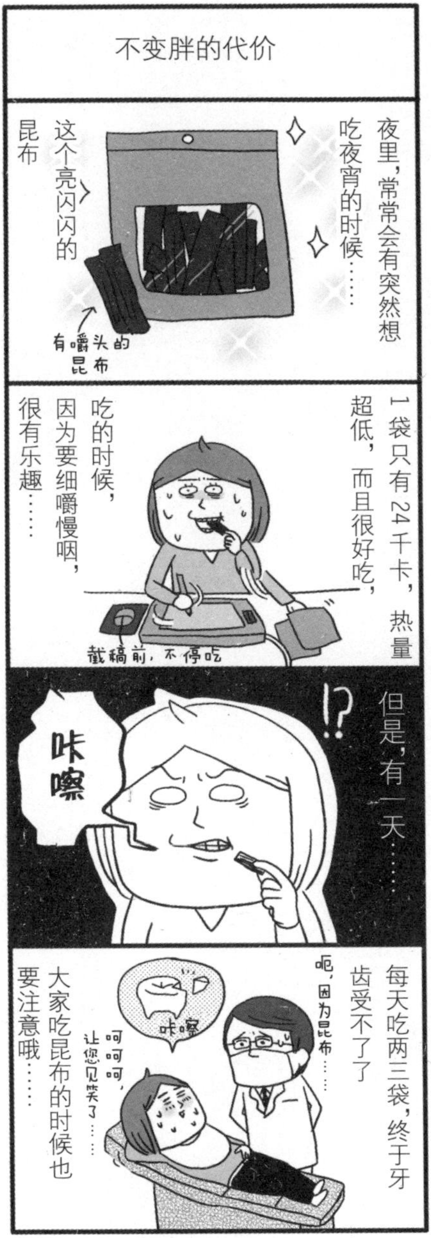

不变胖的代价

夜里，常常会有突然想吃夜宵的时候……

这个亮闪闪的昆布

有嚼头的昆布

1袋只有24千卡，热量超低，而且很好吃，

吃的时候，因为要细嚼慢咽，很有乐趣……

截稿前，不停吃

但是，有一天……

!?

咔嚓

每天吃两三袋，终于牙齿受不了了

呃，因为昆布……

咔嚓

呵呵呵，让您见笑了……

大家吃昆布的时候也要注意哦……

低热量的饼干

那么——从哪儿开始呢？

相比普通的食谱，低热量食物确实更花费心思……
总是觉得不好吃的样子……
看着看着，心情好down。
怎么看起来都干巴巴的……
呃——
呃……

不……不行！
总之，先做这个饼干试试！
无油饼干
拒绝一切黄油和油

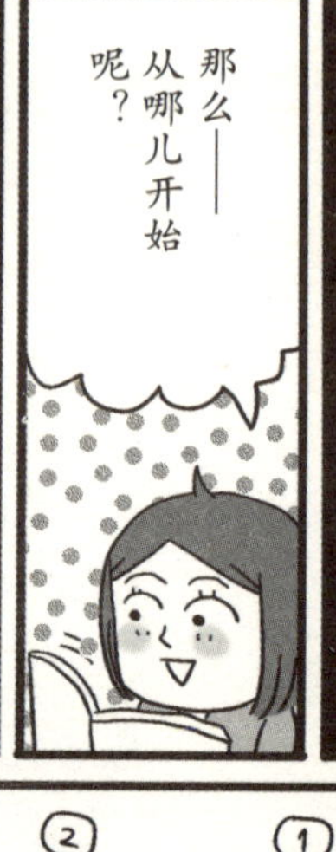

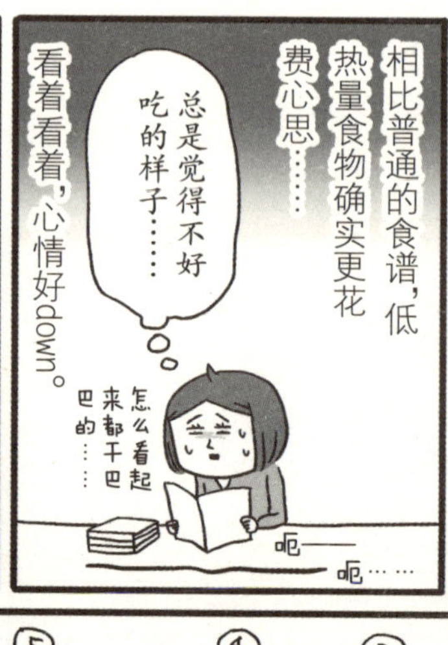

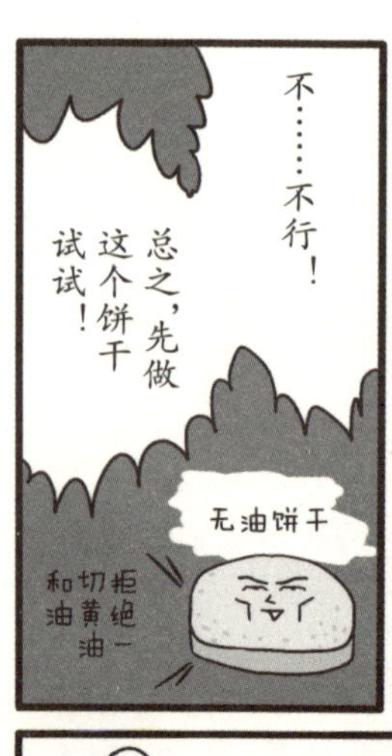

打起精神，甩开负面情绪，制作饼干start！

① 取适量小麦粉和泡打粉，充分混合。

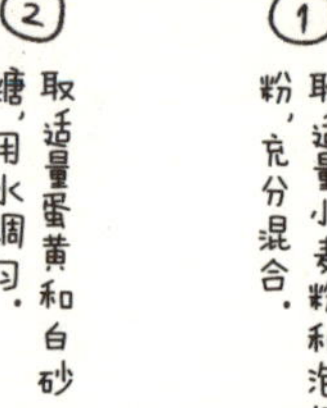

② 取适量蛋黄和白砂糖，用水调匀。

③ 加入1中的粉，直接搅拌。

会变得白白的、蓬松的

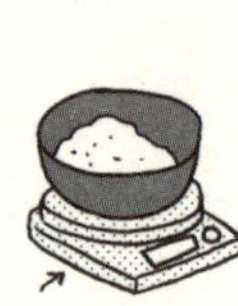

④ 将弄好的面团擀开，制作出各种形状。

⑤ 用刷子刷蛋清。

⑥ 放入事先预热的烤箱中。

呼……终于做完了……
嗡嗡……

⑦ 等待期间，可以先洗碗。

……
做饼干时用的模具，其实很不好洗……

但是，还是好喜欢做饼干！
重芝士布朗尼
香脆饼干
好~幸~福
Q弹布丁
蓬松的蛋糕卷
自认为在做蛋糕这方面，非常用功，也进步飞快。（不知道为什么其他的料理总是提不起劲，进步也不明显，所以更讨厌！）

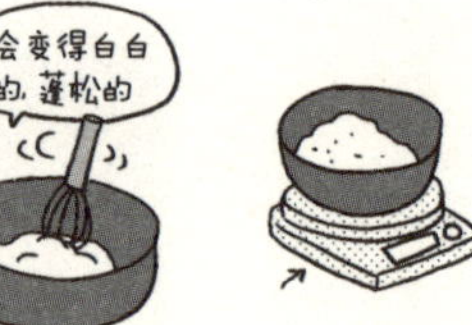

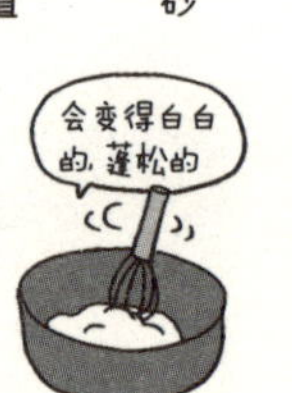

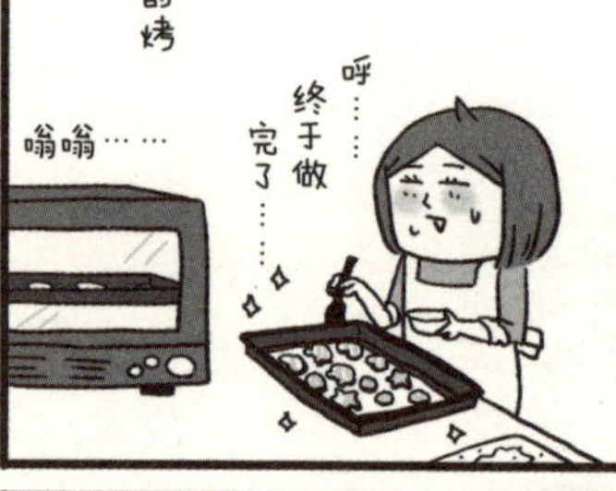

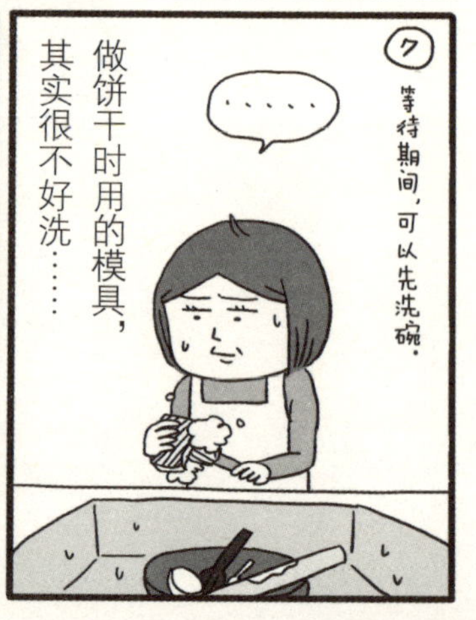

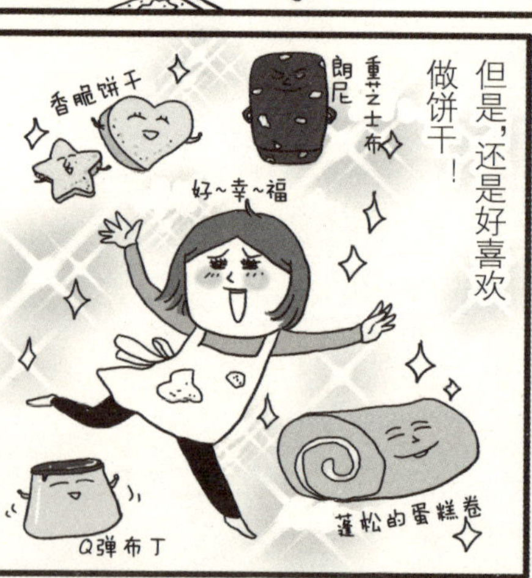

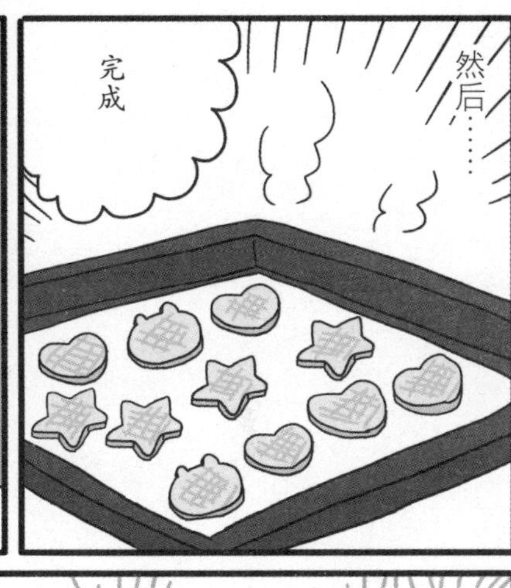
然后……
完成

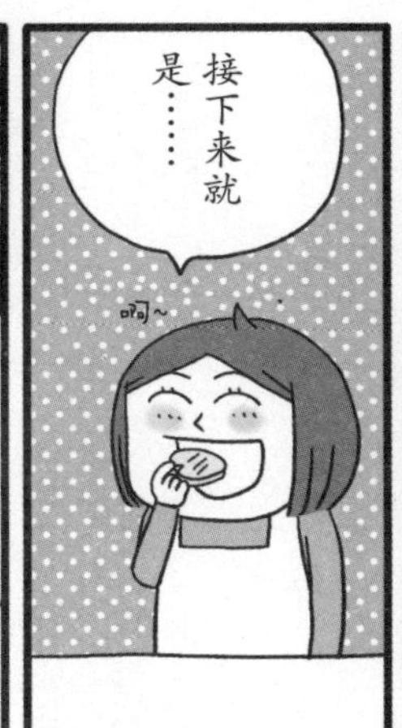
接下来就是……
啊~

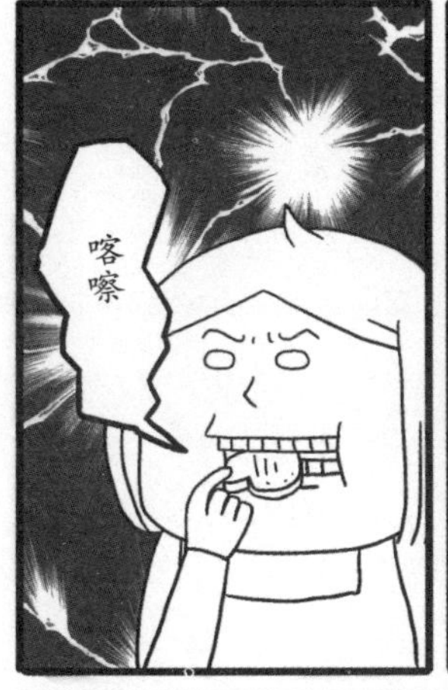
喀嚓

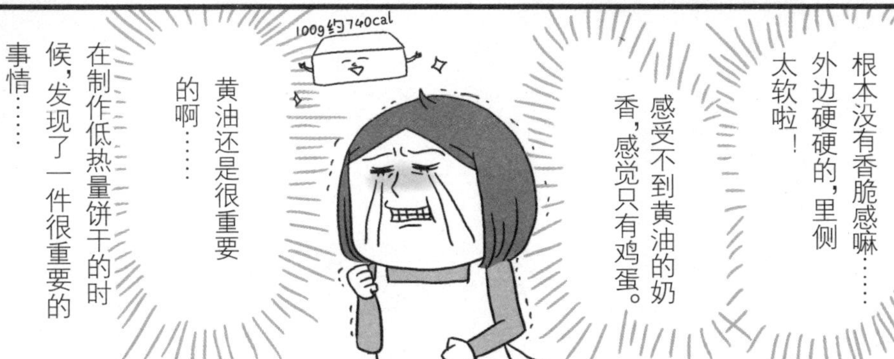
根本没有香脆感嘛……外边硬硬的，里侧太软啦！
感受不到黄油的奶香，感觉只有鸡蛋。
100g约740cal
黄油还是很重要的啊……
在制作低热量饼干的时候，发现了一件很重要的事情……

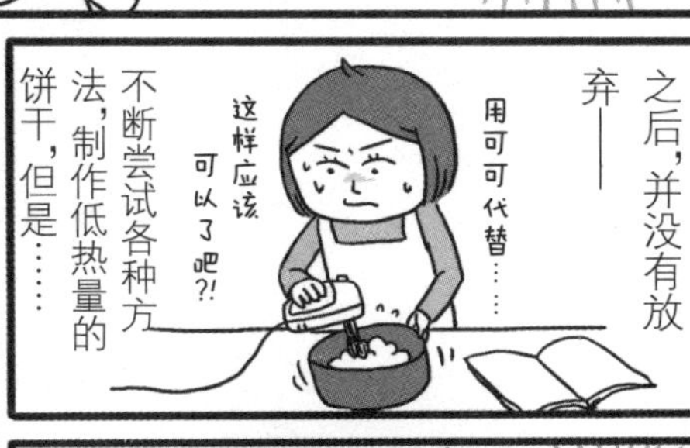
之后，并没有放弃——
用可可代替……
这样应该可以了吧?!
不断尝试各种方法，制作低热量的饼干，但是……

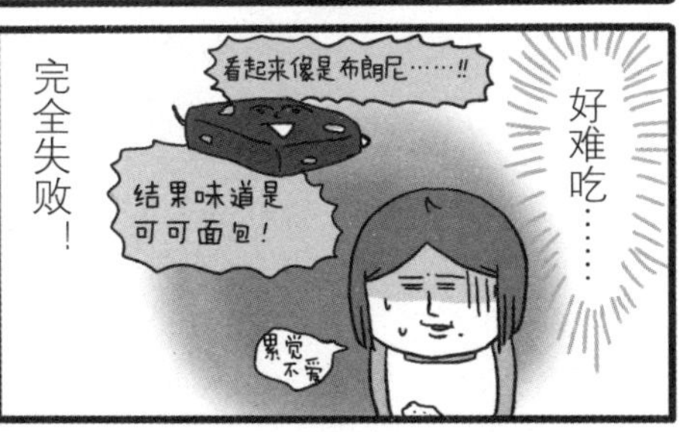
好难吃……
看起来像是布朗尼……!!
结果味道是可可面包！
完全失败！

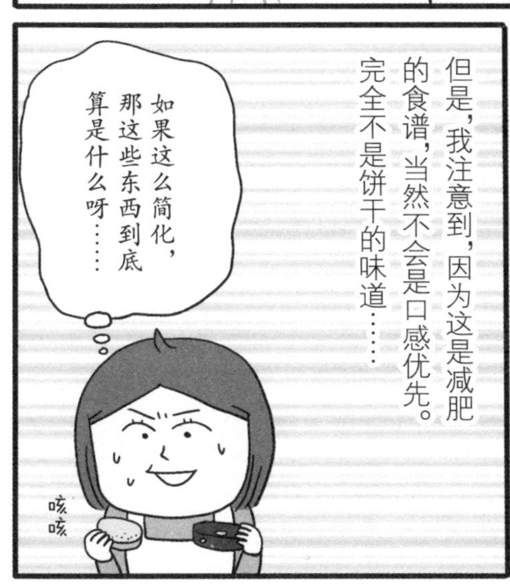
但是，我注意到，因为这是减肥的食谱，当然不会是口感优先。完全不是饼干的味道……
如果这么简化，那这些东西到底算是什么呀……
咳咳

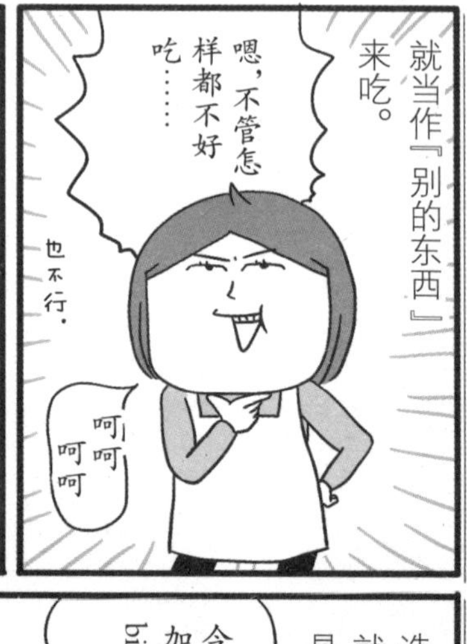

就当作『别的东西』来吃。
嗯，不管怎样都不好吃……
也不行。
呵呵呵呵

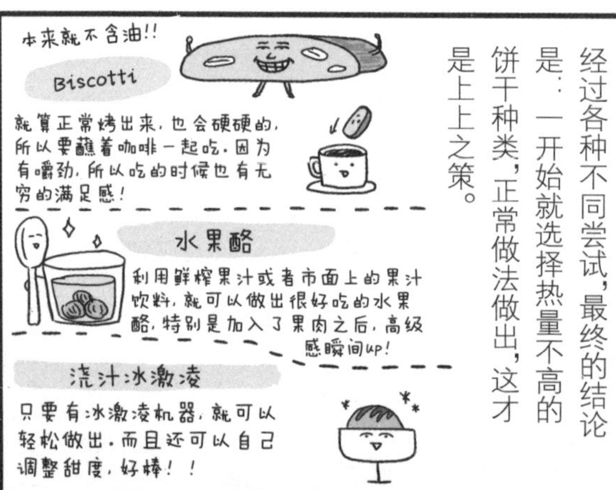

经过各种不同尝试，最终的结论是：一开始就选择热量不高的饼干种类，正常做法做出，这才是上上之策。
本来就不含油!!
Biscotti
就算正常烤出来，也会硬硬的，所以要蘸着咖啡一起吃。因为有嚼劲，所以吃的时候也有无穷的满足感！
水果酪
利用鲜榨果汁或者市面上的果汁饮料，就可以做出很好吃的水果酪，特别是加入了果肉之后，高级感瞬间up！
浇汁冰激凌
只要有冰激凌机器，就可以轻松做出。而且还可以自己调整甜度，好棒！！

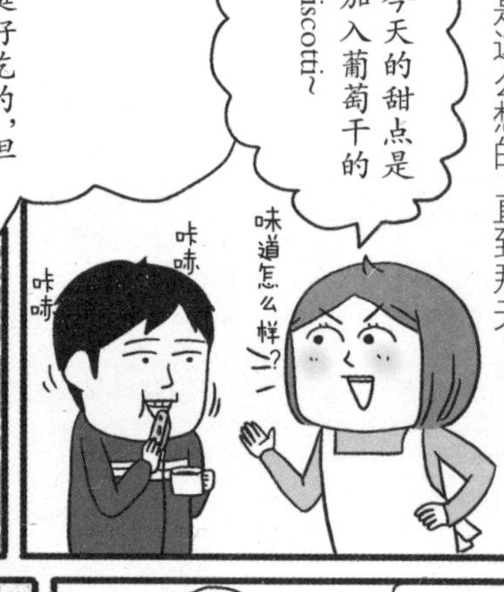

选择热量相对较低的饼干种类，就可以解决之前的热量问题，我是这么想的。直到那天……
今天的甜点是加入葡萄干的biscotti~
味道怎么样?
咔嚓咔嚓

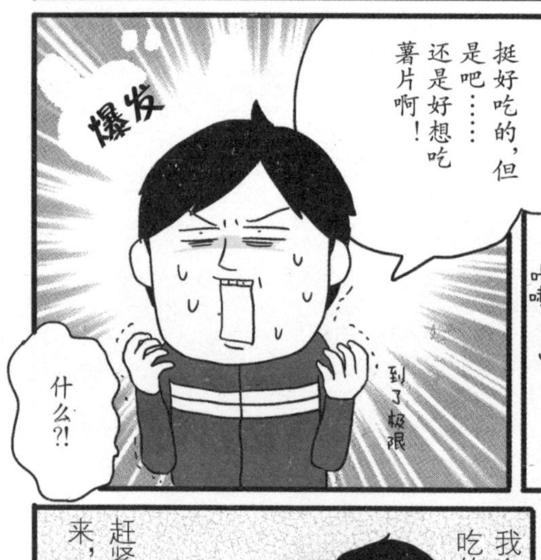

挺好吃的，但是吧……还是好想吃薯片啊！
爆发
到了极限
什么?!

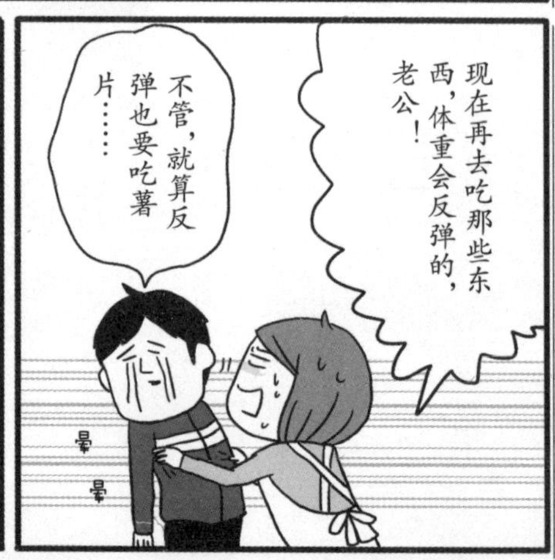

现在再去吃那些东西，体重会反弹的，老公！
不管，就算反弹也要吃薯片……
晕晕

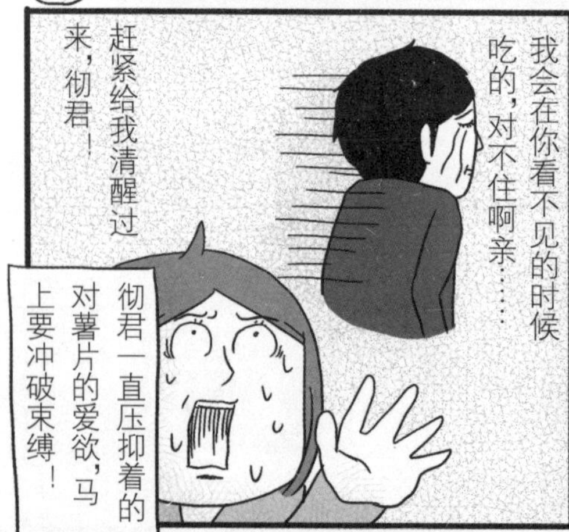

我会在你看不见的时候吃的，对不住啊亲……
赶紧给我清醒过来，彻君！
彻君一直压抑着的对薯片的爱欲，马上要冲破束缚！

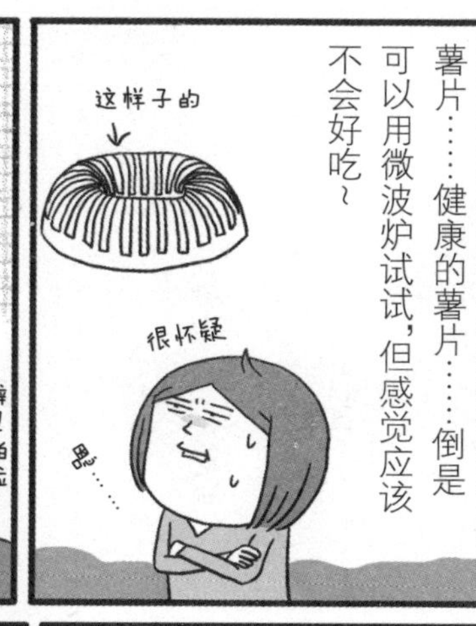
薯片……健康的薯片……倒是可以用微波炉试试，但感觉应该不会好吃～
这样子的
很怀疑
嗯……

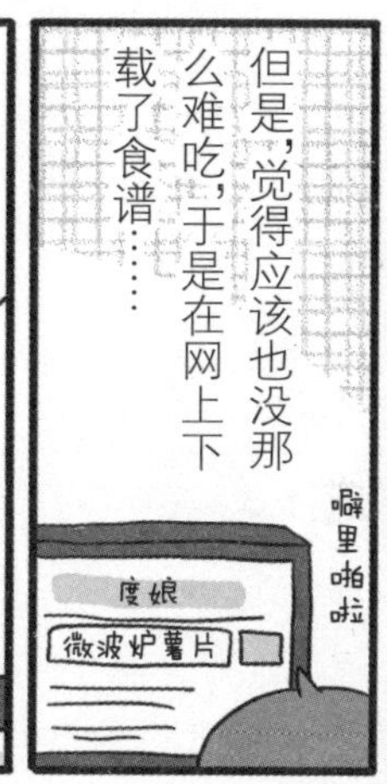
但是，觉得应该也没那么难吃，于是在网上下载了食谱……
噼里啪啦
度娘
微波炉薯片

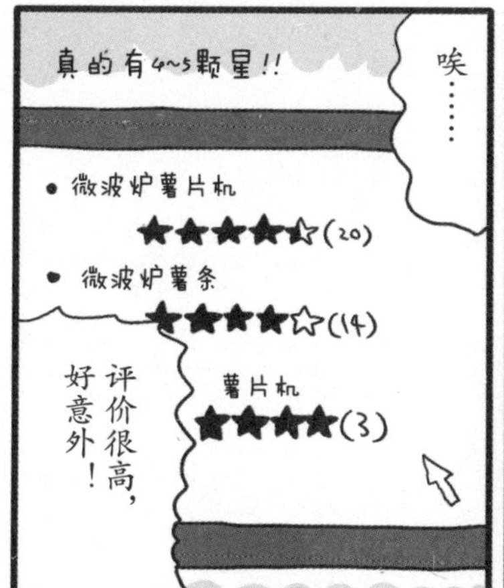
唉……
真的有4~5颗星!!
微波炉薯片机
(20)
微波炉薯条
(14)
薯片机
(3)
评价很高，好意外！

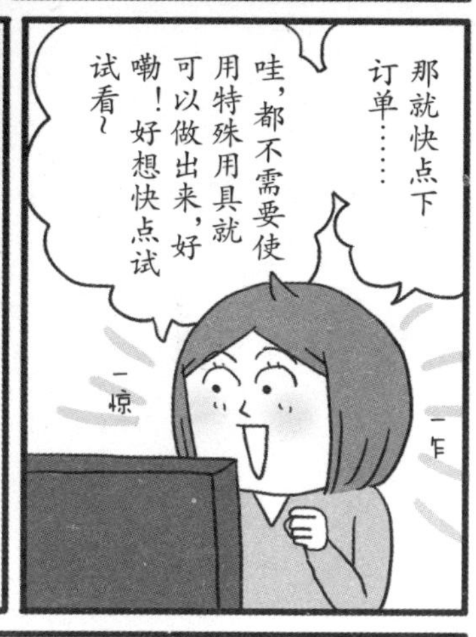
那就快点下订单……
哇，都不需要使用特殊用具就可以做出来，好嘞！好想快点试试看～
一惊
一乍

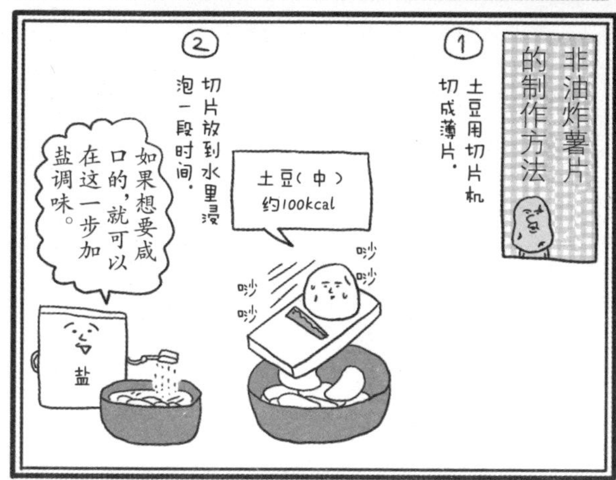
非油炸薯片的制作方法
①
土豆用切片机切成薄片。
土豆(中)
约100kcal
唦唦
唦唦
②
切片放到水里浸泡一段时间。
如果想要咸口的，就可以在这一步加盐调味。
盐

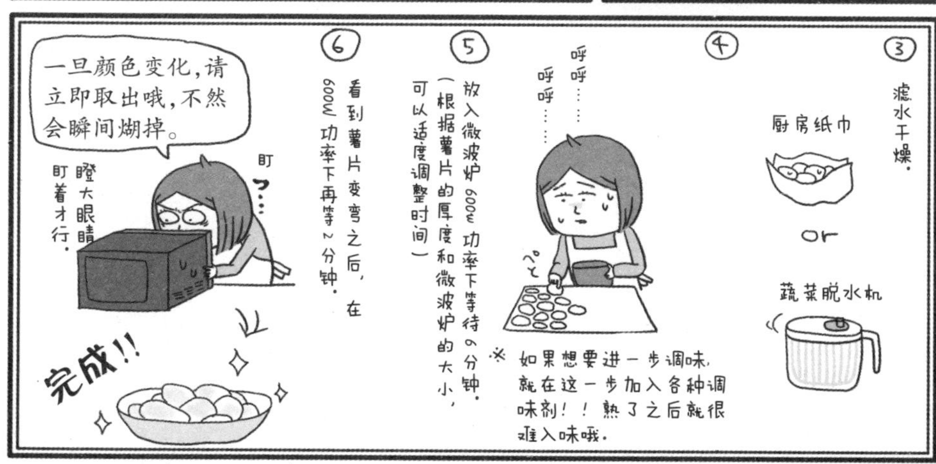
③
滤水干燥。
厨房纸巾
or
蔬菜脱水机
④
呼呼……
呼呼……
※如果想要进一步调味，就在这一步加入各种调味剂！！熟了之后就很难入味哦。
⑤
放入微波炉 600W 功率下等待 6 分钟。
(根据薯片的厚度和微波炉的大小，可以适度调整时间)
⑥
看到薯片变弯之后，在 600W 功率下再等 2 分钟。
一旦颜色变化，请立即取出哦，不然会瞬间煳掉。
瞪大眼睛盯着才行。
盯
完成!!

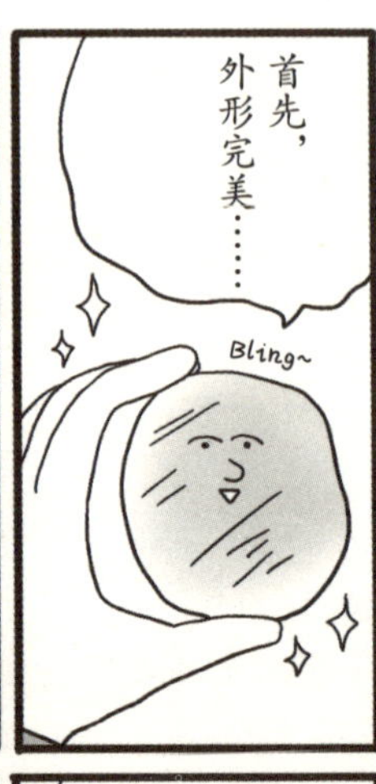
首先，外形完美……
Bling~

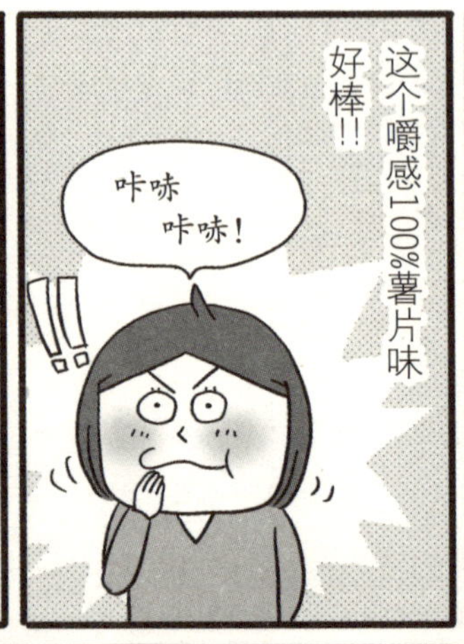
这个嚼感100%薯片味好棒!!
咔哧咔哧！

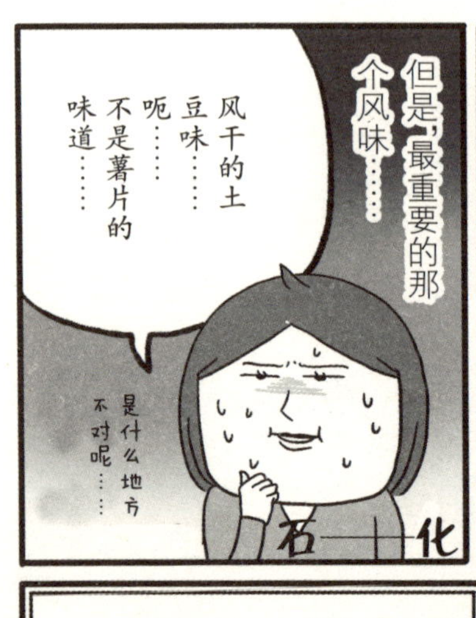
但是，最重要的那个风味……
风干的土豆味……呃……不是薯片的味道……
是什么地方不对呢……
石——化

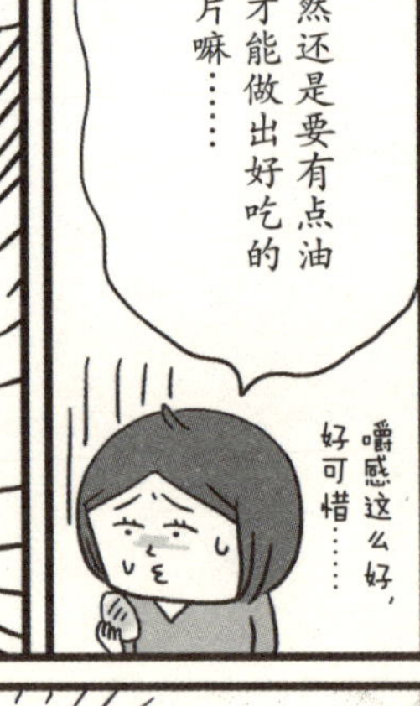
果然还是要有点油分才能做出好吃的薯片嘛……
嚼感这么好，好可惜……

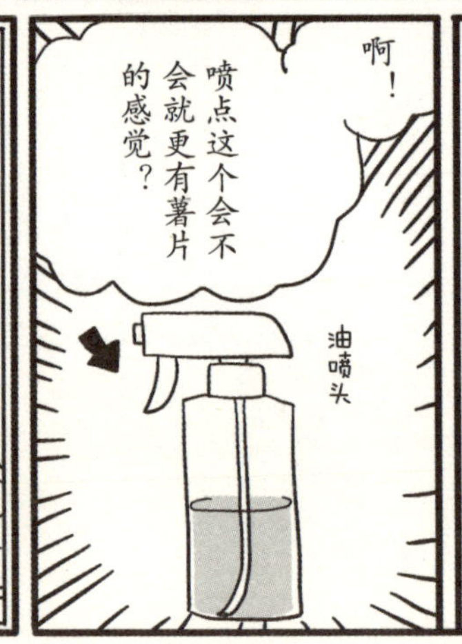
啊！
喷点这个会不会就更有薯片的感觉？
油喷头

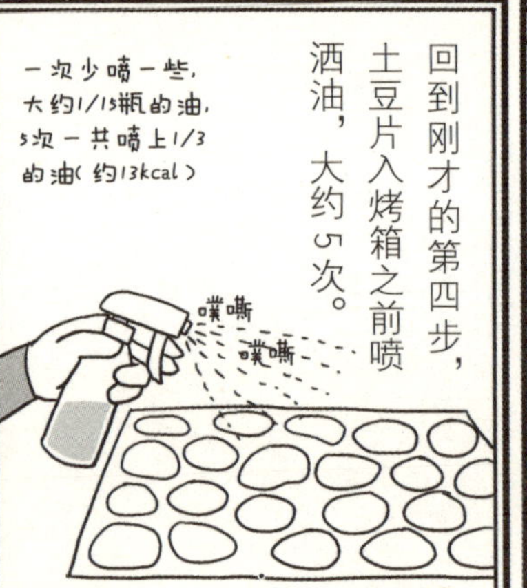
回到刚才的第四步，土豆片入烤箱之前喷洒油，大约5次。
一次少喷一些，大约1/15瓶的油，5次一共喷上1/3的油（约13kcal）
噗嘶
噗嘶

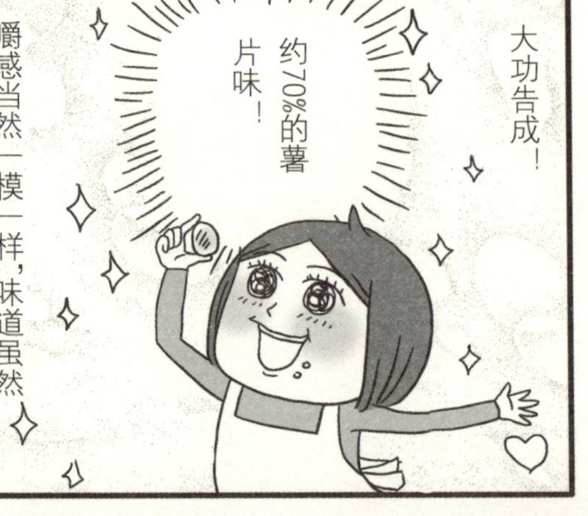
大功告成！
约70%的薯片味！
嚼感当然一模一样，味道虽然稍逊一些，但是已经很接近了！（久绘调查报告）

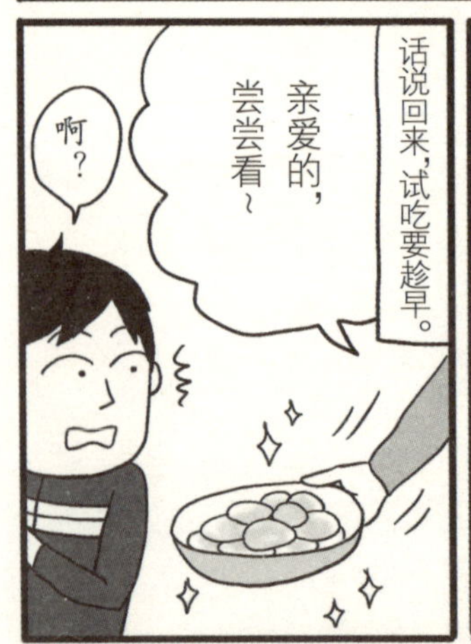
话说回来，试吃要趁早。
亲爱的，尝尝看~
啊？

这是啥？你确定可以吃吗？
可以可以啦，非油炸的所以没有问题！
!?

啊~虽然不是百分之百的像，但是，不错！
哈哈哈哈哈
彻君也很满足的样子。
好吃好吃！

不一会儿就吃得干干净净。
再来一碗！
居然也出现了这种超罕见的场景！
好……好难得

受到彻君表扬的薯片！
1 咸味
（不知道为什么，就是好吃！）
盐+紫菜，混合的鲜咸味 2
3 橄榄油+盐，意大利风味（虽然没去过）

受到表扬，心情大好的我……
我做的薯片和×奇的薯片，哪个更好吃呀？
居然很无脑地妄想胜过×奇的薯片……

啊？×奇——
瞬间回答。

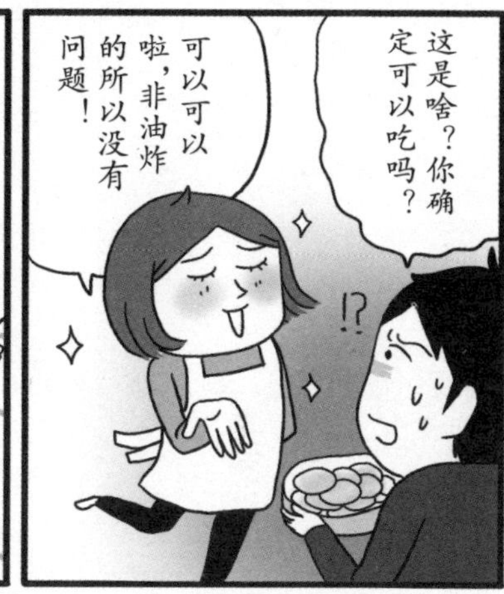

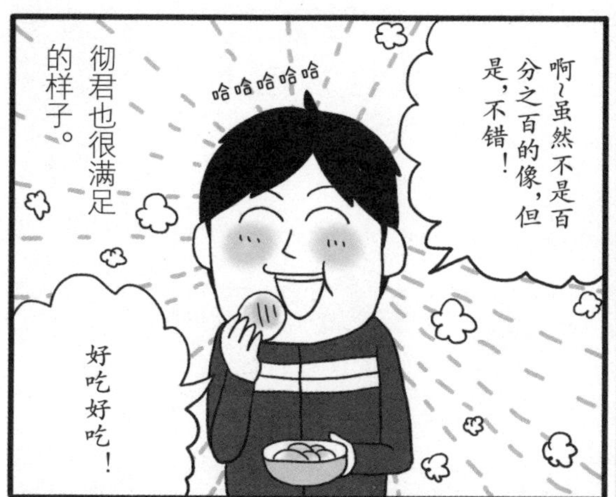

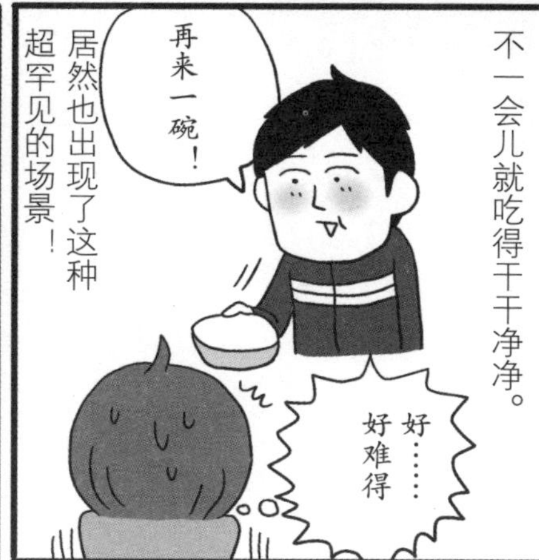

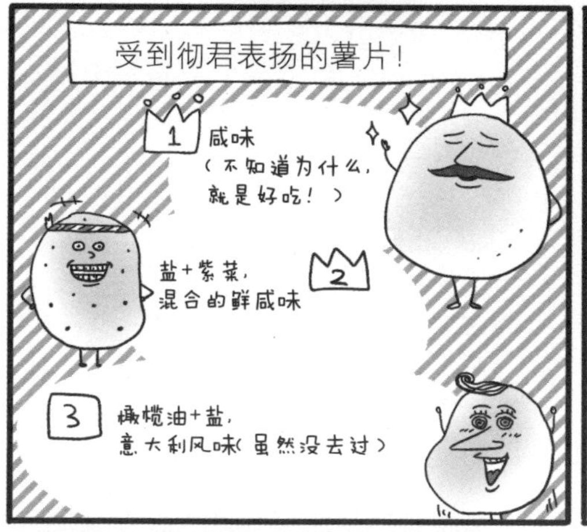

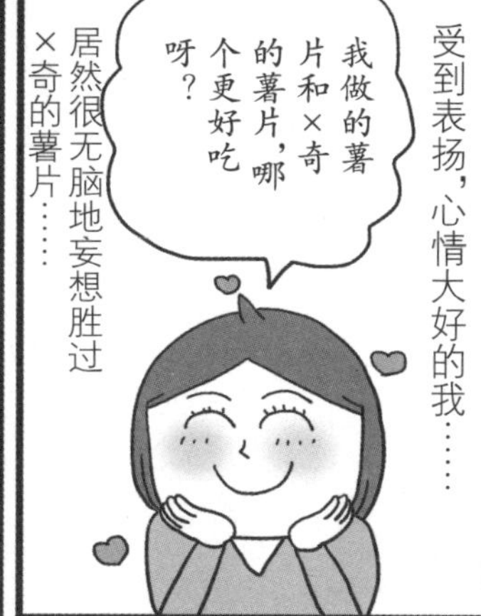

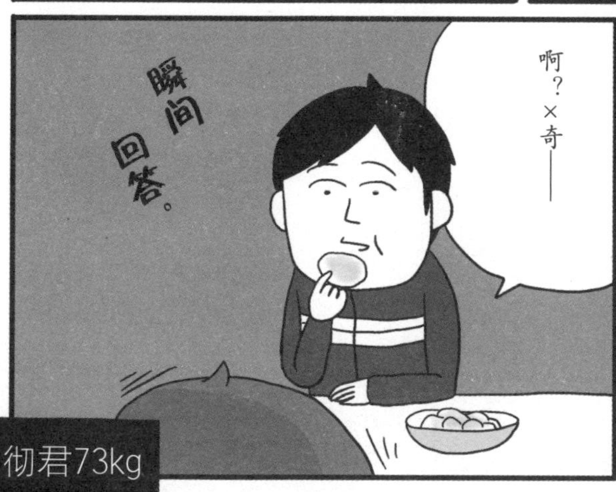

彻君73kg

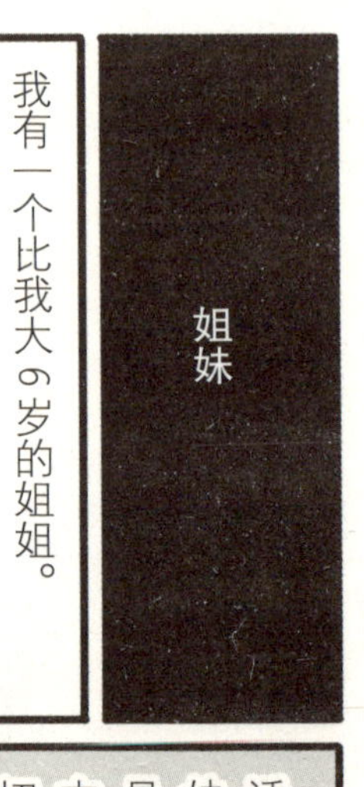
姐妹

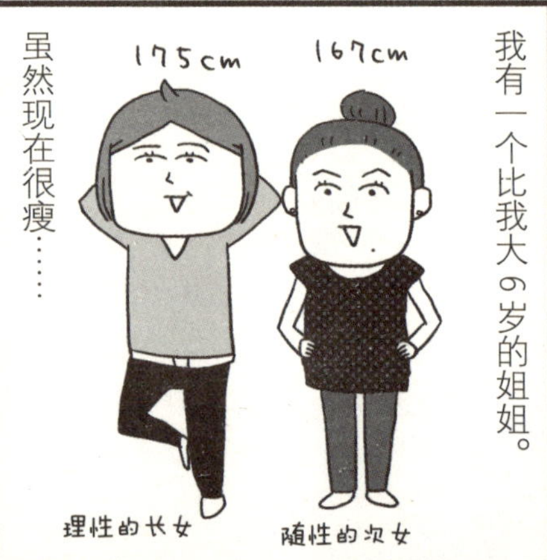
我有一个比我大6岁的姐姐。
167cm
随性的次女
175cm
理性的长女
虽然现在很瘦……

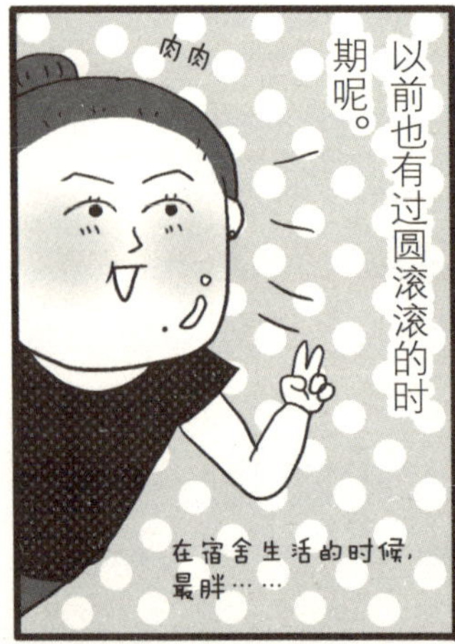
以前也有过圆滚滚的时期呢。
肉肉
在宿舍生活的时候，最胖……

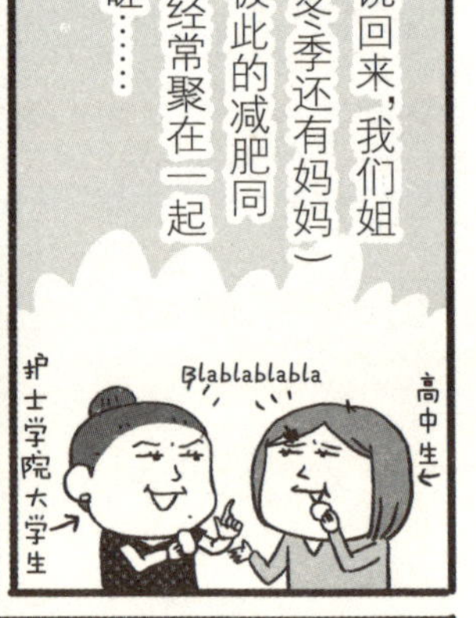
话说回来，我们姐妹（冬季还有妈妈）是彼此的减肥同志，经常聚在一起切磋……
高中生
Blablablabla
护士学院大学生

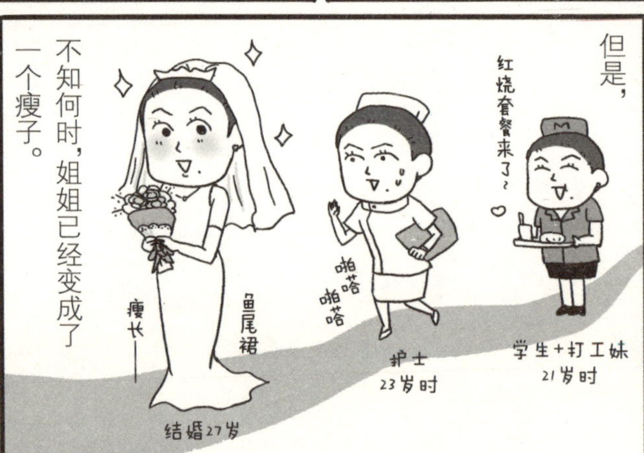
但是，
红烧套餐来了~
学生+打工妹
21岁时
啪嗒
啪嗒
护士
23岁时
鱼尾裙
瘦长——
结婚27岁
不知何时，姐姐已经变成了一个瘦子。

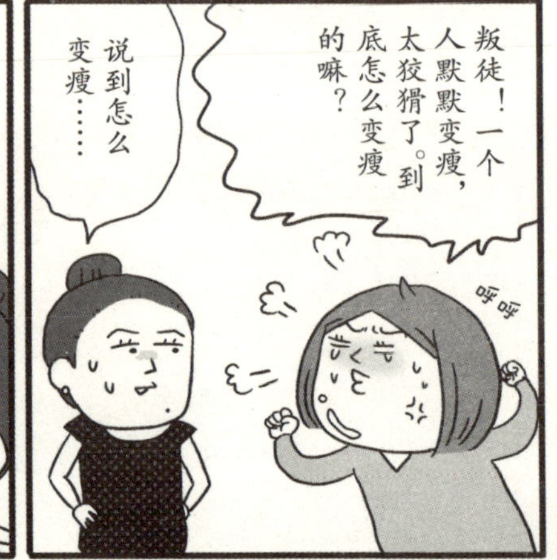
叛徒！一个人默默变瘦，太狡猾了。到底怎么变瘦的嘛？
呼呼
说到怎么变瘦……

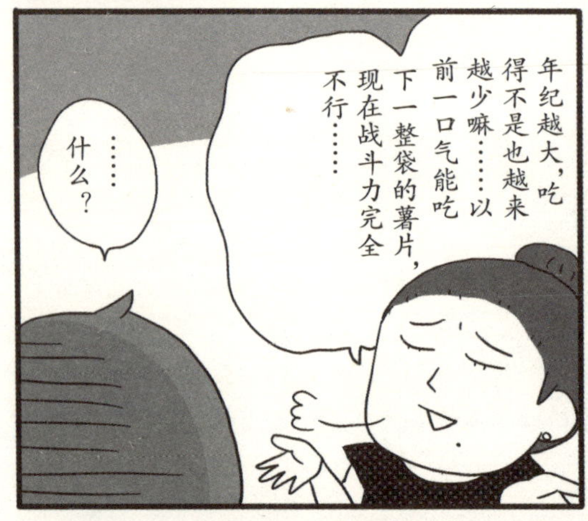
年纪越大，吃得不是也越来越少嘛……以前一口气能吃下一整袋的薯片，现在战斗力完全不行……
……什么？

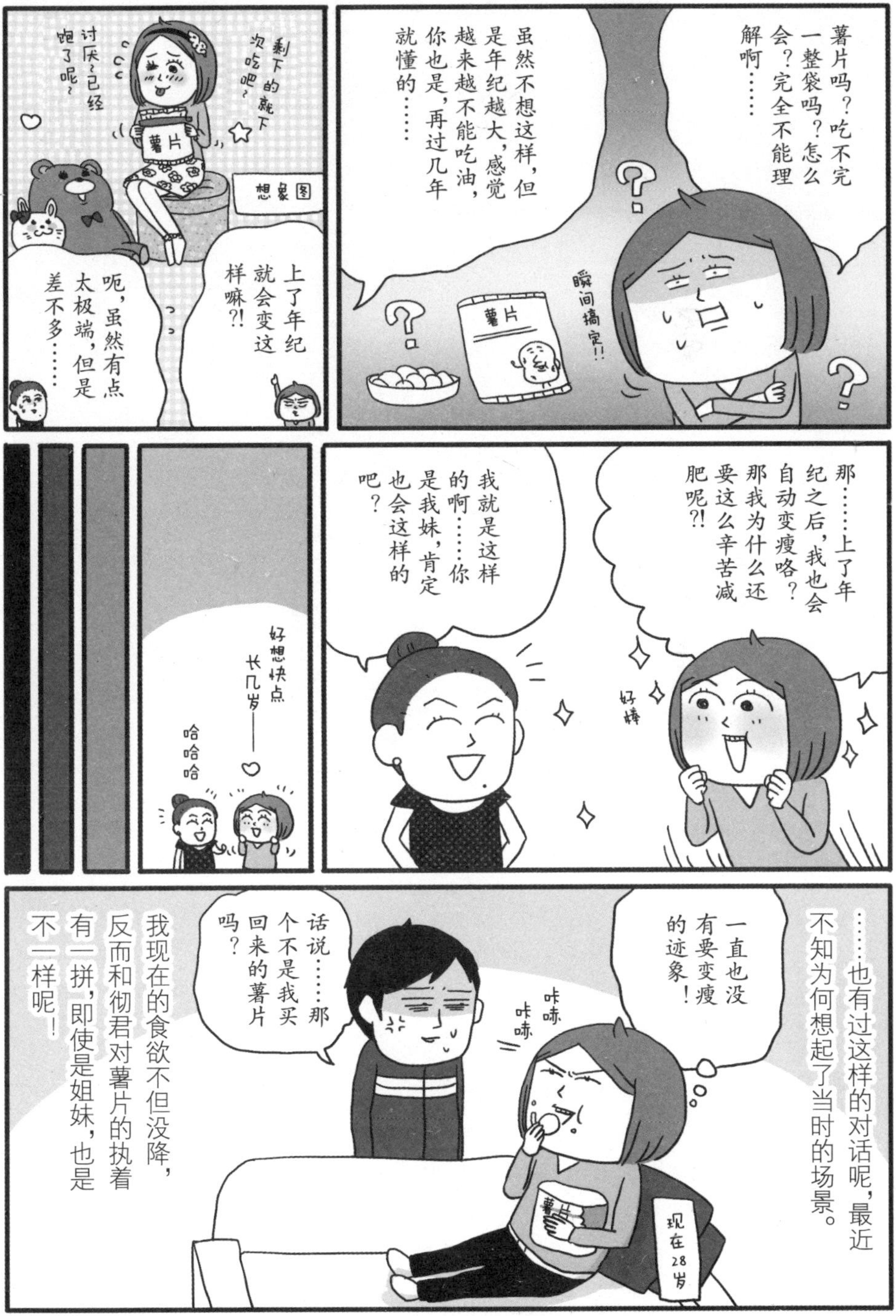

薯片吗？吃不完一整袋吗？怎么会？完全不能理解啊……
虽然不想这样，但是年纪越大，感觉越来越不能吃油，你也是，再过几年就懂的……
瞬间搞定!!
薯片
剩下的就下次吃吧~
讨厌~已经饱了呢~
薯片
想象图
上了年纪就会变这样嘛?!
呃，虽然有点太极端，但是差不多……
那……上了年纪之后，我也会自动变瘦咯？那我为什么还要这么辛苦减肥呢?!
我就是这样的啊……你是我妹，肯定也会这样的吧？
好棒
好想快点长几岁——
哈哈哈
……也有过这样的对话呢，最近不知为何想起了当时的场景。
一直也没有要变瘦的迹象！
话说……那个不是我买回来的薯片吗？
咔哧咔哧
我现在的食欲不但没降，反而和彻君对薯片的执着有一拼，即使是姐妹，也是不一样呢！
薯片
现在28岁

简单易做的下午茶菜谱

从意大利远渡而来~

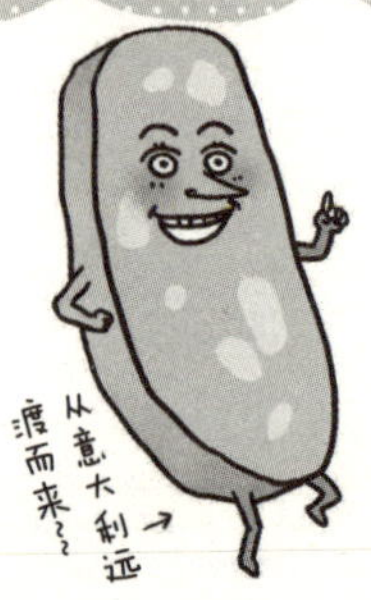

饱腹感超强！

杏仁饼干

虽然稍微有点麻烦（加热2次），但是制作方法真的极其简单，请一定要尝试哦！

材料

低筋面粉　60g
全麦粉　60g
泡打粉　1/2小勺
白糖　45g
鸡蛋　1个
橄榄油　1大勺
杏仁　50g
高筋面粉　适量

准备

❶ 烤箱预热到150度，加入杏仁，加热15分钟，微熟之后，切成颗粒。

❷ 加热烤箱到180度。

制作方法

❶ 将低筋面粉、全麦粉、泡打粉放入碗中，搅拌。

❷ 加入白糖、鸡蛋、橄榄油和杏仁。

要注意，会变得黏黏的~！
慢……慢点

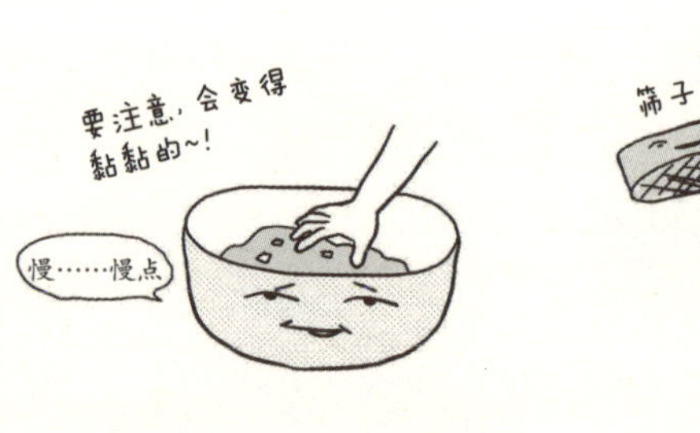

实用工具

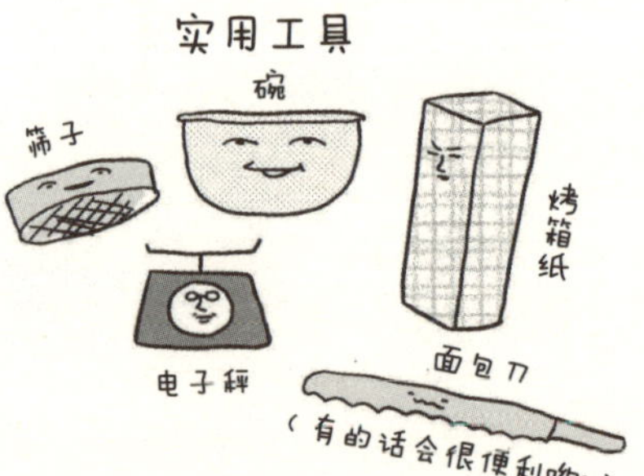

❸ 全体搅拌均匀之后，揉成一个小团。

❹ 烤箱板上铺上烤箱纸。将面团切成10*20cm的长方形小块，放在烤板中央。

不要太厚，
还要平整！
第一次·180度烤20分钟

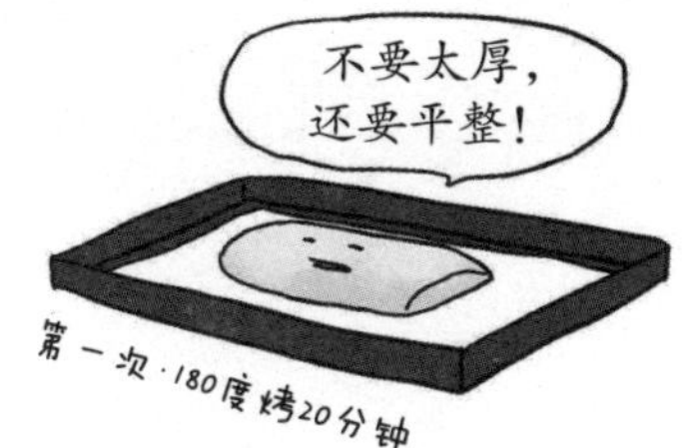

❺ 整个烤板和面团，均匀撒上高筋面粉。放入烤箱，加热20分钟。

❻ 烤熟后取出。

❼ 热度降低（可用手指触摸的程度）后，用面包刀横向切1~1.5cm薄厚的切片。

普通的刀也可以切，但是面包刀的效果更赞哦！

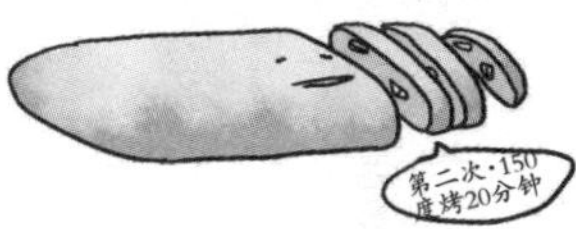

❽ 切口朝上，放入烤箱，150度烤20分钟。

香喷喷，出炉啦~！
吃起来实在是……太硬了，吃1个要花一天的时间啊……
可以泡在咖啡或者牛奶里，一起吃哦（有点像奥利奥）。

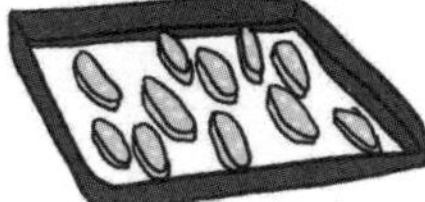

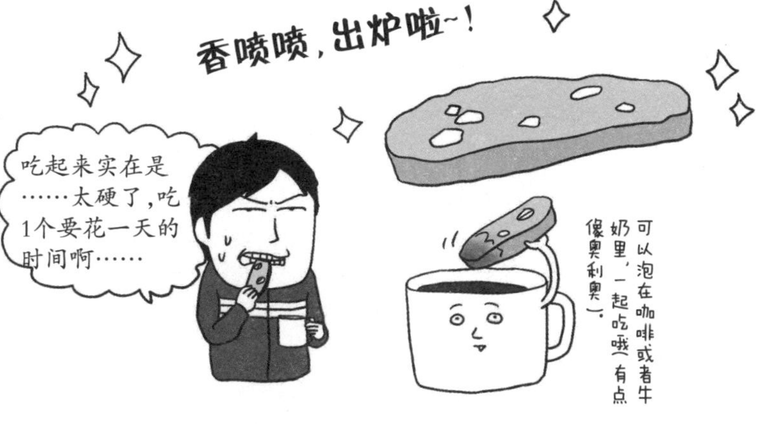

干果饼干

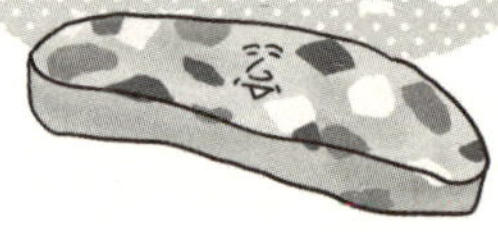

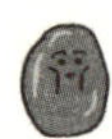 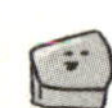 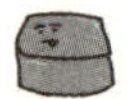 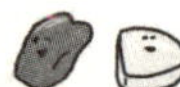

混合各种干果的饼干来啦。不含油，更健康~

材料

低筋面粉 100g
泡打粉 1小勺
鸡蛋 1个
白糖 70g
干果 1袋

制作方法

1. 将低筋面粉和泡打粉放入碗里，搅拌均匀。
2. 另一个碗中，放入鸡蛋和白糖，用打泡机打出细细的泡沫。加入1中的混合物，搅拌均匀。
3. 烤箱板上铺上烤箱纸。将2中混合物揉成长8cm、厚1cm的面团。
4. 烤箱预热180度。之后将3放入烤箱，烤20分钟。
5. 取出之后，切成宽一条条1cm左右的小条，切面向上，再次放入烤箱，烤10分钟，翻面再烤10分钟。

放入密封容器，能保存更长时间。

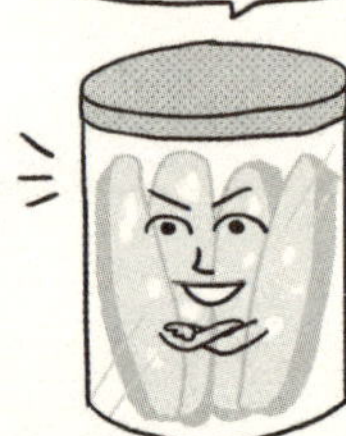

红茶香飘飘
全麦豆瓣饼干

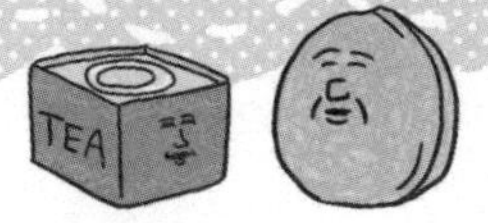

红茶淡雅飘香&水果自然清甜&豆腐
不含油，更健康~

材料

A
- 豆腐　100g
- 全麦粉　100g
- 红茶叶（茶包）　10g
- 泡打粉　1小勺
- 细砂糖　30~50g（根据喜好加减）
- 盐　一点点
- 自己喜欢的肉桂粉　适量

- 鸡蛋　1个
- 豆奶　1大勺
- 粉皮　25~30g
- 干果（葡萄干、无花果等）　40g~50g

制作方法

1. 将A均匀搅拌，加入鸡蛋和豆奶。
2. 粉皮粗粗地切成小片，加入干果，混合搅拌。
3. 烤箱板铺上烤箱纸，放上2中混合物，揉成一个25cm*10cm的小圆团。手沾湿再做会更容易。
4. 烤箱预热至170度。后将3放入烤箱，烤20~25分钟。
5. 取出切成1cm大小的小块，加入面粉。
6. 放入160度烤箱中，表10分、里10分，共烤20分钟。待完全干燥之后，放在烤箱板上，冷却。

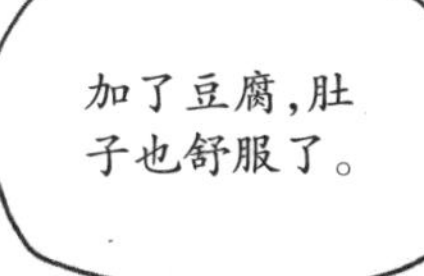

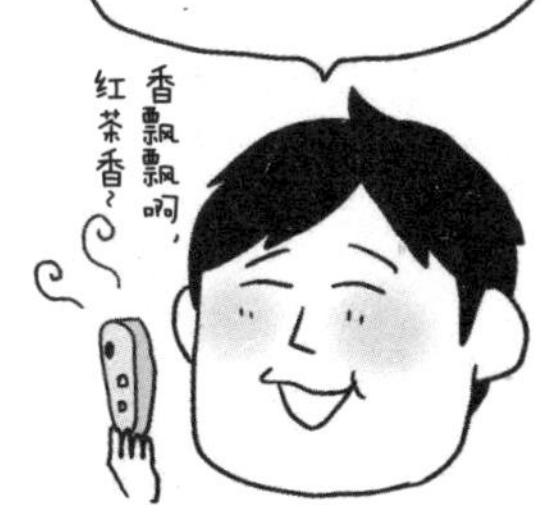

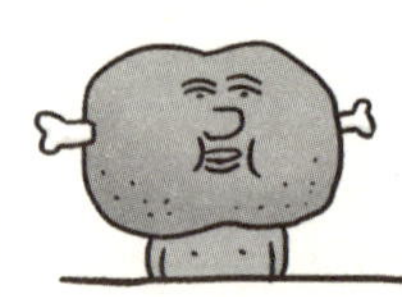

食物热量一览表

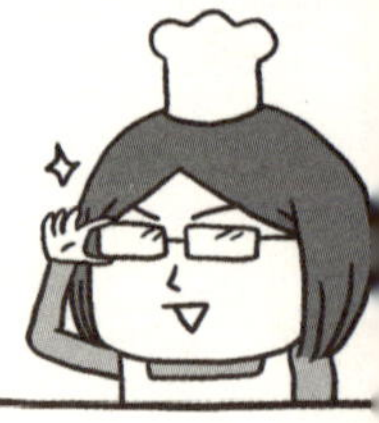

1.谷物类

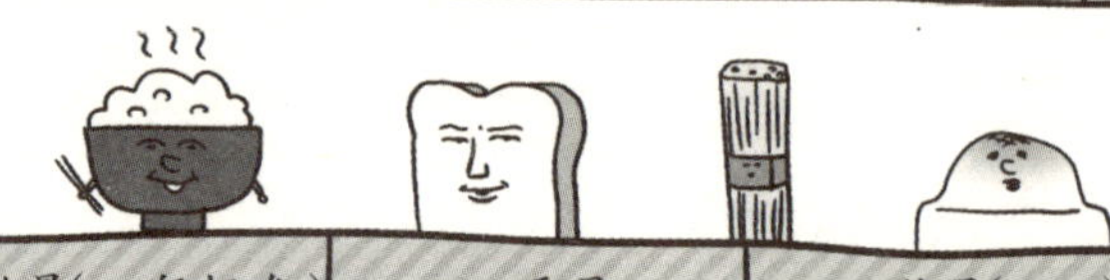

名称	数量(一般标准)	重量	热量(kcal)
玄米饭	1碗	150g	248
白米饭	1碗	150g	252
饼	1个	50g	118
荞麦面(干)		100g	348
挂面(干)		100g	344
			356
意大利面		100g	378
中国面条	一捆	170g	253
面包	6片一包		158
卷饼	1个	30g	98
蛋糕粉		100g	368
面粉		100g	366

2.土豆·淀粉类

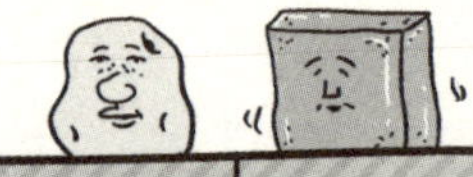

名称	数量(一般标准)	重量	热量(kcal)
土豆	中型1个	135g	103
芋头	中型1个	43g	25
红薯	中型1个	180g	238
魔芋	1个	200g	10
魔芋丝	1捆	200g	12
绿豆春雨	1人份	20g	69

3.豆类

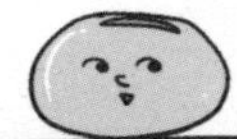
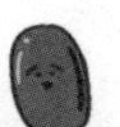
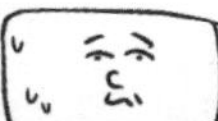

名称	数量(一般标准)	重量	热量(kcal)
红豆		100g	218
木棉豆腐	1块	300g	216
绢豆腐	1块	300g	168
炸豆腐	1块	30g	116
纳豆	1人份	30g	60
豆渣		100g	89
豆奶	1杯	210g	97

4.蘑菇类

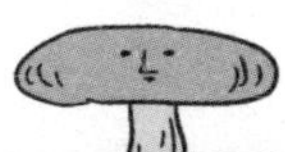
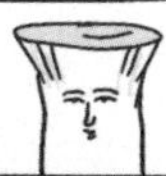

名称	数量(一般标准)	重量	热量(kcal)
金针菇	1包	85g	19
香菇	1个	8g	1
干香菇	1个	1.6g	3
松茸	1包	85g	15
滑子菇	1包	100g	15
杏鲍菇	1包	90g	22
灰树花	1包	90g	14

5.藻类

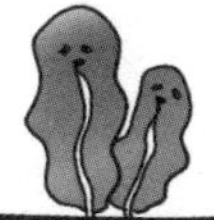
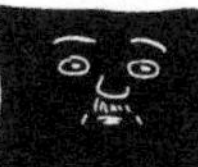
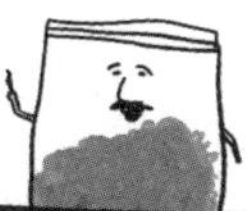

名称	数量(一般标准)	重量	热量(kcal)
青海苔	1小杯	2g	3
海苔	1片	3g	6
羊栖菜	1大杯	5g	7
切好的海带	1小杯	1g	1

6.蔬菜类

名字	数量	重量	卡路里(kcal)
芦笋	1个	16g	4
绿豆	1袋	10g	2
毛豆	1袋	1.5g	2
板栗		10g	10
藓	1个	7g	2
南瓜	1/4个	225g	205
卷心菜	1颗	85g	20
黄瓜	1个	98g	14
蒡	1个	180g	117
小松菜	1捆	255g	36
紫苏	2捆	2g	1
春菊	1捆	198g	198
姜	1片	8g	8
芹菜	1颗	65g	65
萝卜缨	1包	40g	8
萝卜	中1/2个	340g	61
竹笋	中1个	225g	68
洋葱	中1个	188g	70
娃娃菜	1颗	85g	8
西红柿	1个	194g	37
圣女果	1个	15g	4
番茄	1个	400g	80
茄子	1个	63g	14
韭菜	1捆	95g	20
胡萝卜	1个	180g	67
大葱	1颗	60g	17

名字	数量	重量	卡路里(kcal)
白菜	中1/4个	235g	33
青椒	1个	34g	7
西兰花	1个	100g	33
菠菜	1捆	270g	54
三叶	1捆	40g	8
豆芽	1袋	200g	74
生菜	1颗	196g	24
莲藕	1节	120g	79

7.水果类

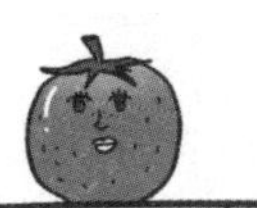
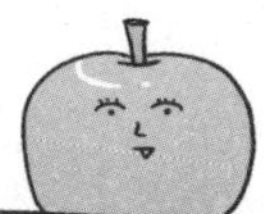
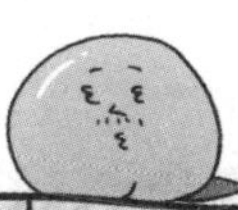
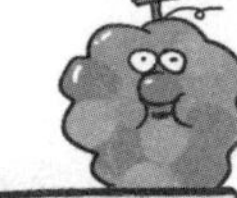

名字	数量	重量	卡路里(kcal)
草莓	1个	16g	5
橘子	1个	130g	60
柿子	1个	182g	109
猕猴桃	1个	85g	45
柚子	1个	210g	80
樱桃	1个	7g	4
西瓜	中1/4个	375g	139
梨	1个	170g	73
菠萝	1/4个	275g	140
香蕉	1个	90g	77
葡萄	1串	128g	76
哈密瓜	1/4个	158g	66
桃	1个	170g	68
苹果	1个	255g	138
柠檬	1个	30g	8

8.肉类

名字	数量	重量	卡路里(kcal)
牛里脊		100g	240
牛		100g	140
牛		100g	133
烤牛肉		100g	224
猪颈肉		100g	225
猪里脊		100g	263
猪五花		100g	386
猪腿(瘦肉)		100g	128
猪腓肋		100g	115
烤猪肉		100g	221
肥肠		100g	179
鸡胸(带皮)		250g	478
鸡胸(不带皮)		200g	216
鸡腿(带皮)		280g	560
鸡腿(不带皮)		230g	267
鸡翅		100g	211
白煮鸡肉		38g	40
烤鸡肉		100g	166
羊里脊		100g	236
山头里脊		100g	227
烤火腿		20g	39
香肠		10g	32
培根		20g	81

9.调料、其他

名字	数量	重量	卡路里(kcal)
色拉油	1大杯	12g	111
芝麻油	1大杯	12g	111
橄榄油	1大杯	12g	111
黄油	1大杯	12g	89
人造奶油	1大杯	12g	76
酱油	1大杯	18g	18
盐	1小杯	6g	6
醋	1大杯	15g	15
番茄酱	1大杯	15g	15
蛋黄酱	1大杯	12g	80
豆瓣酱	1大杯	18g	39
味淋	1大杯	19g	43
酒	1大杯	19g	20
炒过之芝麻	1大杯	9g	54
辣酱油	1大杯	18g	21
辣椒油	1小杯	5g	46
鸡蛋	1个	51g	77
牛奶	1杯	210g	141
低脂肪牛奶	1杯	210g	97
优格(糖)		100g	62
切片奶酪	1片	18g	61

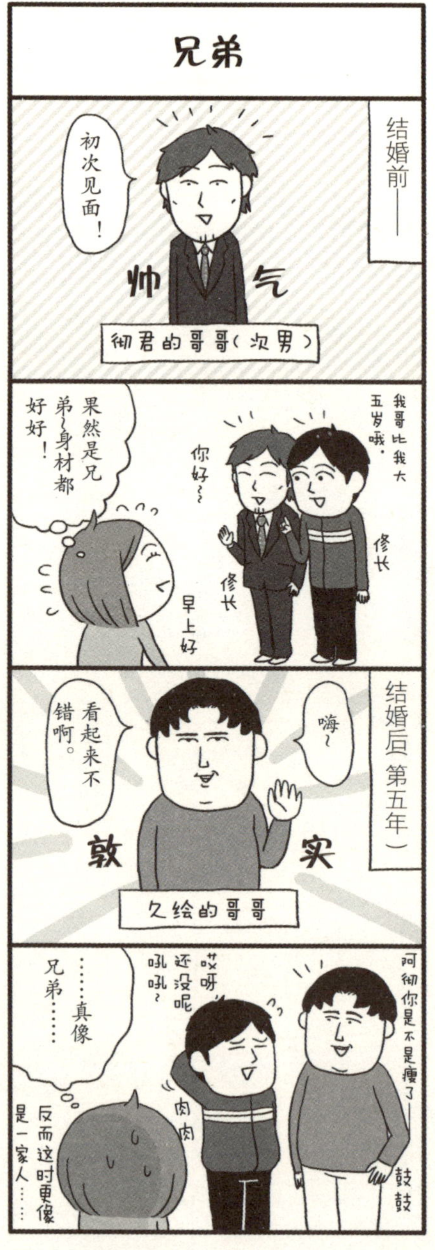
兄弟
结婚前——
初次见面！
帅气
御君的哥哥（次男）
我哥比我大五岁哦。
修长
你好~
修长
早上好
果然是兄弟~身材都好好！
结婚后（第五年）
嗨~
敦实
看起来不错啊。
久绘的哥哥
阿御你是不是瘦了——
鼓鼓
哎呀还没呢吼吼~
肉肉
……真像兄弟……
反而这时更像是一家人……

第3章

运动才能瘦

兴趣是游戏和漫画、看体育比赛(真的只是看看而已)。

超宅的彻君,到底能不能找到合适的运动呢……

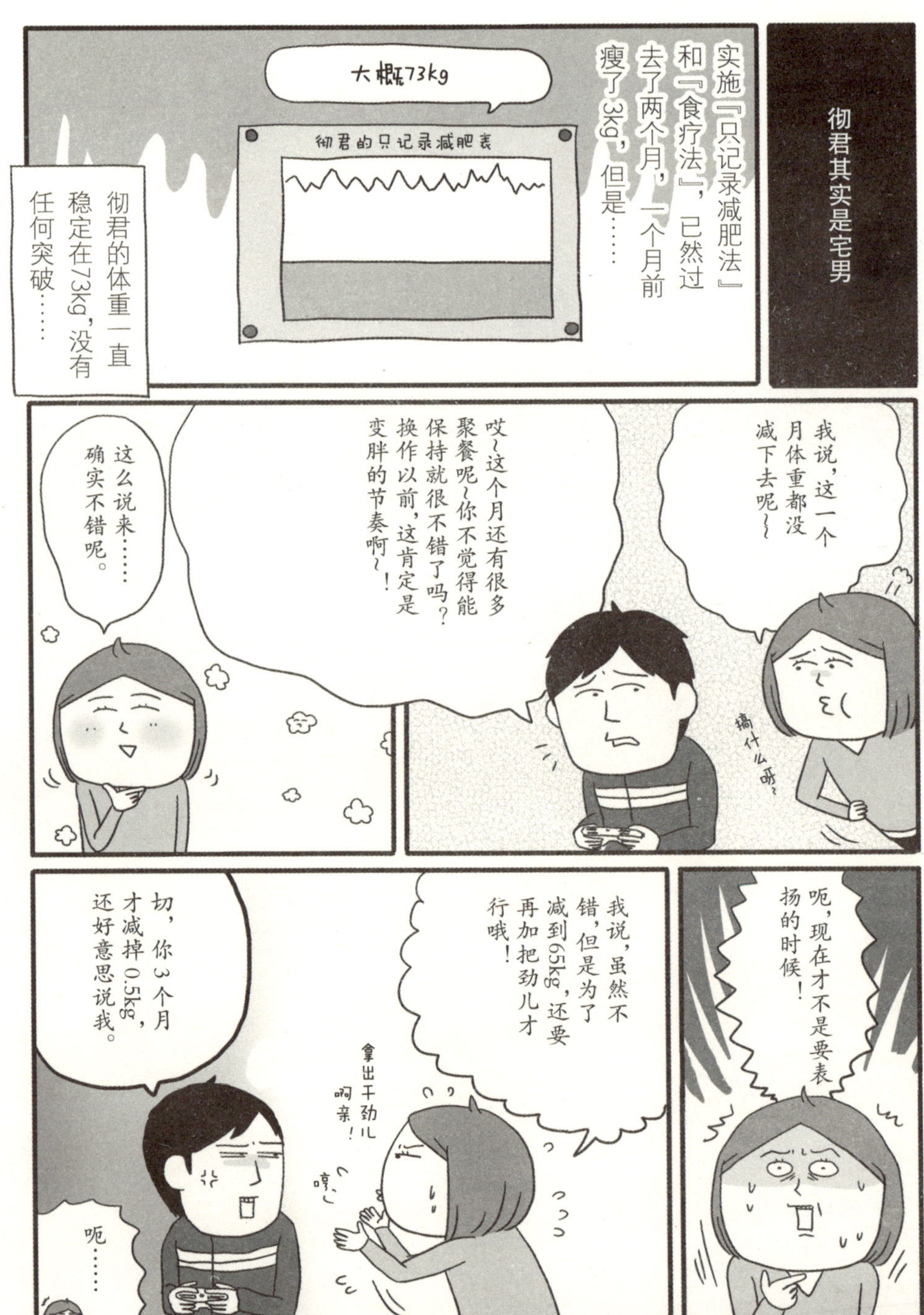

彻君其实是宅男
实施『只记录减肥法』和『食疗法』，已然过去了两个月，一个月前瘦了3kg，但是……
大概73kg
彻君的只记录减肥表
彻君的体重一直稳定在73kg，没有任何突破……
我说，这一个月体重都没减下去呢~~
搞什么呀~
哎~这个月还有很多聚餐呢~你不觉得能保持就很不错了吗？换作以前，这肯定是变胖的节奏啊~！
这么说来……确实不错呢。
呃，现在才不是要表扬的时候！
我说，虽然不错，但是为了减到65kg，还要再加把劲儿才行哦！
拿出干劲儿啊亲！
哼
切，你3个月才减掉0.5kg，还好意思说我。
呃……

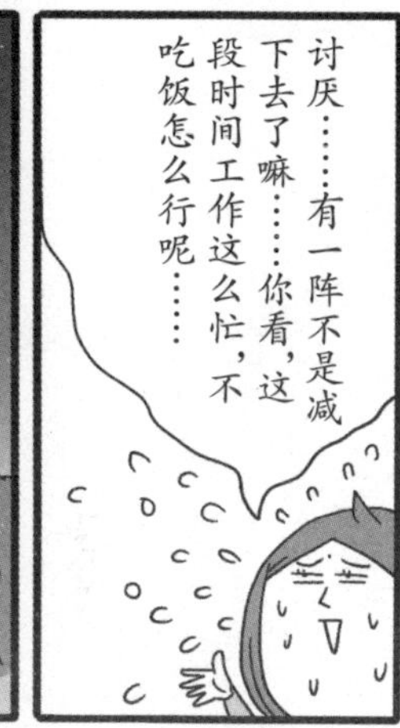
讨厌……有一阵不是减下去了嘛……你看，这段时间工作这么忙，不吃饭怎么行呢……

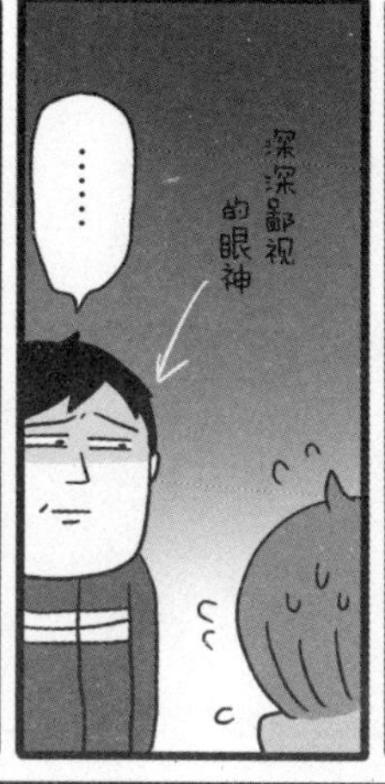
深深鄙视的眼神
……

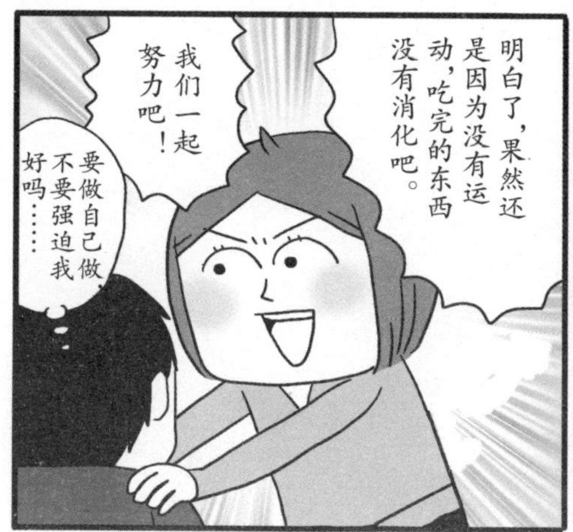
明白了，果然还是因为没有运动，吃完的东西没有消化吧。
我们一起努力吧！
要做自己做，不要强迫我好吗……

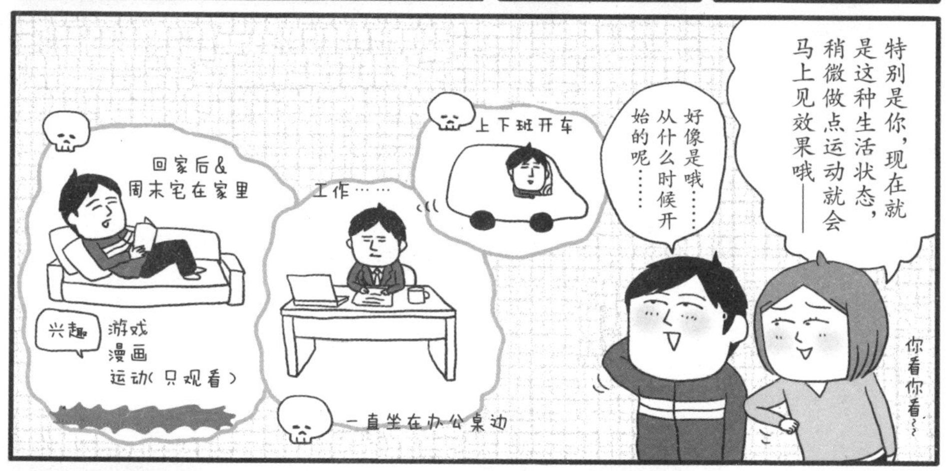
特别是你，现在就是这种生活状态，稍微做点运动就会马上见效果哦——
好像是哦……从什么时候开始的呢……
你看你看~
上下班开车
工作……
一直坐在办公桌边
回家后&周末宅在家里
兴趣
游戏
漫画
运动（只观看）

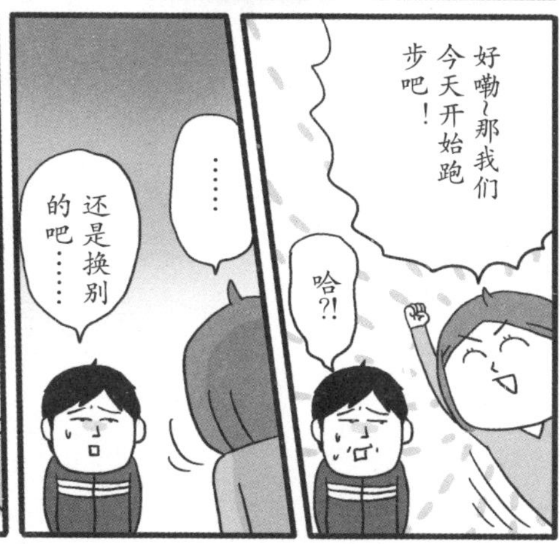
好嘞~那我们今天开始跑步吧！
哈?!
……
还是换别的吧……

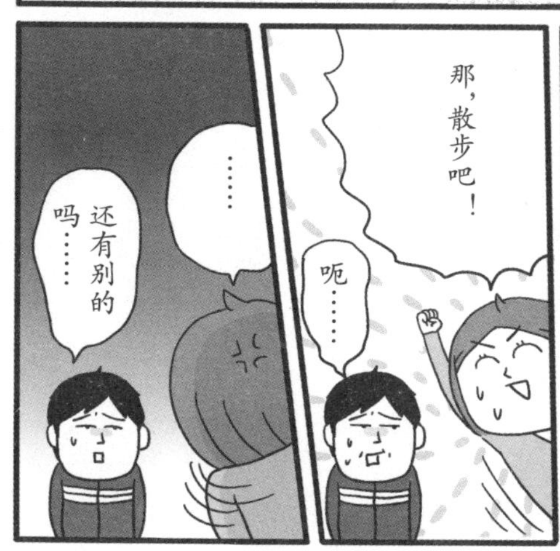
那，散步吧！
呃……
……
还有别的吗……

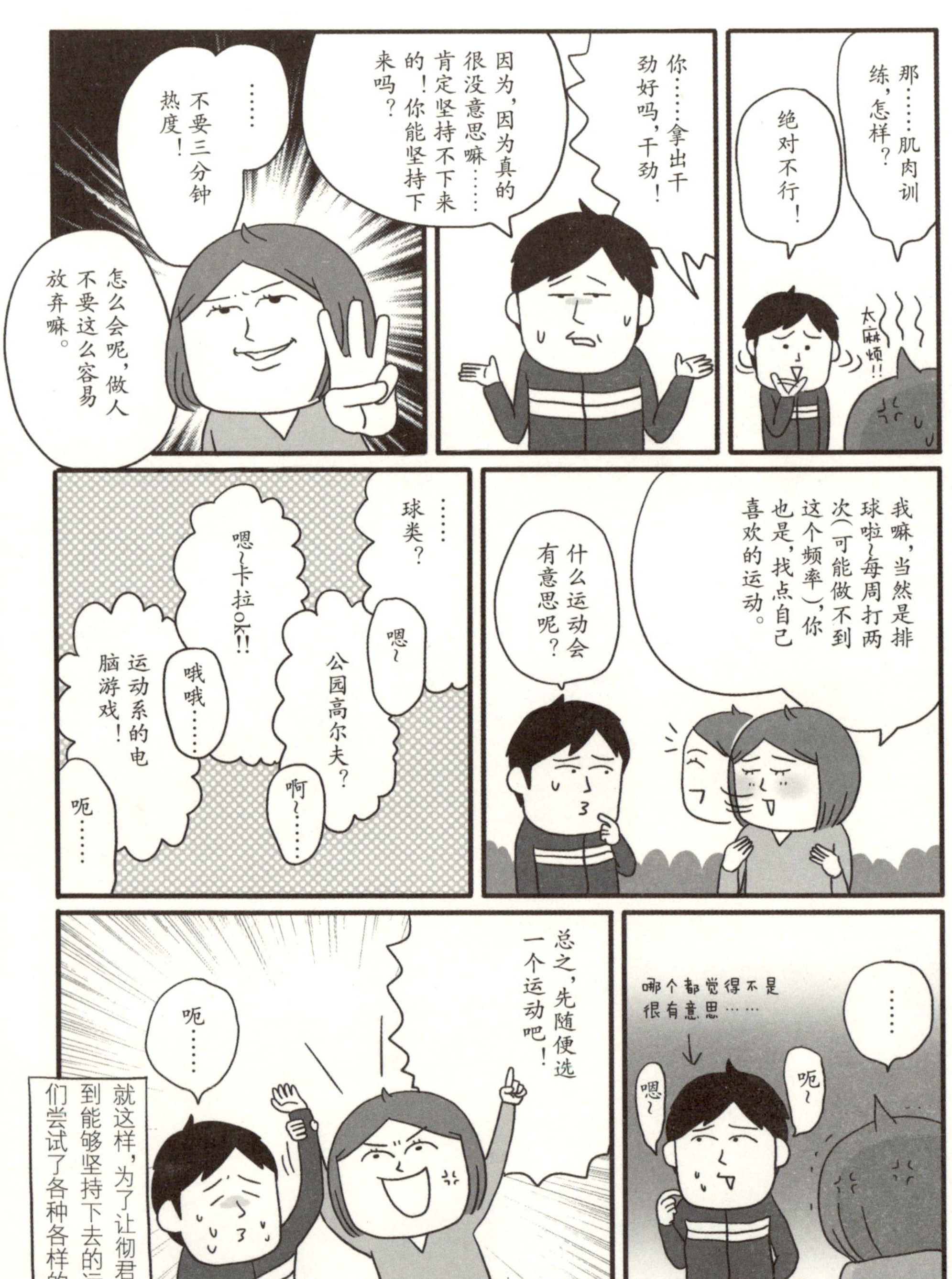
那……肌肉训练，怎样？
绝对不行！
太麻烦!!
你……拿出干劲好吗，干劲！
因为，因为真的很没意思嘛……肯定坚持不下来的！你能坚持下来吗？
……不要三分钟热度！
怎么会呢，做人不要这么容易放弃嘛。
我嘛，当然是排球啦~每周打两次（可能做不到这个频率），你也是，找点自己喜欢的运动。
什么运动会有意思呢？
……球类？
嗯~
公园高尔夫？
啊~……
嗯~卡拉OK!!
哦哦……
运动系的电脑游戏！
呃……
……
呃~
嗯~
哪个都觉得不是很有意思……
总之，先随便选一个运动吧！
呃……
就这样，为了让彻君早日找到能够坚持下去的运动，我们尝试了各种各样的项目。

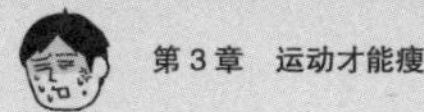

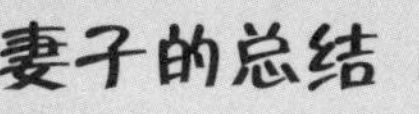

妻子的总结

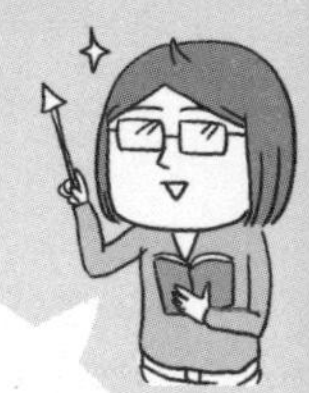

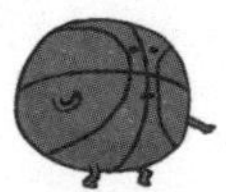

彻君的运动　久绘的运动

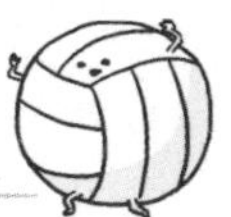

我开始了排球运动。每周练习两次，因为每年都有比赛，所以每次都非常认真地练习传球。懒散的我，居然坚持了6年排球。如果说为什么……那是因为喜欢排球！每次玩儿都会觉得超级开心！想要一直一直坚持打下去，直到年老体衰打不动为止……

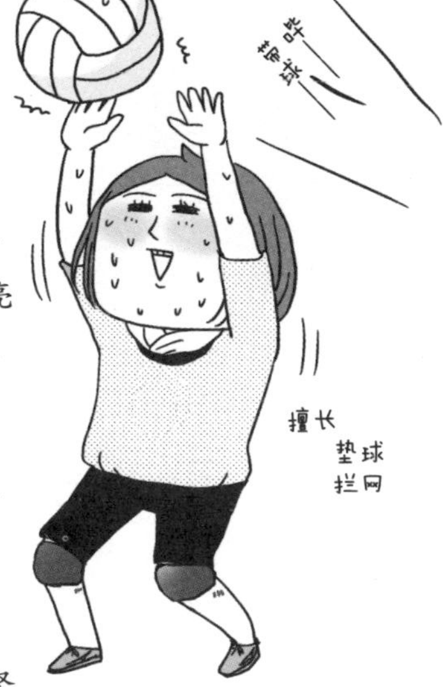

话说，彻君……却什么都不做！！有段时间，彻君说要尝试骑单车，就买回了超漂亮的自行车回来（外形控），结果骑了不到一个月就放弃了。跑步也是，买了专门的跑步鞋，结果只跑了四五次就不跑了。肌肉训练也没有坚持下去。

……

这样的彻君，能找到一个喜爱的、能够坚持下去的运动吗？

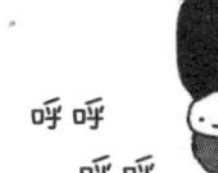

挑战① 卡拉OK

接下来的周末。
那么，我们来做点什么吧。

哈？做什么？
敷衍
感觉到强大的『不想做运动』的气场……

之前想到的羽毛球、卡拉OK、公园高尔夫这些运动，还是先从简单的开始吧。嗯，就这样……

我们去唱卡拉OK吧。彻君也爱KTV吧~
KTV？我是很喜欢啊，但是这也算运动吗？

哼哼哼……你说的那是以前的KTV哦……
男性A君（100kg）
最爱吃东西的A君……
居然瘦了4kg！

之后，A君坚持去KTV唱歌……
空气吉他
蹦来蹦去
热唱
啊啊啊啊啊

每周去了3次，结果一年瘦了28kg诶!!厉害吧?!
真的？好厉害，我也想这样瘦下来！
点头点头
就这样，我成功地燃起了彻君的斗志，好难得！

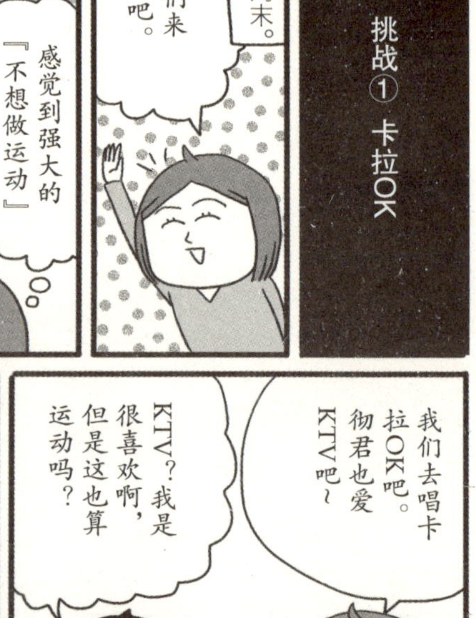

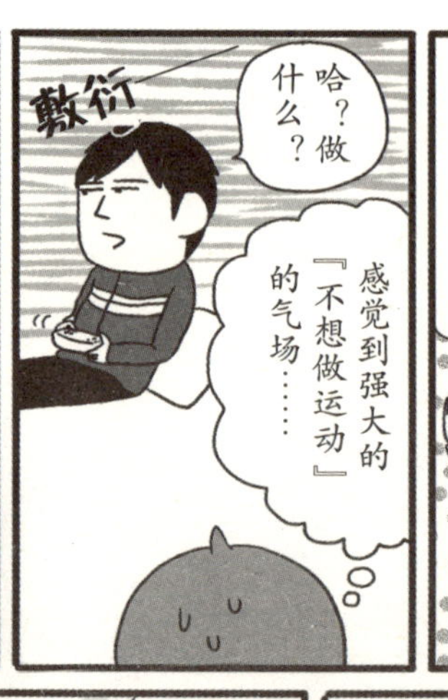

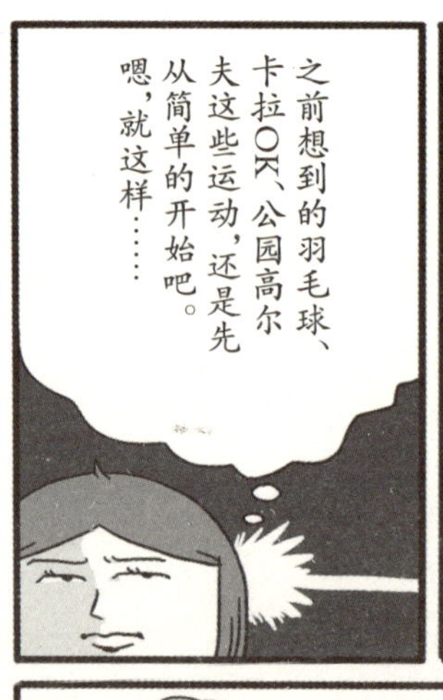

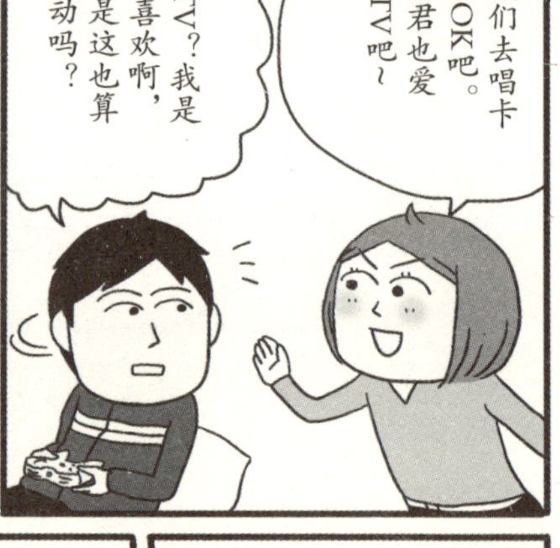

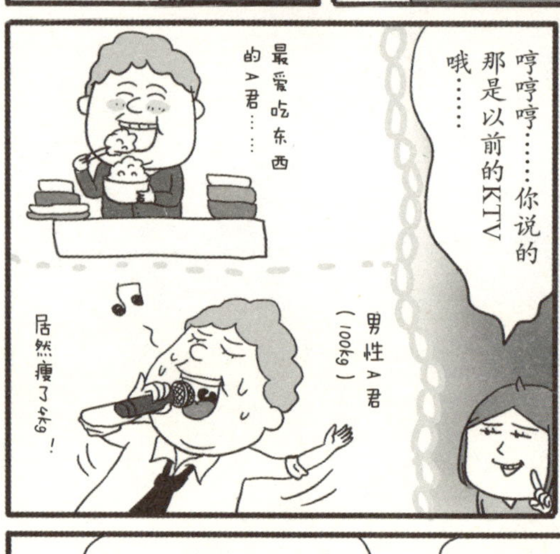

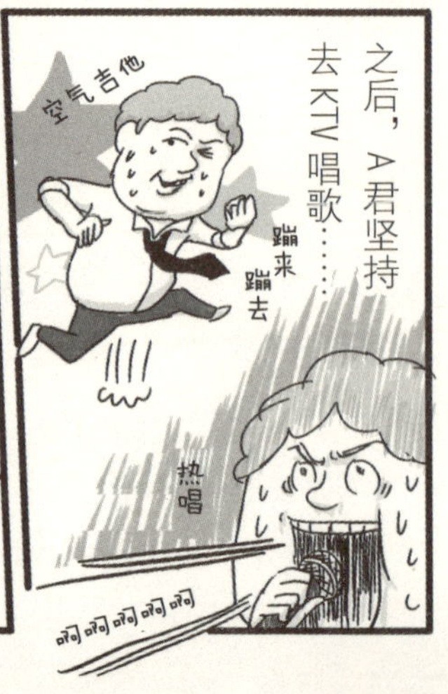

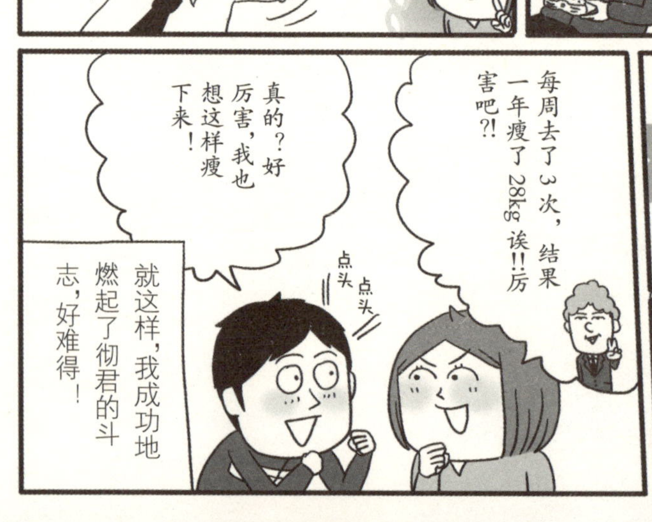

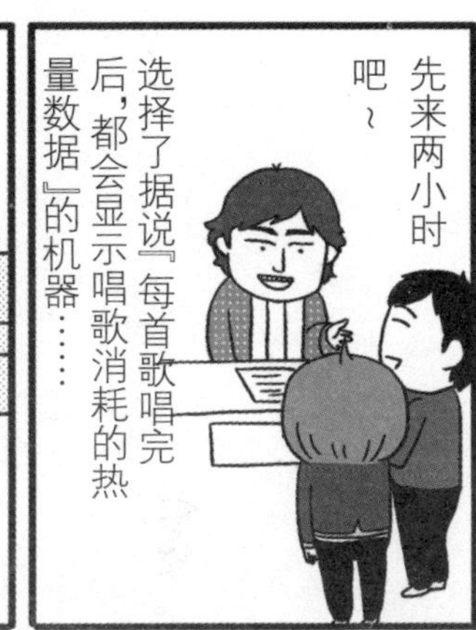
先来两小时吧～
选择了据说『每首歌唱完后，都会显示唱歌消耗的热量数据』的机器……

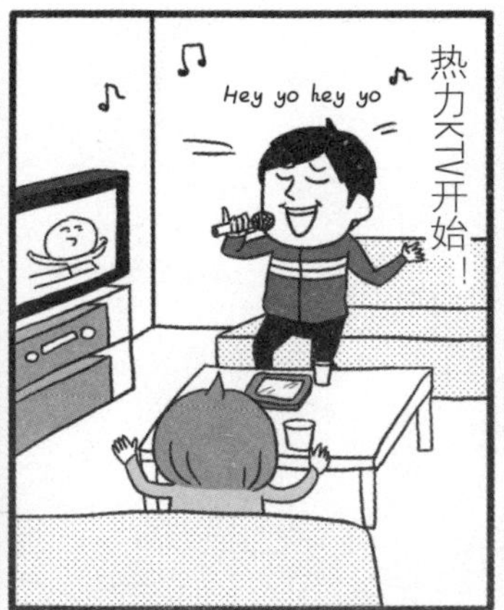
热力KTV开始！
Hey yo hey yo

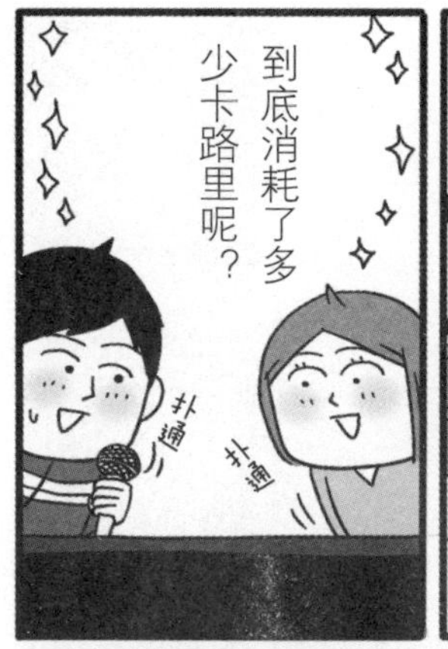
到底消耗了多少卡路里呢？
扑通
扑通

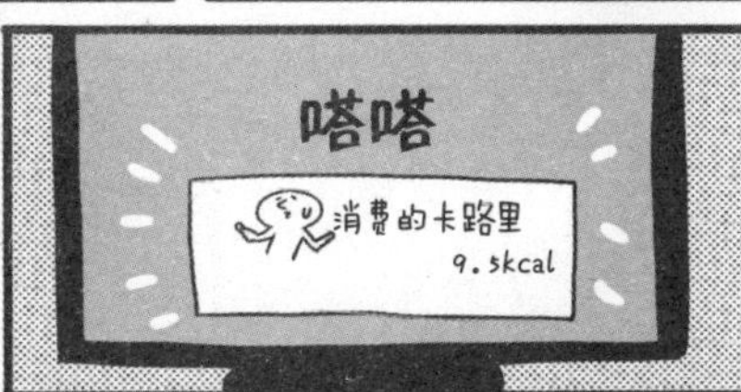
嗒嗒
消费的卡路里
9.5kcal

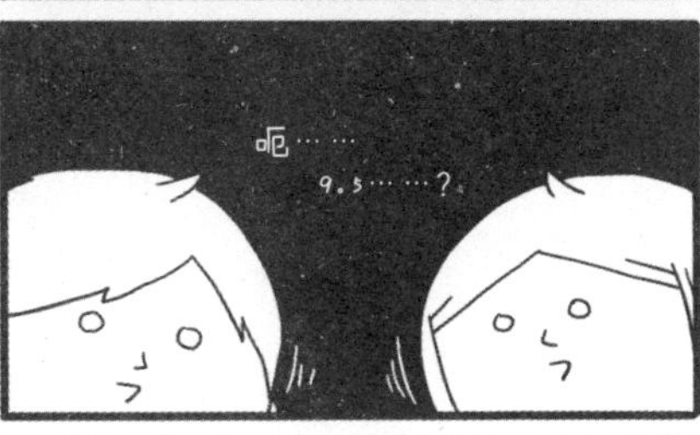
呃……
9.5……？

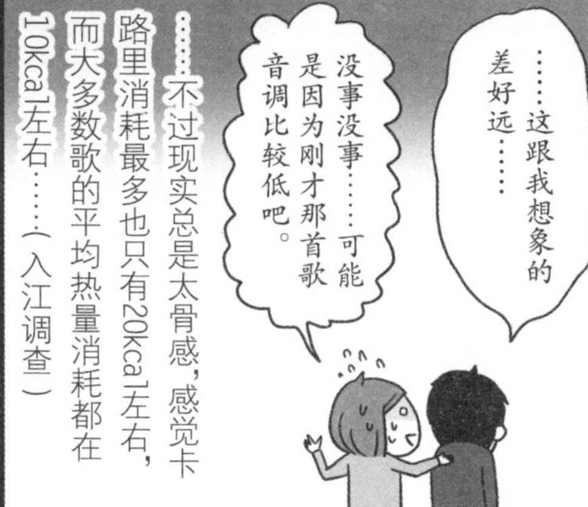
……这跟我想象的差好远……
没事没事……可能是因为刚才那首歌音调比较低吧。
……不过现实总是太骨感，感觉卡路里消耗最多也只有20kcal左右，而大多数歌的平均热量消耗都在10kcal左右……（入江调查）

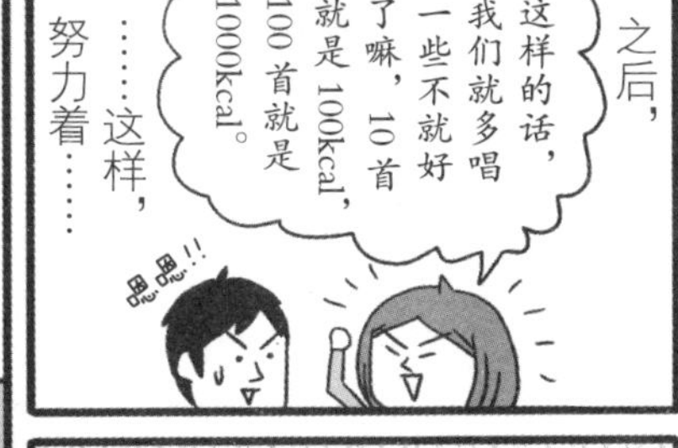
之后，
这样的话，我们就多唱一些不就好了嘛，10首就是100kcal，100首就是1000kcal。
……这样，努力着……
嗯嗯!!

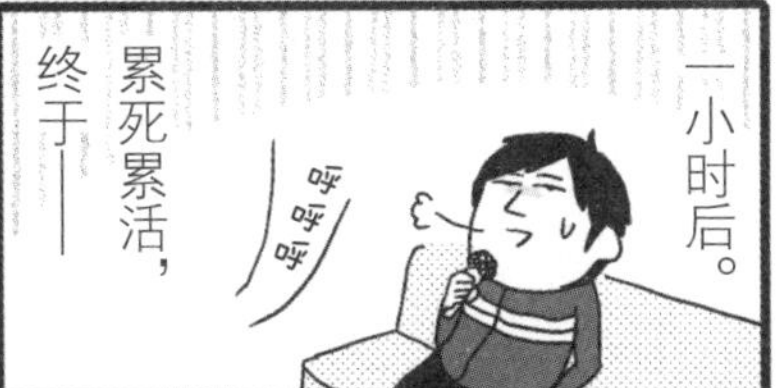
二小时后。
累死累活，终于——
呼呼呼

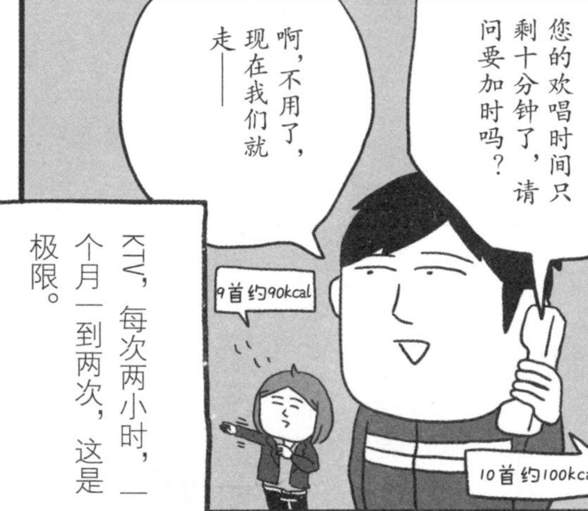
您的欢唱时间只剩十分钟了，请问要加时吗？
啊，不用了，现在我们就走——
9首约90kcal
10首约100kcal
KTV，每次两小时，一个月一到两次，这是极限。

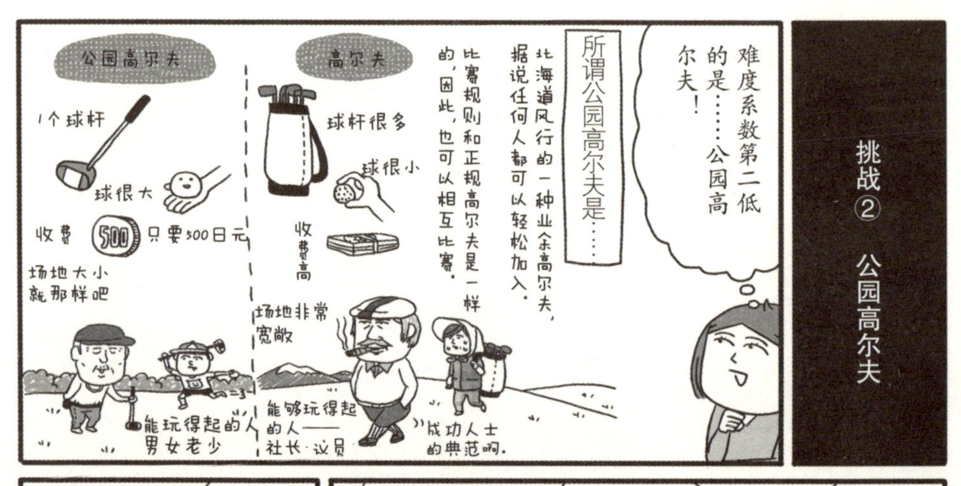
挑战② 公园高尔夫
难度系数第二低的是……公园高尔夫！
所谓公园高尔夫是……
北海道风行的一种业余高尔夫，据说任何人都可以轻松加入。比赛规则和正规高尔夫是一样的，因此，也可以相互比赛。
高尔夫
球杆很多
球很小
收费高
场地非常宽敞
能够玩得起的人——社长·议员
成功人士的典范啊。
公园高尔夫
1个球杆
球很大
收费 500 只要500日元
场地大小就那样吧
能玩得起的人男女老少

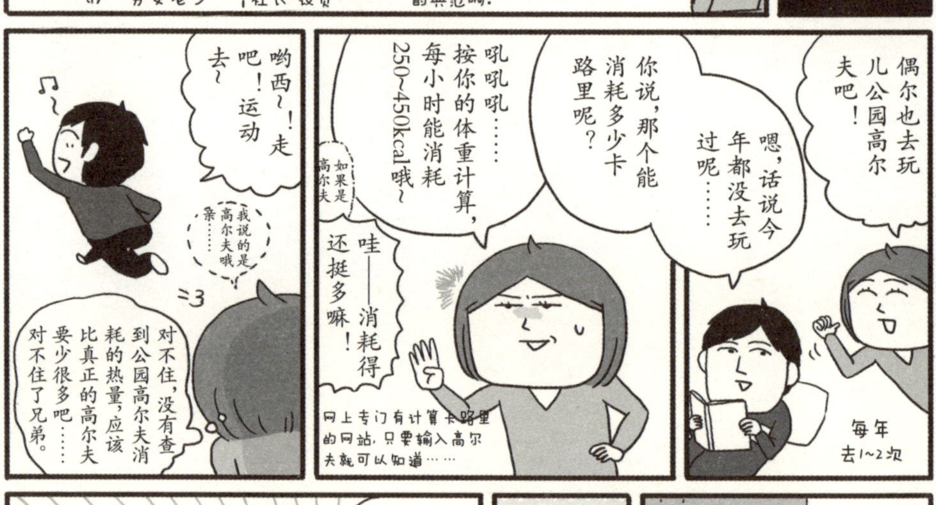
偶尔也去玩儿公园高尔夫吧！
嗯，话说今年都没去玩过呢……
每年去1~2次
你说，那个能消耗多少卡路里呢？
吼吼吼……按你的体重计算，每小时能消耗250~450kcal哦~
如果是高尔夫
哇——消耗得还挺多嘛！
网上专门有计算卡路里的网站，只要输入高尔夫就可以知道……
哟西~！走吧！运动去~
我说的是高尔夫哦亲……
对不住，没有查到公园高尔夫消耗的热量，应该比真正的高尔夫要少很多吧……对不住了兄弟。

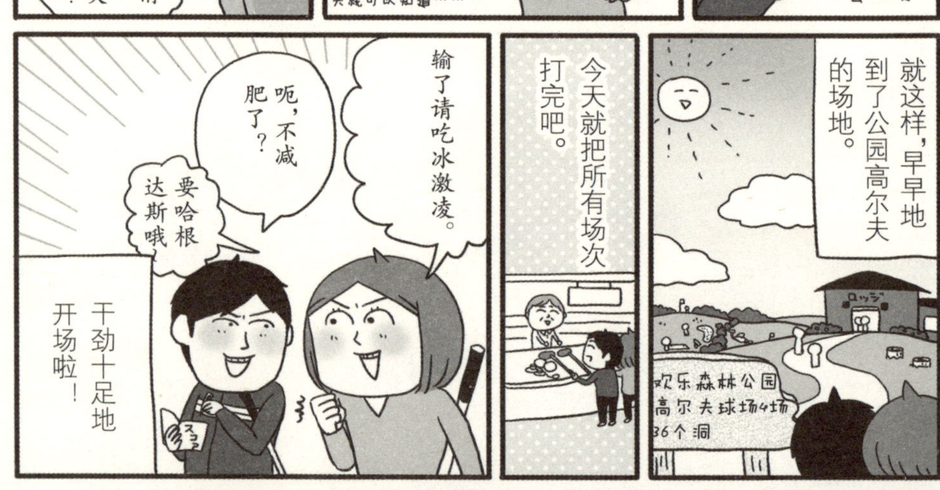
就这样，早早地到了公园高尔夫的场地。
欢乐森林公园高尔夫球场4场36个洞
今天就把所有场次打完吧。
输了请吃冰激凌。
呃，不减肥了？
要哈根达斯哦
干劲十足地开场啦！

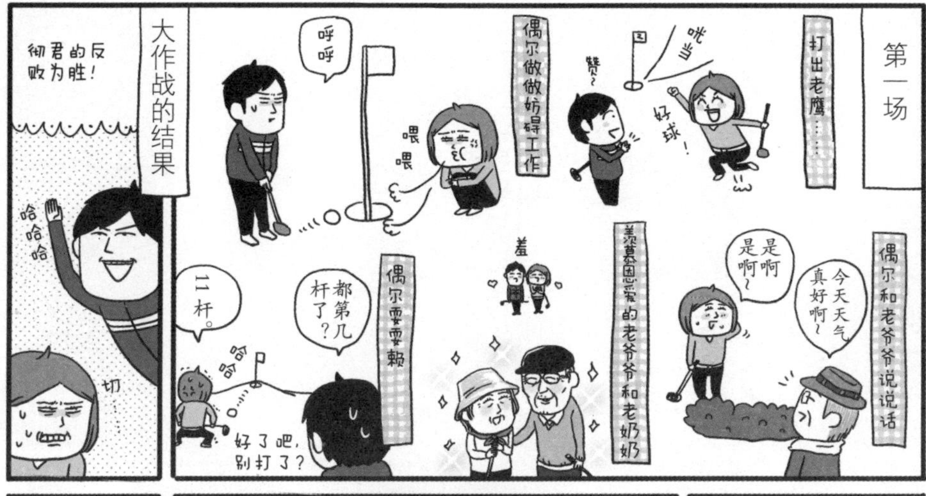

第一场
打出老鹰……
咣当
好球！
赞~
偶尔做做妨碍工作
喂喂
呼呼
大作战的结果
彻君的反败为胜！
哈哈哈
偶尔和老爷爷说说话
今天天气真好啊~
是啊是啊~
羡慕恩爱的老爷爷和老奶奶
羞
偶尔耍耍赖
都第几杆了？
11杆。
哈哈
好了吧，别打了？
切……

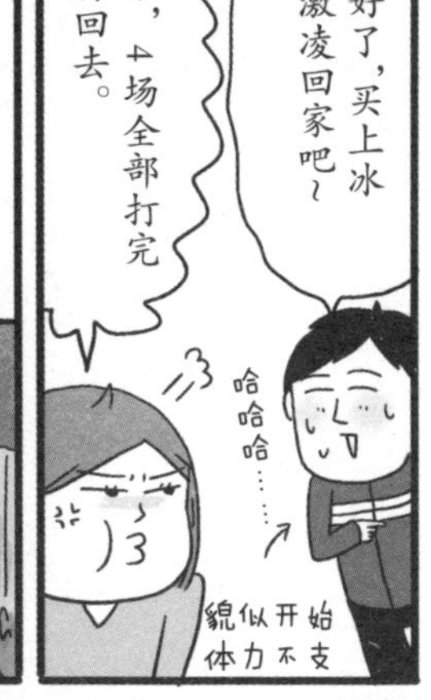

好了，买上冰激凌回家吧~
不，4场全部打完再回去。
哈哈哈……
貌似开始体力不支

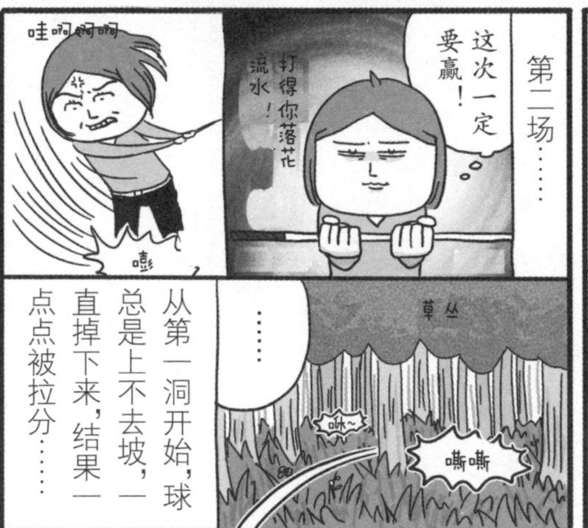

第二场……
这次一定要赢！
打得你落花流水！
哇啊啊啊
嘭
……
草丛
从第一洞开始，球总是上不去坡，一直掉下来，结果一点点被拉分……
嘶嘶

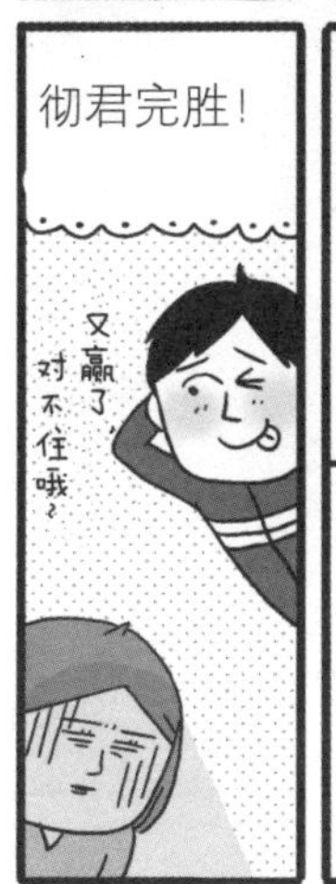

彻君完胜！
又赢了，对不住哦~

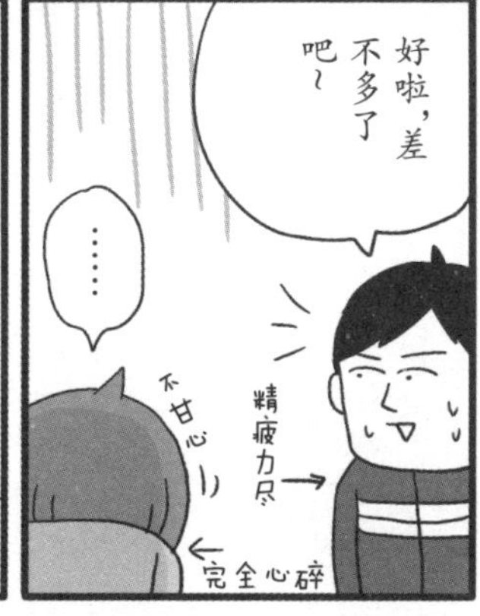

好啦，差不多了吧~
……
精疲力尽
不甘心
完全心碎

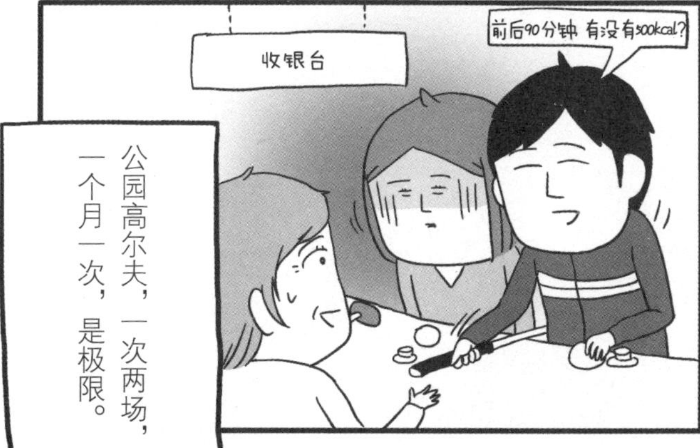

收银台
前后90分钟 有没有500kcal？
公园高尔夫，一次两场，一个月一次，是极限。

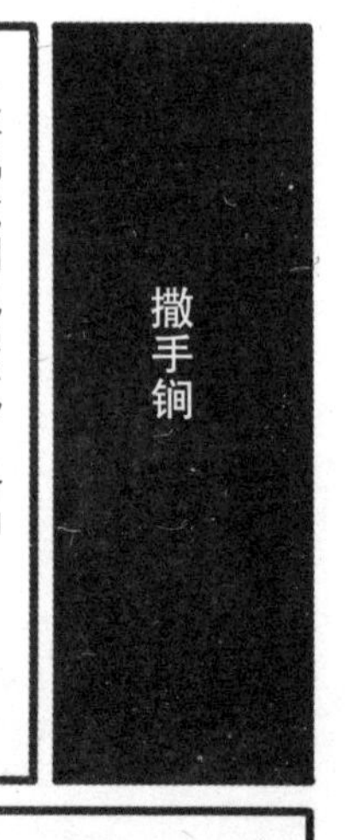
撒手锏

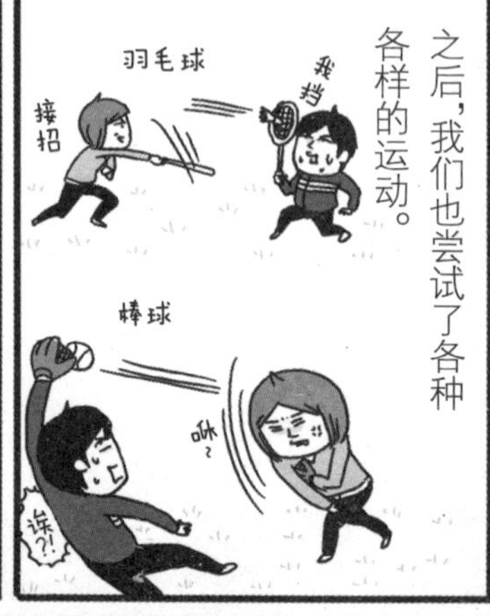
之后，我们也尝试了各种各样的运动。
羽毛球
我挡
接招
棒球
咻～
诶?!

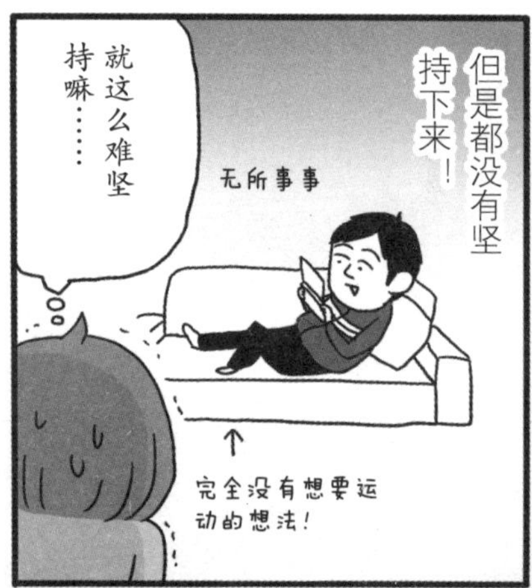
但是都没有坚持下来！
无所事事
就这么难坚持嘛……
完全没有想要运动的想法！

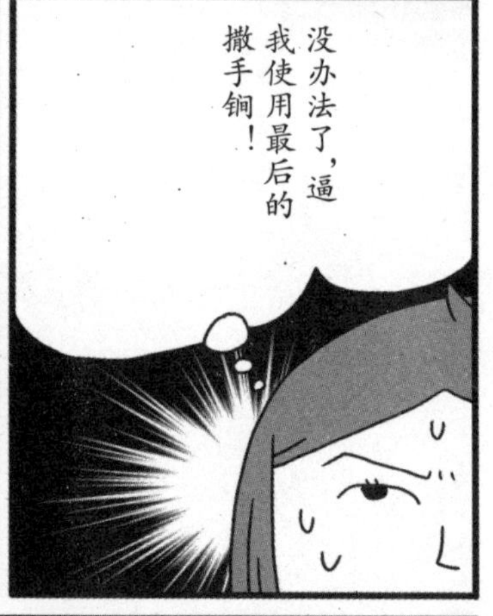
没办法了，逼我使用最后的撒手锏！

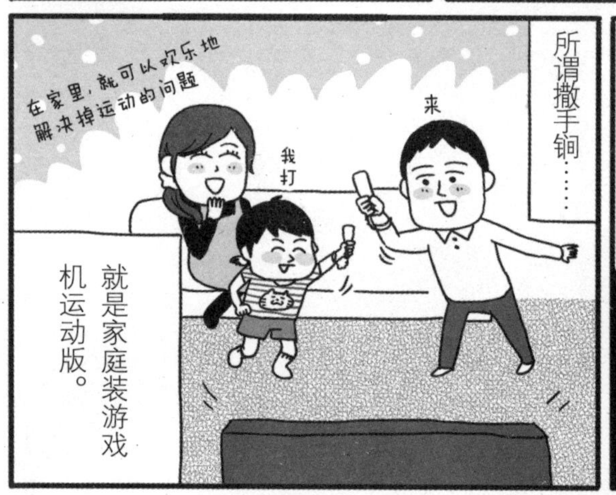
所谓撒手锏……
在家里，就可以欢乐地解决掉运动的问题
来
我打
就是家庭装游戏机运动版。

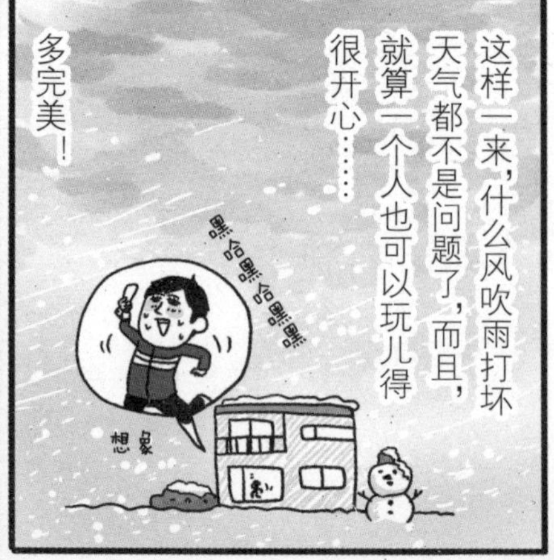
这样一来，什么风吹雨打坏天气都不是问题了，而且，就算一个人也可以玩儿得很开心……
多完美！
嘿哈嘿哈嘿嘿
想象

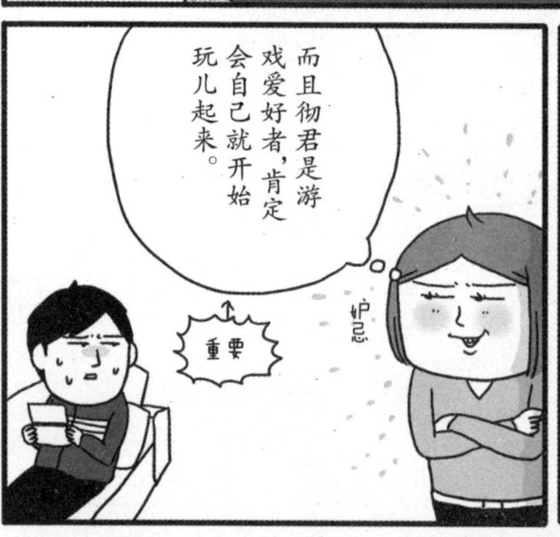
而且彻君是游戏爱好者，肯定会自己就开始玩儿起来。
妒忌
重要

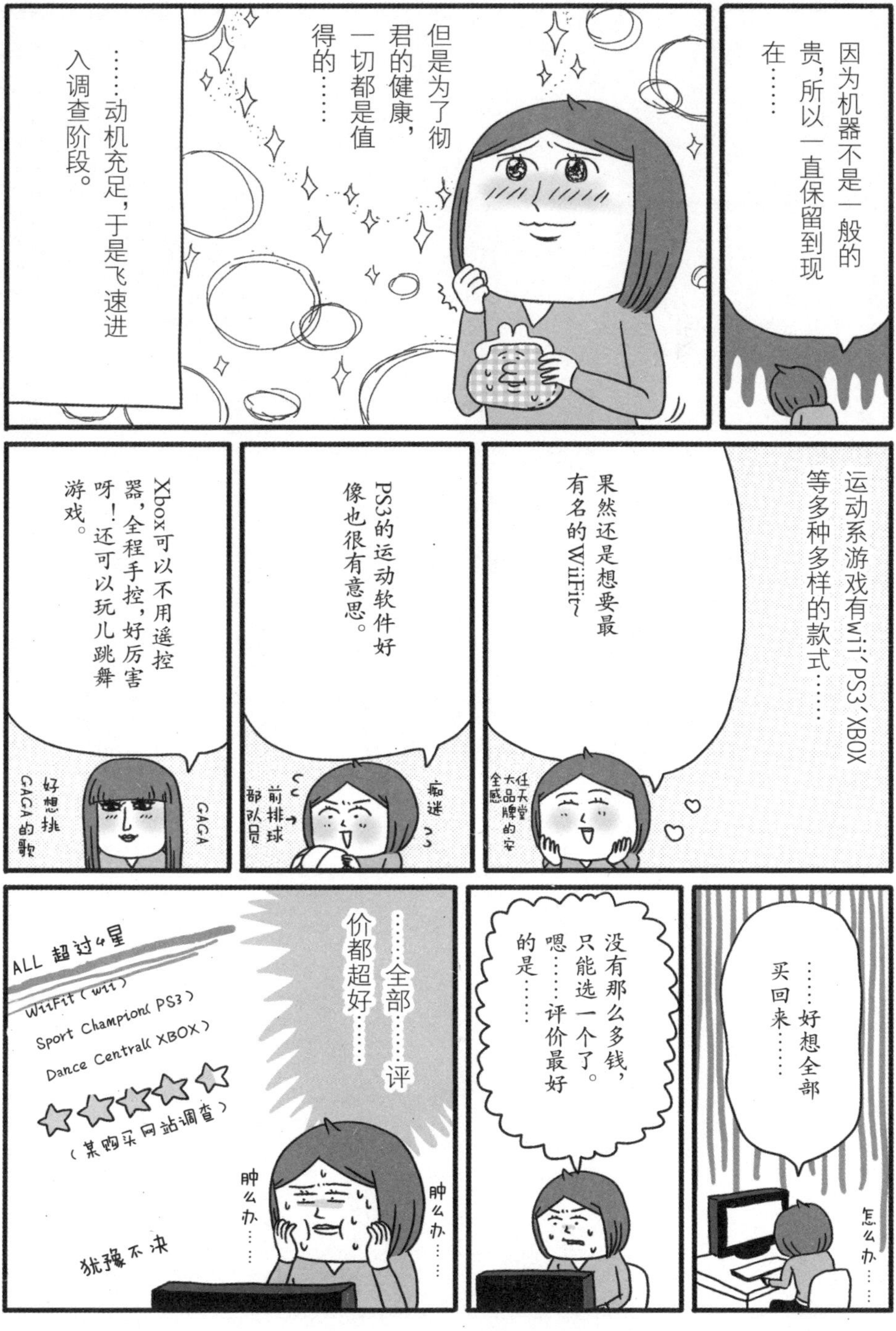

因为机器不是一般的贵，所以一直保留到现在……

但是为了彻君的健康，一切都是值得的……

……动机充足，于是飞速进入调查阶段。

运动系游戏有wii、PS3、XBOX等多种多样的款式……

果然还是想要最有名的WiiFit~

任天堂大品牌的安全感

PS3的运动软件好像也很有意思。

痴迷

前排球部队员

Xbox可以不用遥控器，全程手控，好厉害呀！还可以玩儿跳舞游戏。

GAGA

好想挑GAGA的歌

……好想全部买回来……

怎么办……

没有那么多钱，只能选一个了。嗯……评价最好的是……

……全部……评价都超好……

ALL 超过4星

WiiFit（wii）

Sport Champion（PS3）

Dance Central（XBOX）

（某购买网站调查）

肿么办……

肿么办……

犹豫不决

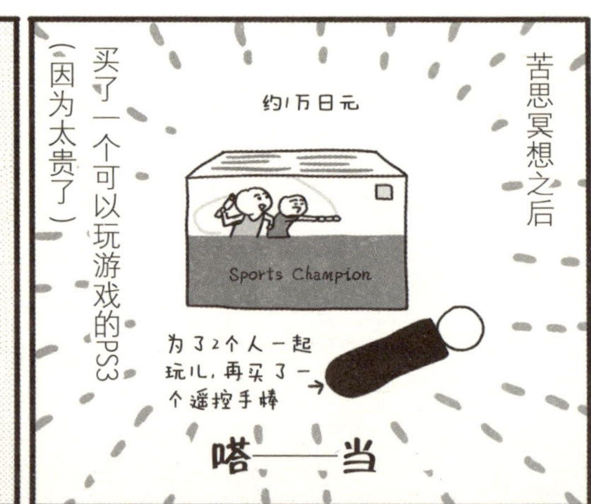
苦思冥想之后
买了一个可以玩游戏的PS3
（因为太贵了）
约1万日元
Sports Champion
为了2个人一起玩儿，再买了一个遥控手棒
嗒——当

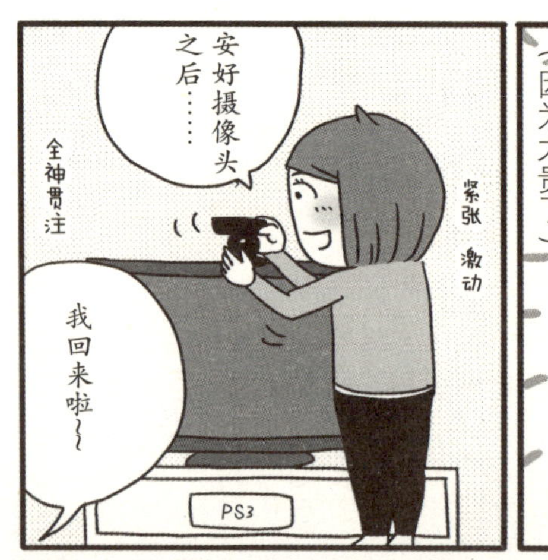
安好摄像头之后……
全神贯注
紧张 激动
我回来啦~~
PS3

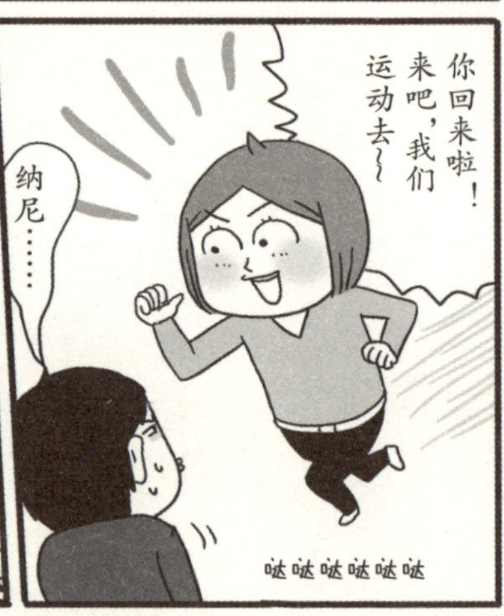
你回来啦！来吧，我们运动去~
纳尼……
哒哒哒哒哒哒

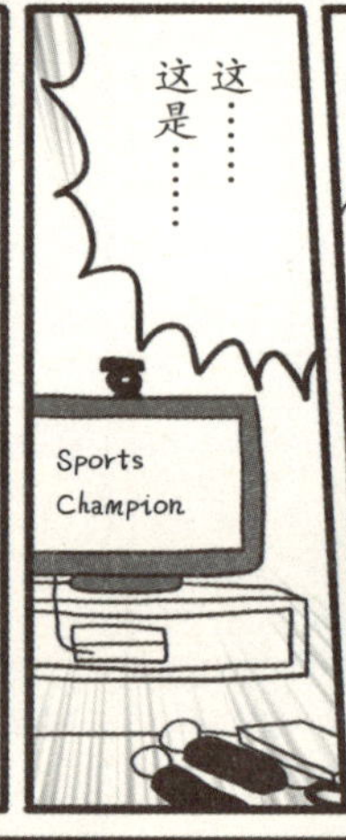
这……这是……
Sports Champion

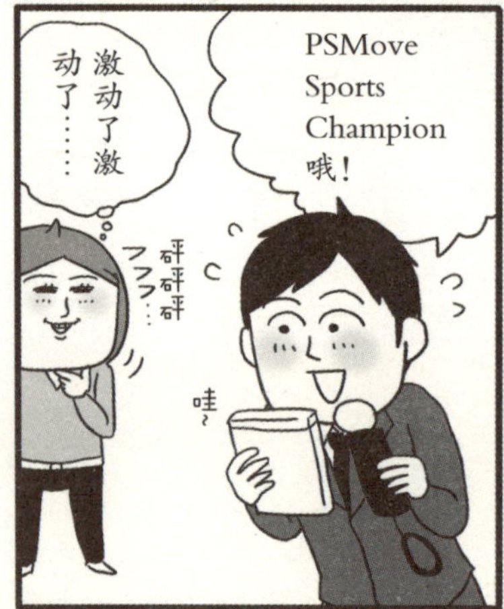
PSMove Sports Champion 哦！
激动了激动了……
哇~
砰砰砰

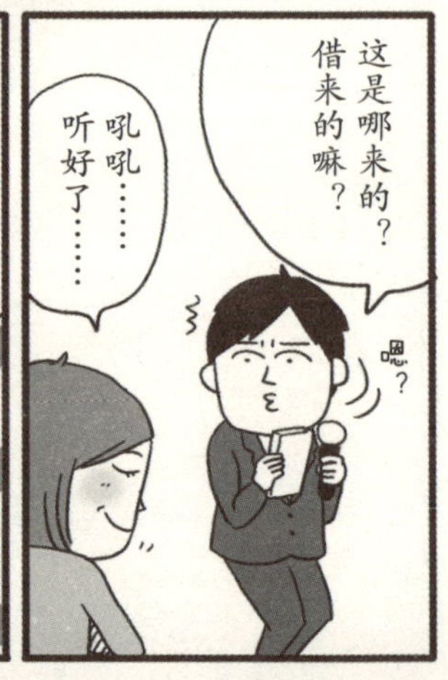
这是哪来的？借来的嘛？
吼吼……听好了……
嗯？

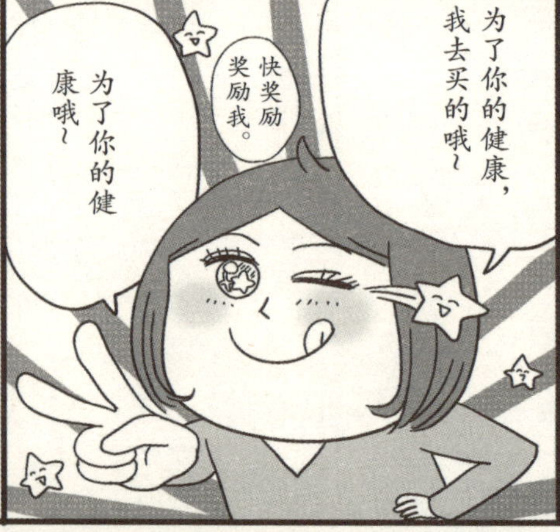
为了你的健康，我去买的哦~
快奖励奖励我。
为了你的健康哦~

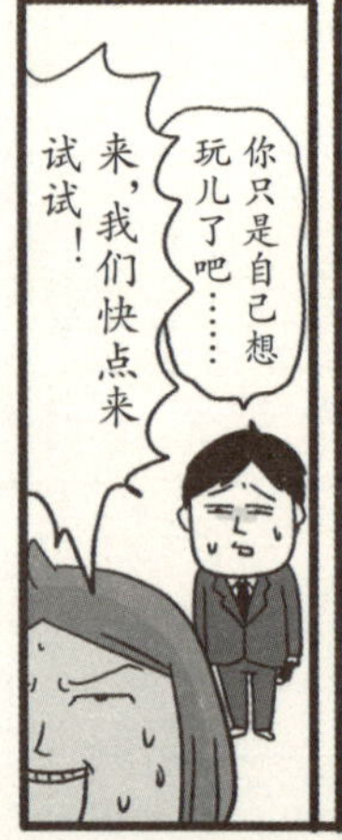
你只是自己想玩儿了吧……
来，我们快点来试试！

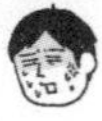

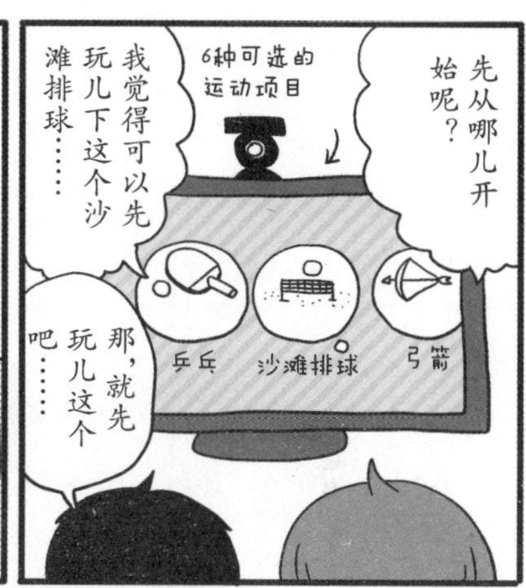

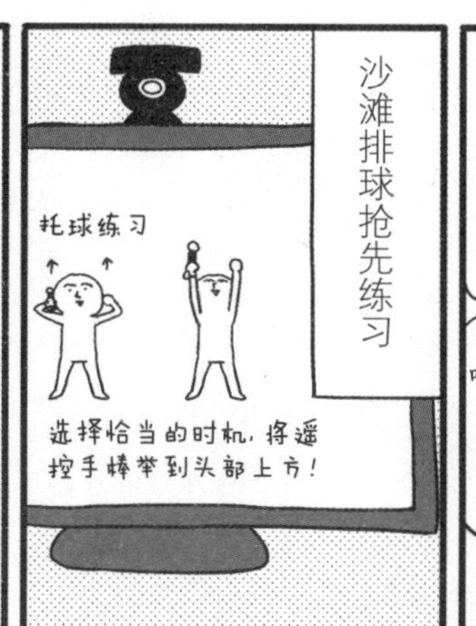

这时的我还认为自己本来就擅长托球，玩儿这个游戏应该游刃有余……因为学生时期我一直在排球部，而现在也是妈妈排球队的队员。

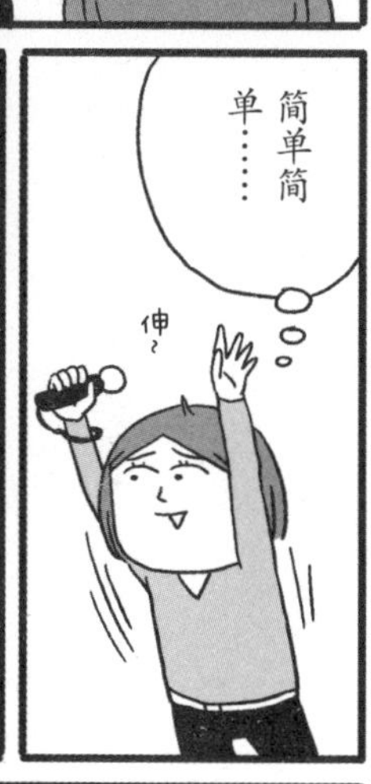

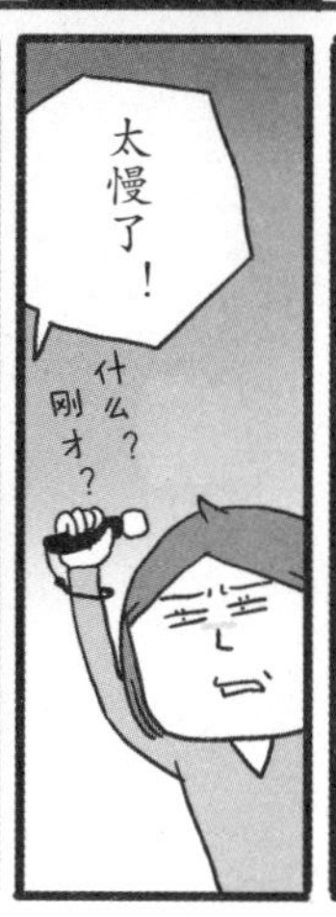

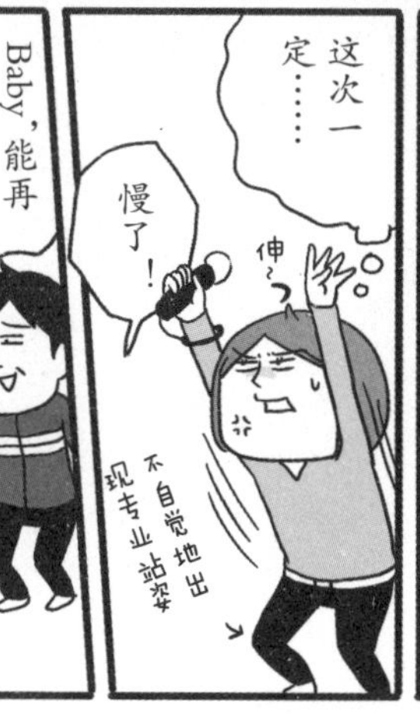

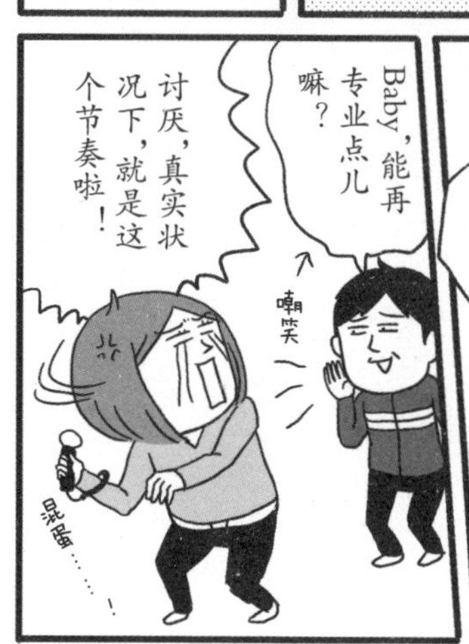

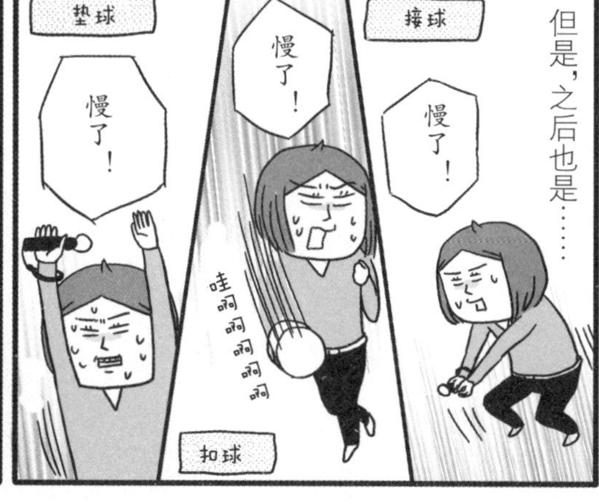

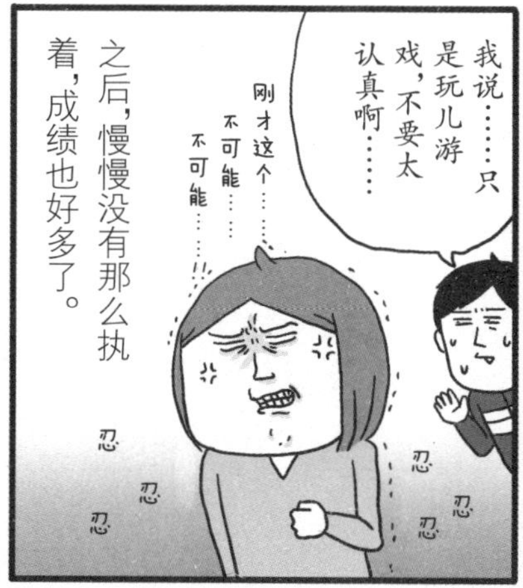

之后，慢慢没有那么执着，成绩也好多了。

其他游戏也都玩儿了一下。每一款都特别好玩儿，终于解决了运动不足的问题！
来！
乒乓
呃!!
福原爱附身~
其中乒乓球特别有真实感。
猎人附身
射箭

角斗士是一人游戏，简直就要汗流浃背，切记要休息！
你……
你没事吧？
喝喝喝
喝喝喝

第二天。
因为没有标注消耗的卡路里数值，所以无从得知，但是感觉真的都运动到了。
疼疼疼疼疼……
我也是，上半身好疼……
抖抖抖抖抖

每天这样练，应该会练成倒三角形身材吧？
肌肉
真不错啊……
想象图

好嘞！今天也来吧！

哇——加油哦亲爱的

来回来回

一周后……

游戏这个东西，一旦有新款，基本就是踢掉旧爱另结新欢了~
新游戏
这个通关之后就锻炼！
好想一直玩这个！

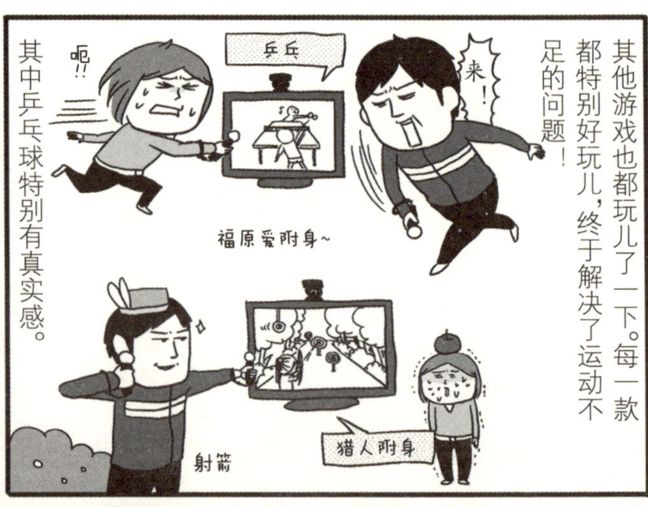

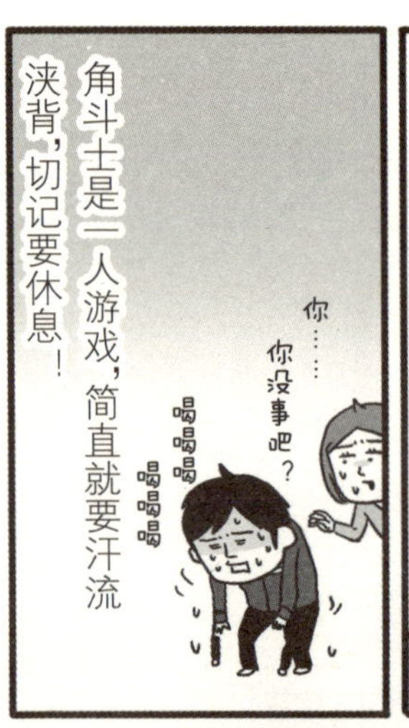

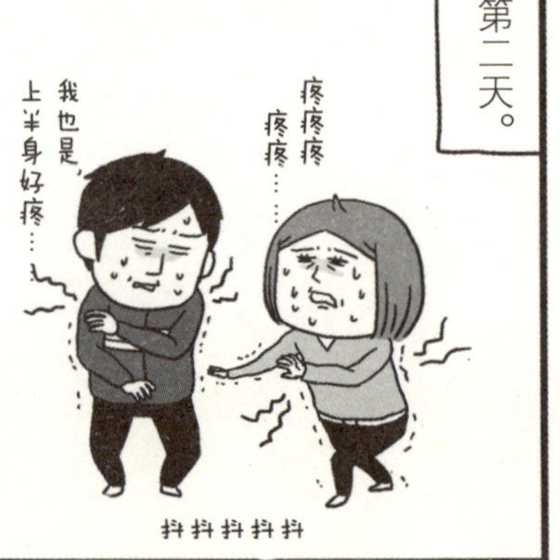

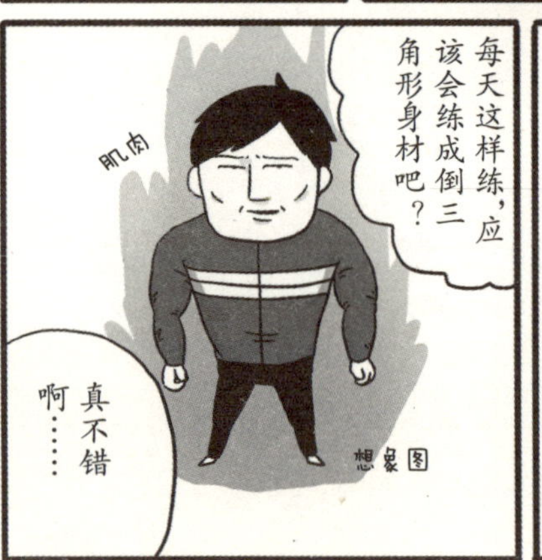

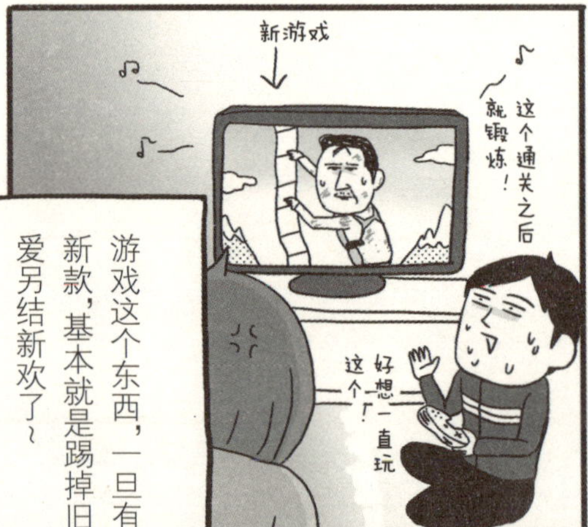

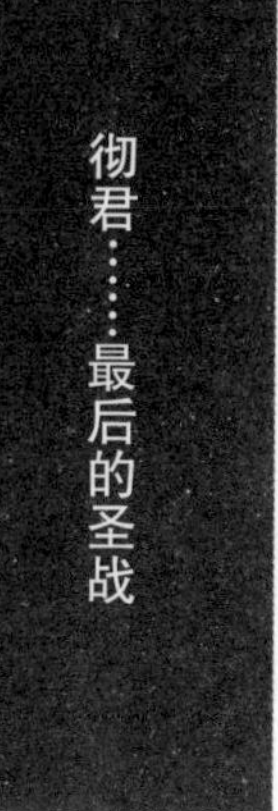
彻君……最后的圣战

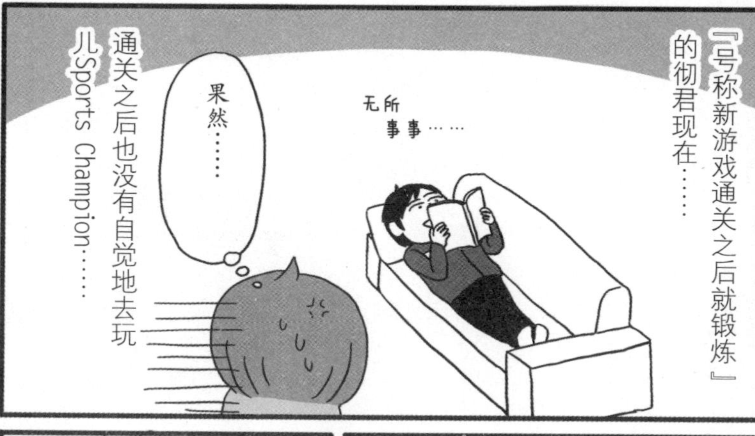
『号称新游戏通关之后就锻炼』的彻君现在……
无所事事……
果然……
通关之后也没有自觉地去玩儿Sports Champion……

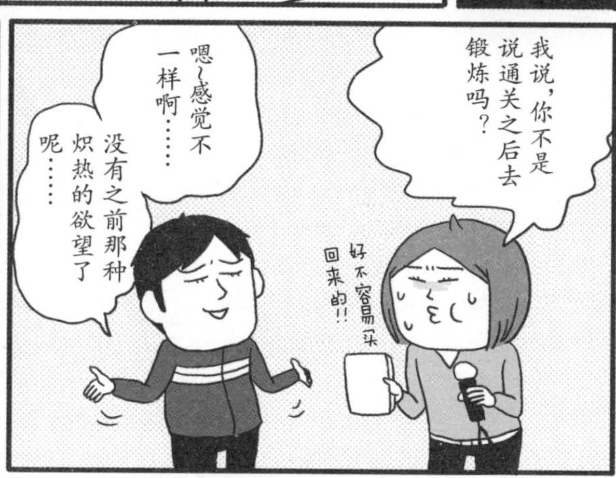
我说，你不是说通关之后去锻炼吗？
好不容易买回来的!!
嗯~感觉不一样啊……
没有之前那种炽热的欲望了呢……

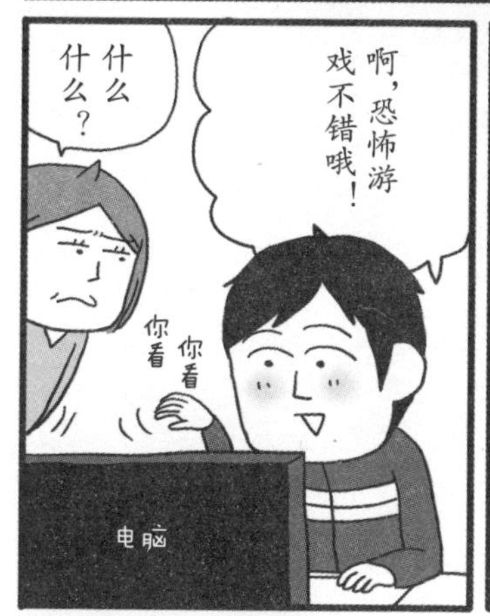
啊，恐怖游戏不错哦！
你看
你看
电脑
什么什么？

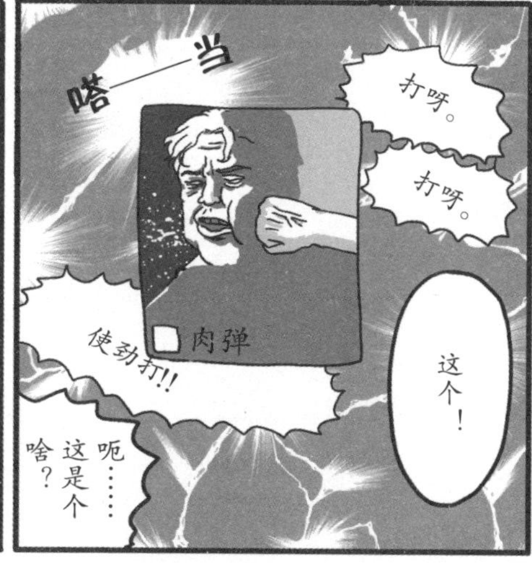
嗒——当
打呀。
打呀。
使劲打!!
肉弹
这个！
呃……这是个啥？

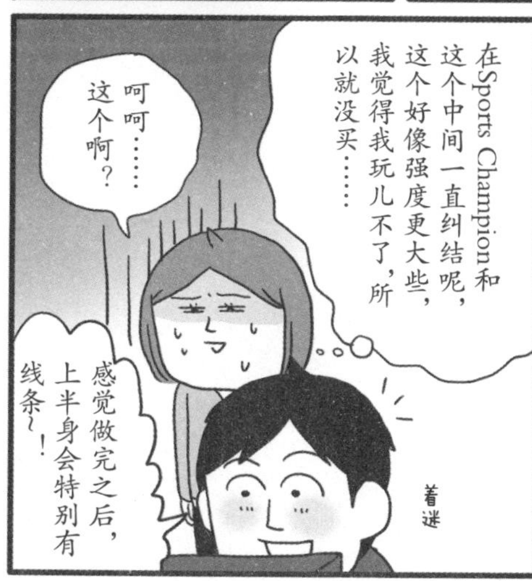
在Sports Champion和这个中间一直纠结呢，这个好像强度更大些，我觉得我玩儿不了，所以就没买……
呵呵……这个啊？
着迷
感觉做完之后，上半身会特别有线条~！

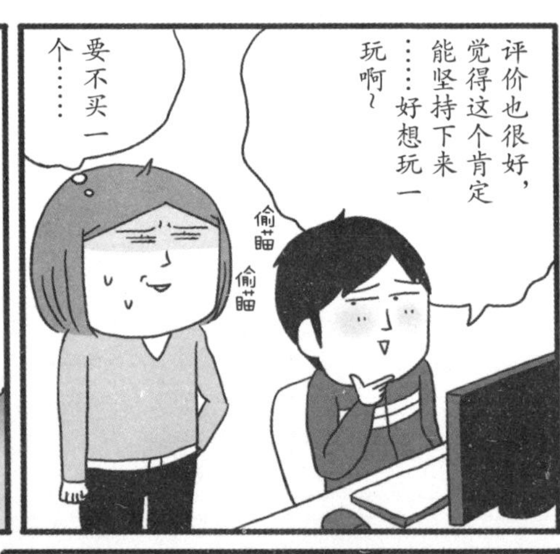

评价也很好，觉得这个肯定能坚持下来……好想玩一玩啊~
偷瞄
偷瞄
要不买一个……

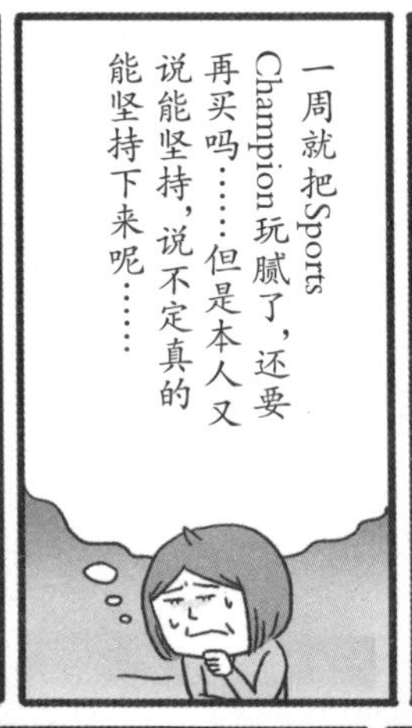

一周就把Sports Champion玩腻了，还要再买吗……但是本人又说能坚持，说不定真的能坚持下来呢……

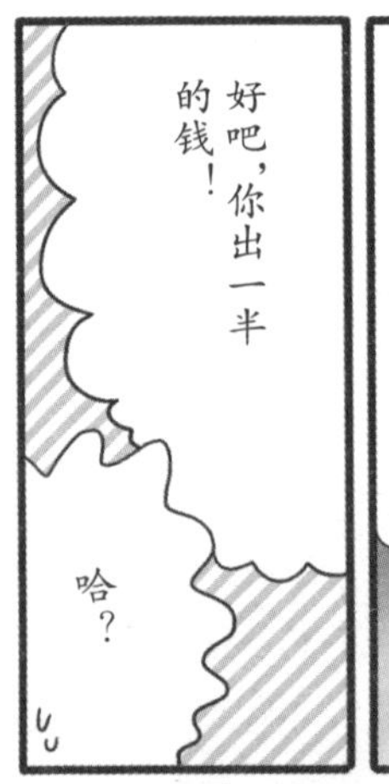

好吧，你出一半的钱！
哈？

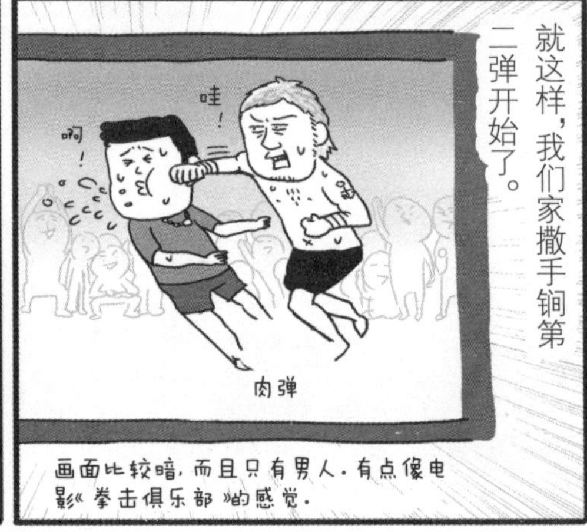

就这样，我们家撒手锏第二弹开始了。
哇！
啊！
肉弹
画面比较暗，而且只有男人，有点像电影《拳击俱乐部》的感觉。

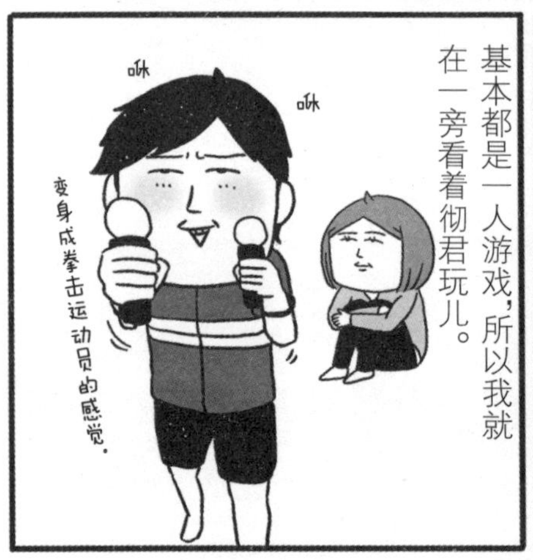

基本都是一人游戏，所以我就在一旁看着彻君玩儿。
咻
咻
变身成拳击运动员的感觉。

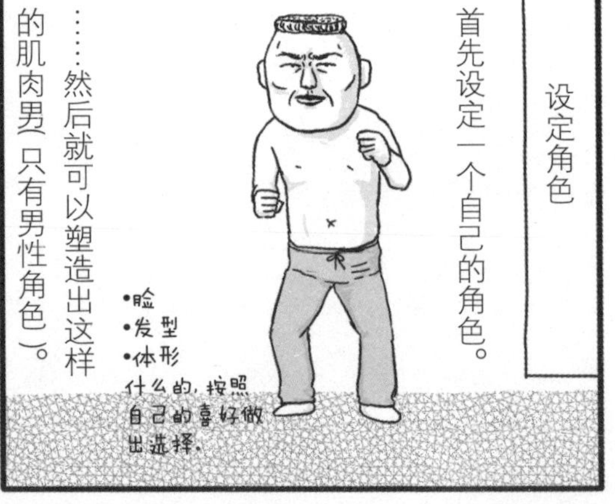

设定角色
首先设定一个自己的角色。
……然后就可以塑造出这样的肌肉男（只有男性角色）。
•脸
•发型
•体形
什么的，按照自己的喜好做出选择。

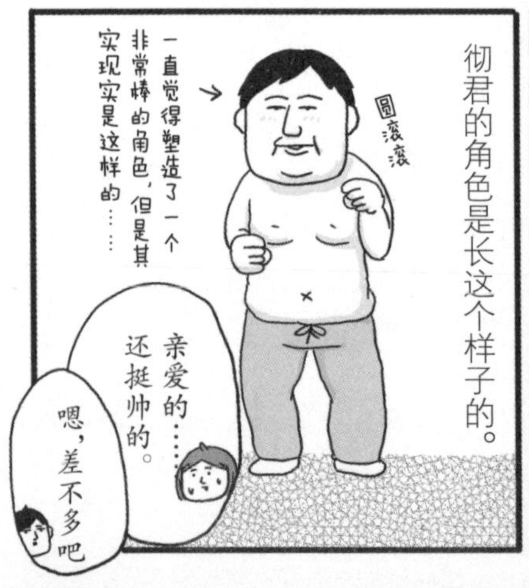

彻君的角色是长这个样子的。
圆滚滚
一直觉得塑造了一个非常棒的角色，但是其实现实是这样的……
亲爱的……还挺帅的。
嗯，差不多吧

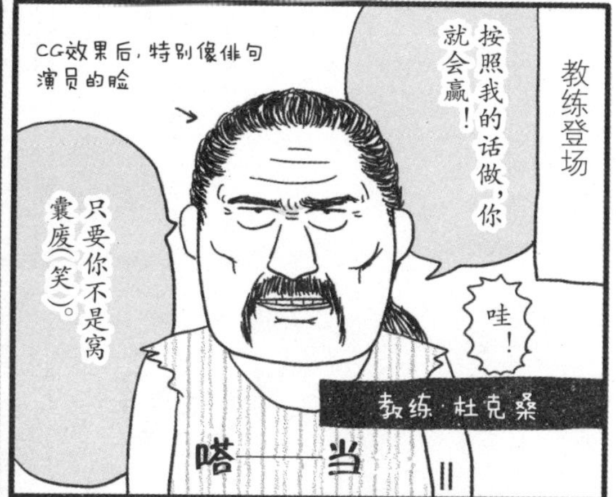
教练登场
按照我的话做，你就会赢！
CG效果后，特别像俳句演员的脸
只要你不是窝囊废（笑）。
哇！
教练·杜克桑
嗒——当

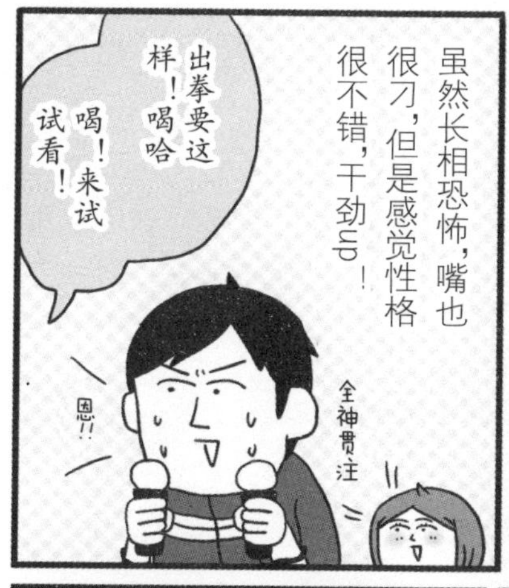
虽然长相恐怖，嘴也很刁，但是感觉性格很不错，干劲up！
出拳要这样！喝哈
喝！来试试看！
全神贯注
恩!!

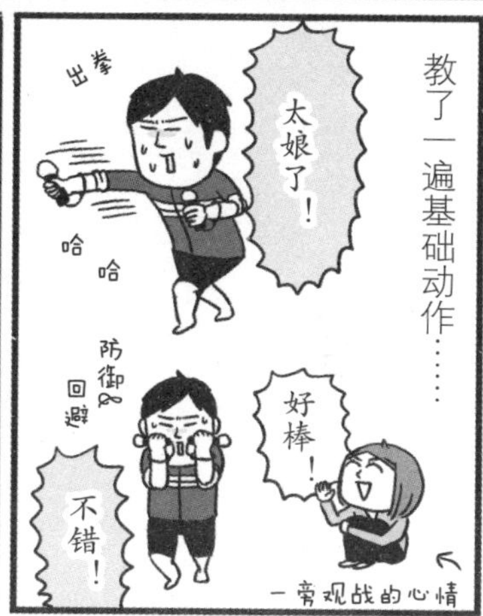
教了一遍基础动作……
太娘了！
出拳
哈
哈
防御
回避
好棒！
不错！
一旁观战的心情

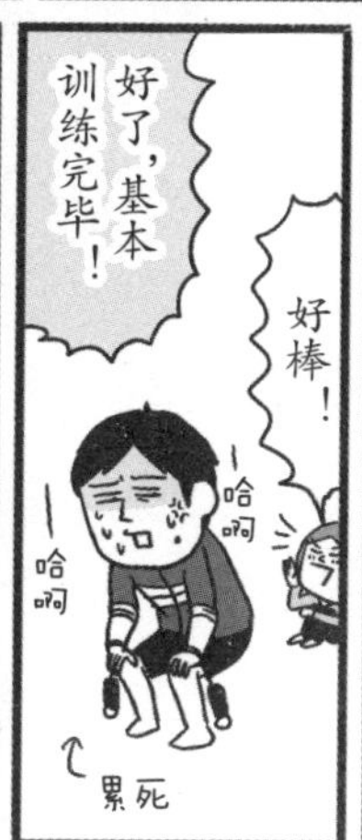
好了，基本训练完毕！
好棒！
哈啊
哈啊
累死

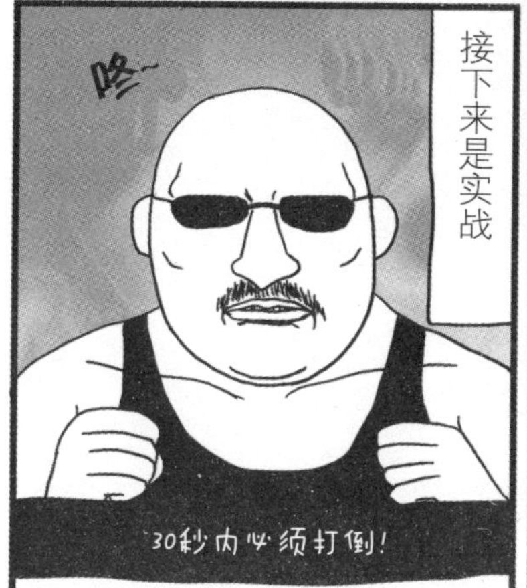
接下来是实战
咚~
30秒内必须打倒！

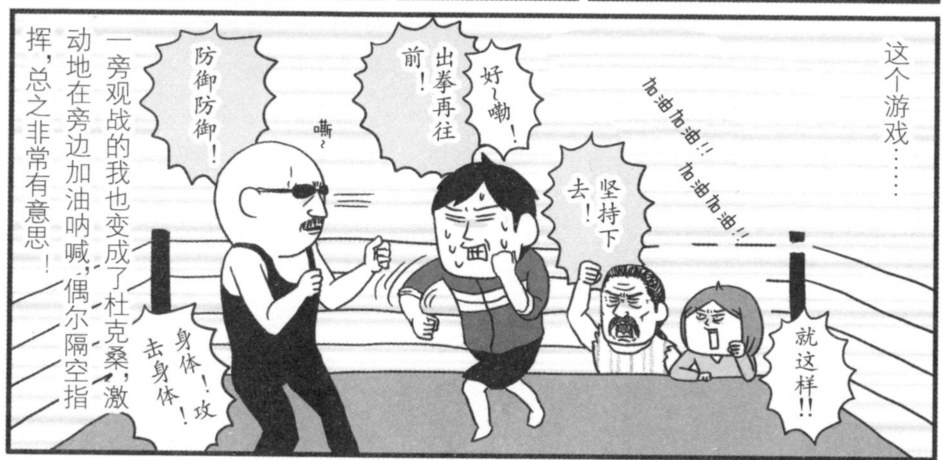
这个游戏……
好~嘞！
出拳再往前！
防御防御！
嘶~
加油加油!!
加油加油!!
坚持下去！
就这样!!
身体！攻击身体！
一旁观战的我也变成了杜克桑，激动地在旁边加油呐喊，偶尔隔空指挥，总之非常有意思！

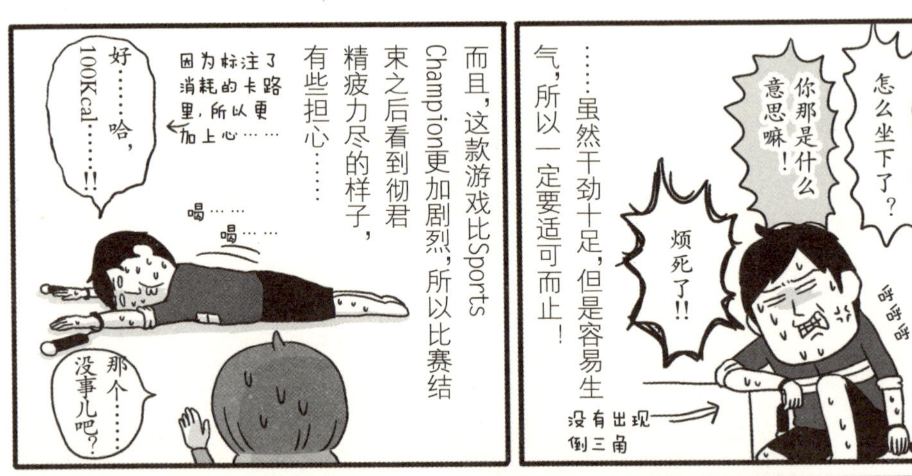

怎么坐下了？
你那是什么意思嘛！
烦死了!!
呼呼呼
……虽然干劲十足，但是容易生气，所以一定要适可而止！
没有出现倒三角
而且，这款游戏比Sports Champion更加剧烈，所以比赛结束之后看到彻君精疲力尽的样子，有些担心……
因为标注了消耗的卡路里，所以更加上心……
好……哈，100Kcal……!!
喝……
喝……
那个……没事儿吧？

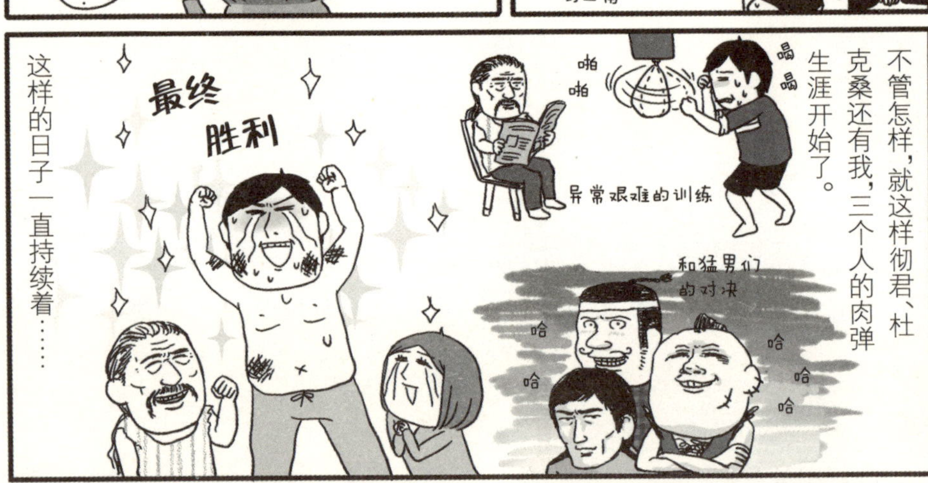

不管怎样，就这样彻君、杜克桑还有我，三个人的肉弹生涯开始了。
喝
喝
啪
啪
异常艰难的训练
和猛男们的对决
哈
哈
哈
哈
哈
最终
胜利
这样的日子一直持续着……

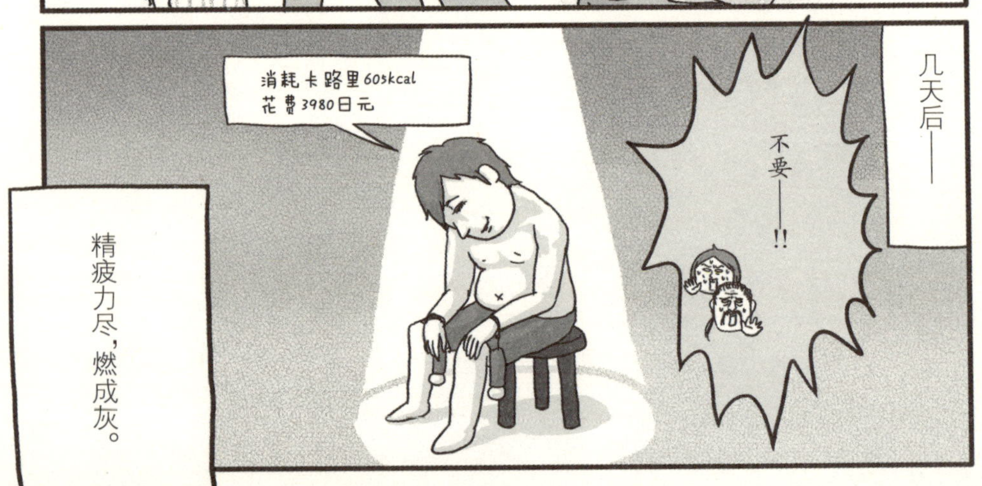

几天后——
不要——!!
消耗卡路里605kcal
花费3980日元
精疲力尽，燃成灰。

有减肥效果的运动

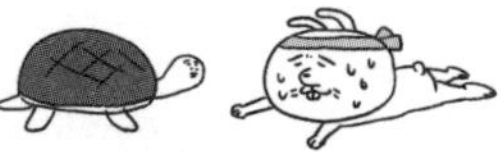

尝试各种运动也没有减掉体重的彻君，仔细阅读了前文中的《不减会死》之后，发现了一个必胜法宝——通过长期进行肌肉训练，简单愉快长出肌肉的“慢训练”。据说，在这个慢训练的基础上，适当加入有氧运动，减肥效果会更加显著！结合这两者的运动就是传说中的梦幻运动——慢跑。

❗ 运动都会变瘦，重要的是开始运动！

慢~跑

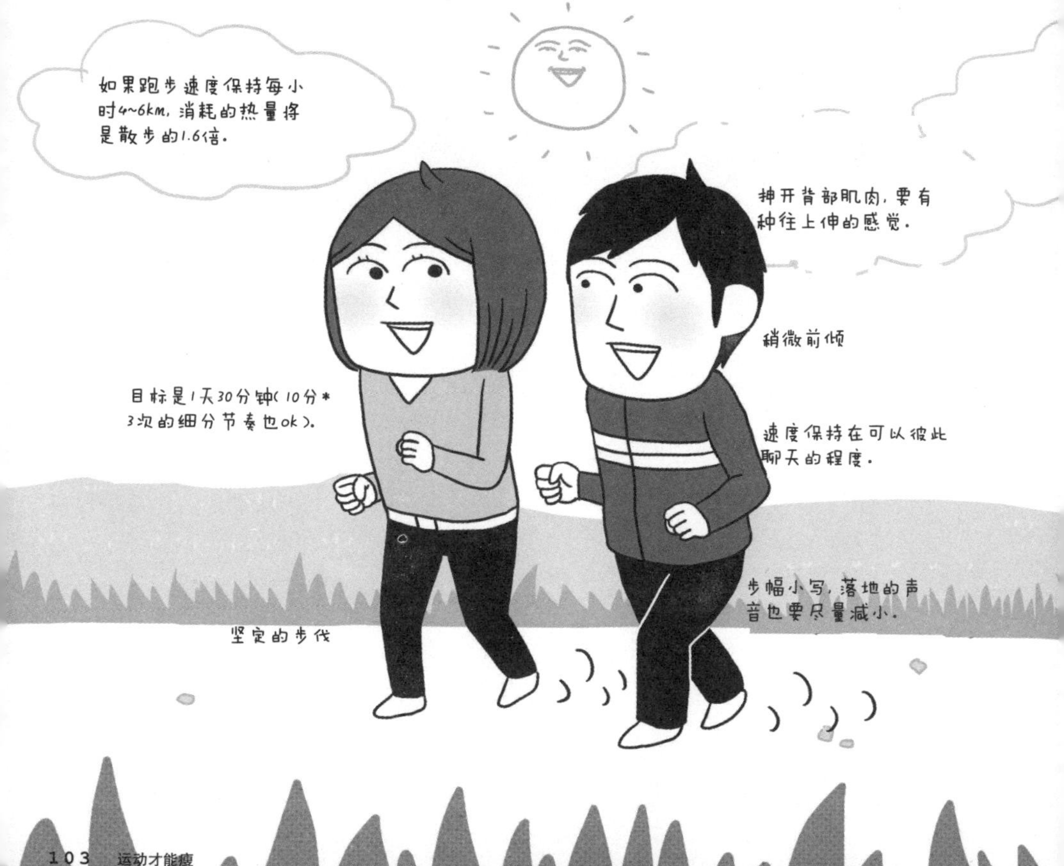

如果跑步速度保持每小时4~6km，消耗的热量将是散步的1.6倍。

挺开背部肌肉，要有种往上伸的感觉。

稍微前倾

目标是1天30分钟（10分＊3次的细分节奏也ok）。

速度保持在可以彼此聊天的程度。

步幅小写，落地的声音也要尽量减小。

坚定的步伐

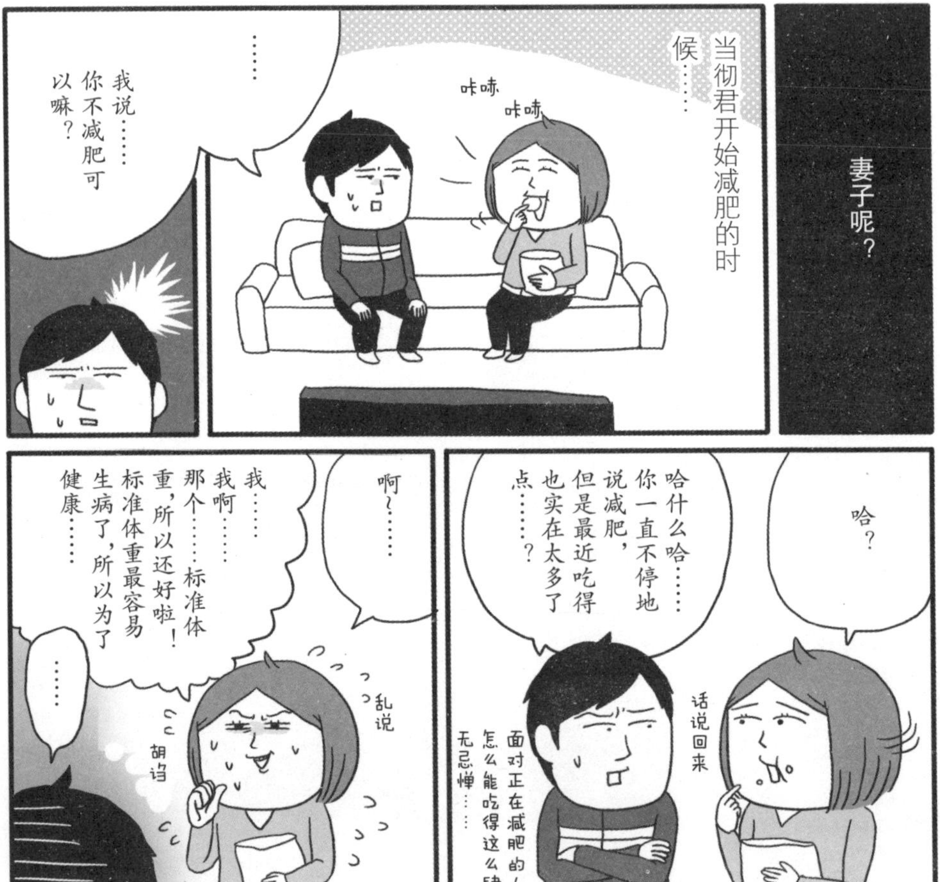

妻子呢？

当彻君开始减肥的时候……

咔哧

咔哧

……

我说……你不减肥可以嘛？

哈？

哈什么哈……你一直不停地说减肥，但是最近吃得也实在太多了点……？

话说回来

面对正在减肥的人，怎么能吃得这么肆无忌惮……

啊~……

我……我啊……那个……标准体重，所以还好啦！标准体重最容易生病了，所以为了健康……

乱说

胡诌

……

……算了，你怎么说就怎么说吧。
你呀……
哎……

我可是知道的哦！
拜拜……
其实满脑子都是必须减肥的想法吧！
呃呃呃……

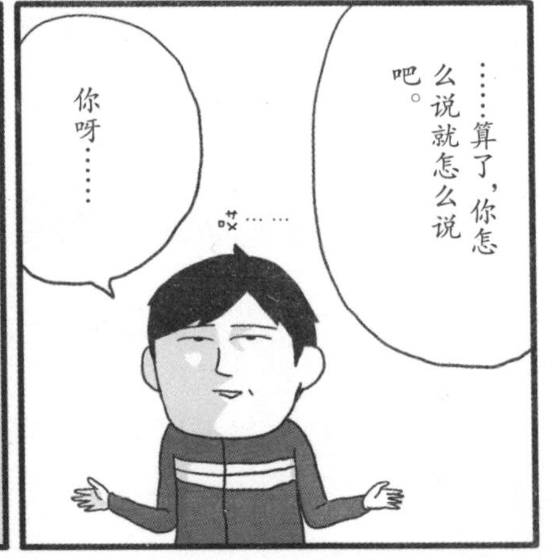

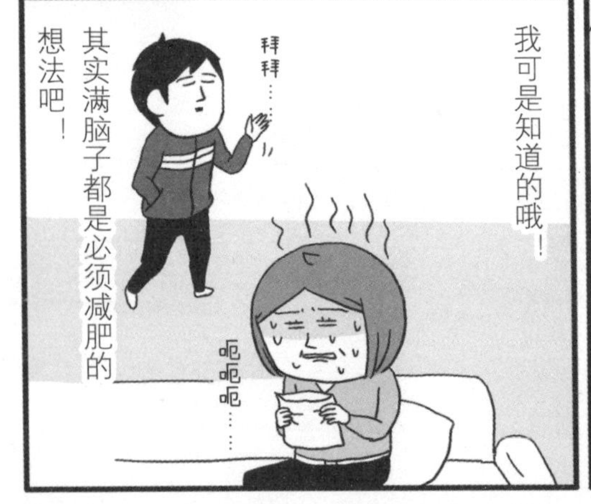

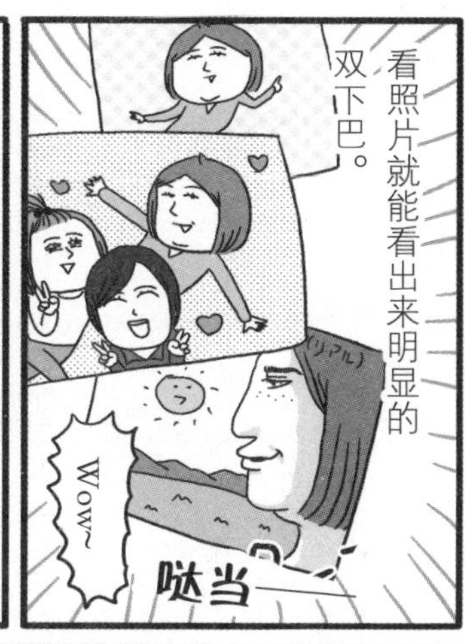
看照片就能看出来明显的双下巴。
Wow~
哒当
リアル

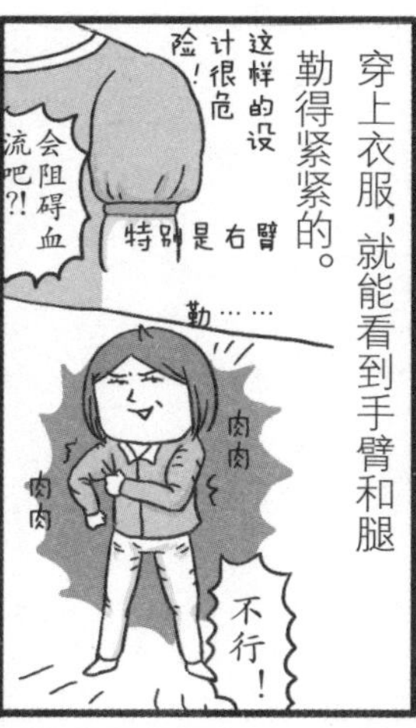
穿上衣服，就能看到手臂和腿勒得紧紧的。
这样的设计很危险！
会阻碍血流吧?!
特别是右臂
勒……
肉肉
肉肉
不行！

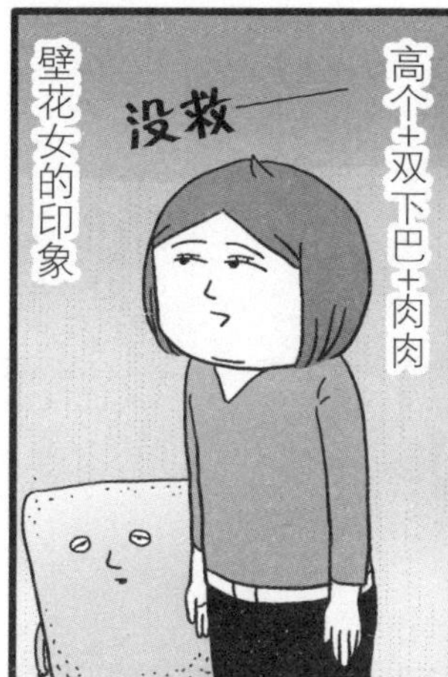
高个+双下巴+肉肉
没救
壁花女的印象

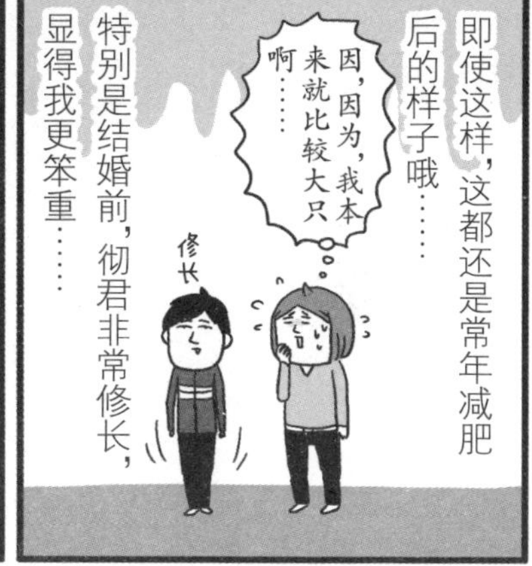
即使这样，这都还是常年减肥后的样子哦……
因，因为，我本来就比较大只啊……
修长
特别是结婚前，彻君非常修长，显得我更笨重……

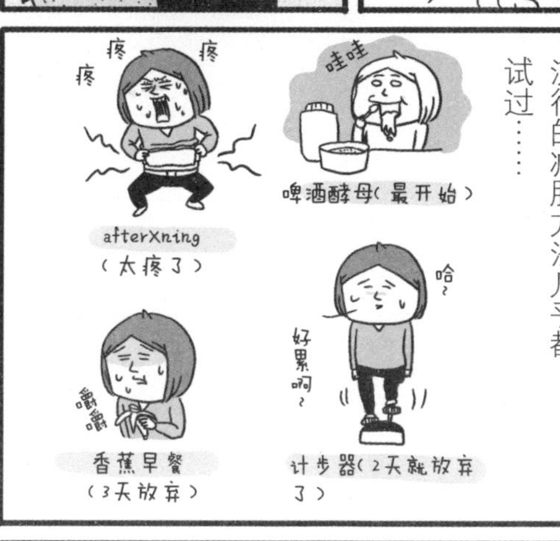
流行的减肥方法几乎都试过……
哇哇
啤酒酵母（最开始）
疼
疼
疼
afterXning
（太疼了）
哈~
好累啊~
计步器（2天就放弃了）
嚼嚼
香蕉早餐
（3天放弃）

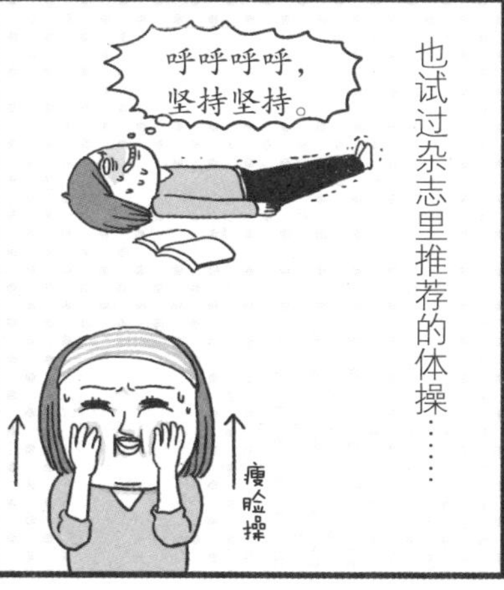
也试过杂志里推荐的体操……
呼呼呼呼，
坚持坚持。
瘦脸操

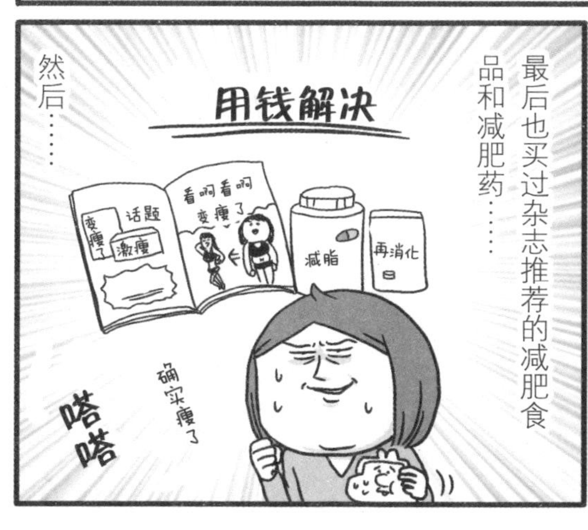
最后也买过杂志推荐的减肥食品和减肥药……
然后……
用钱解决
看啊看啊
变瘦了
话题
变瘦了
激瘦
减脂
再消化
确实瘦了
嗒嗒

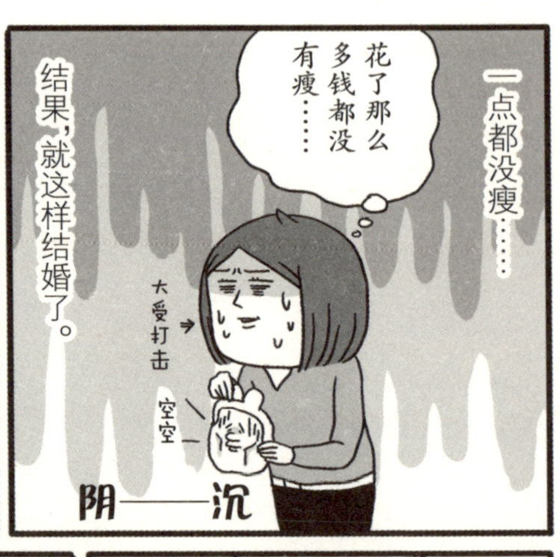
一点都没瘦……
花了那么多钱都没有瘦……
大受打击
空空
阴——沉
结果，就这样结婚了。

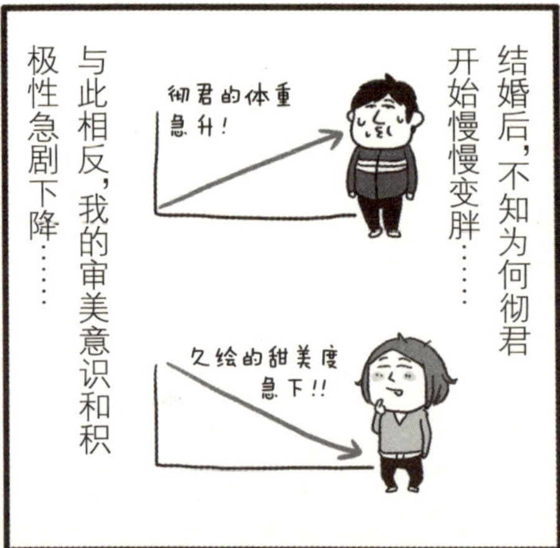
结婚后，不知为何彻君开始慢慢变胖……
彻君的体重急升！
久绘的甜美度急下!!
与此相反，我的审美意识和积极性急剧下降……

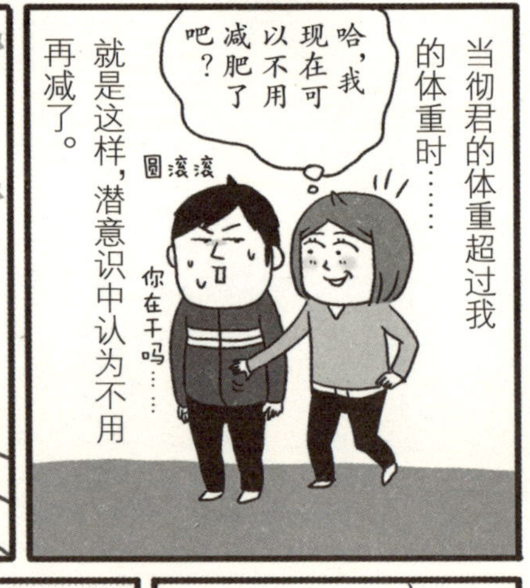
当彻君的体重超过我的体重时……
哈，我现在可以不用减肥了吧？
圆滚滚
你在干吗……
就是这样，潜意识中认为不用再减了。

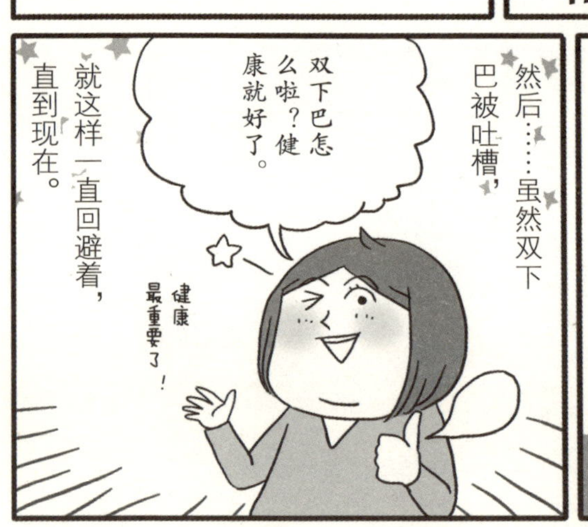
然后……虽然双下巴被吐槽，
双下巴怎么啦？健康就好了。
健康最重要了！
就这样一直回避着，直到现在。

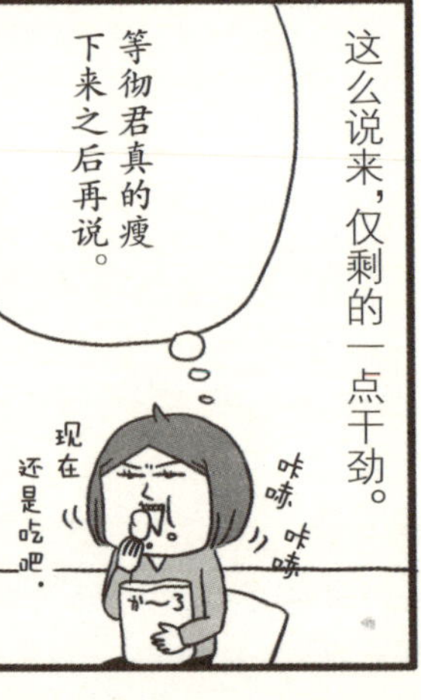
这么说来，仅剩的一点干劲。
等彻君真的瘦下来之后再说。
现在还是吃吧。
咔嗞 咔嗞

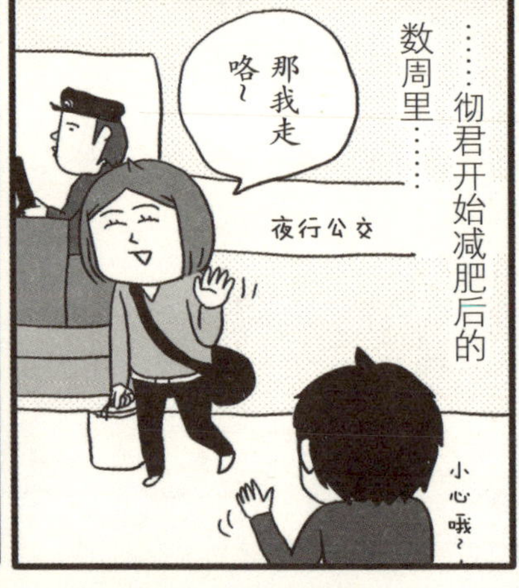
……彻君开始减肥后的数周里……
那我走咯~
夜行公交
小心哦~

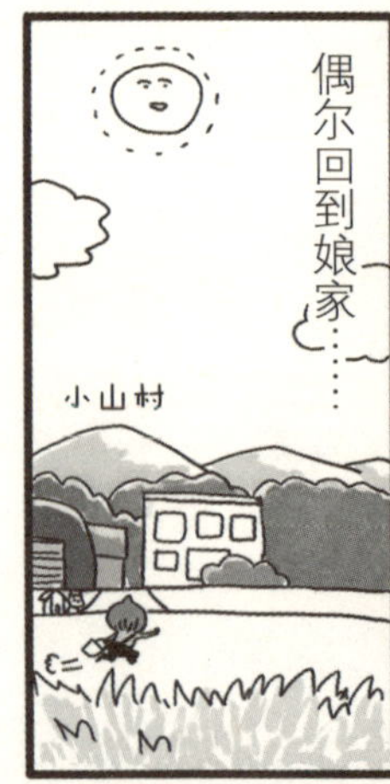
偶尔回到娘家……
小山村

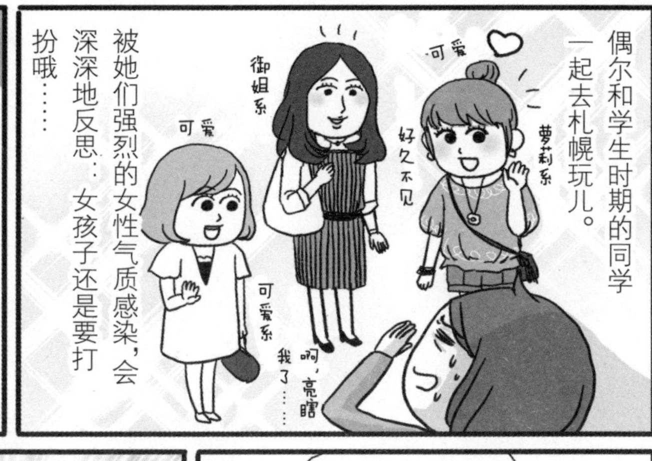
偶尔和学生时期的同学一起去札幌玩儿。
可爱
萝莉系
好久不见
御姐系
可爱
可爱系
啊，亮瞎我了……
被她们强烈的女性气质感染，会深深地反思：女孩子还是要打扮哦……

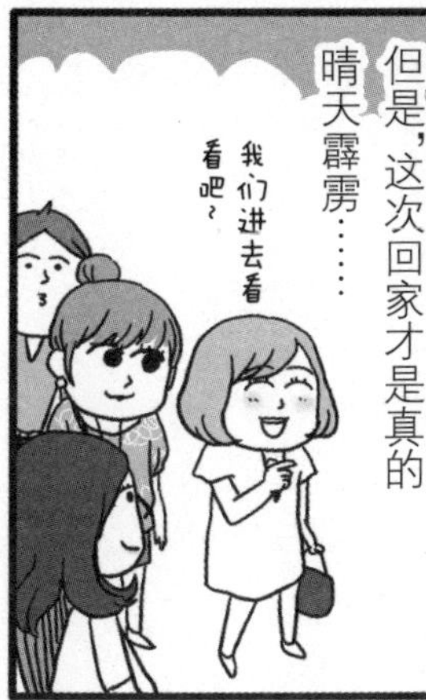
但是，这次回家才是真的晴天霹雳……
我们进去看看吧～

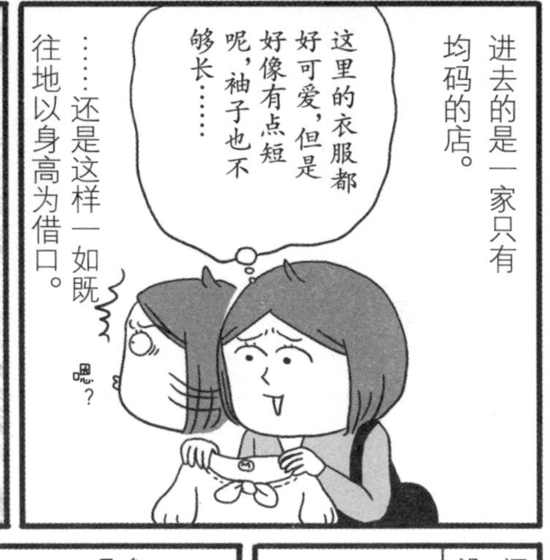
进去的是一家只有均码的店。
这里的衣服都好可爱，但是好像有点短呢，袖子也不够长……
嗯？
……还是这样一如既往地以身高为借口。

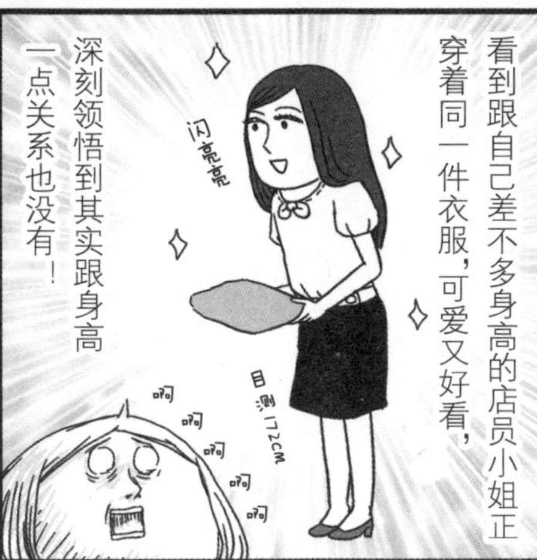
看到跟自己差不多身高的店员小姐正穿着同一件衣服，可爱又好看，
闪亮亮
目测172CM
啊啊啊啊啊
深刻领悟到其实跟身高一点关系也没有！

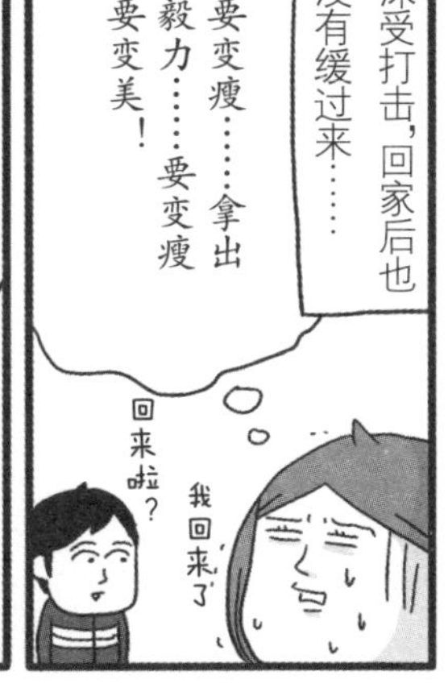
深受打击，回家后也没有缓过来……
要变瘦……拿出毅力……要变瘦要变美！
回来啦？
我回来了

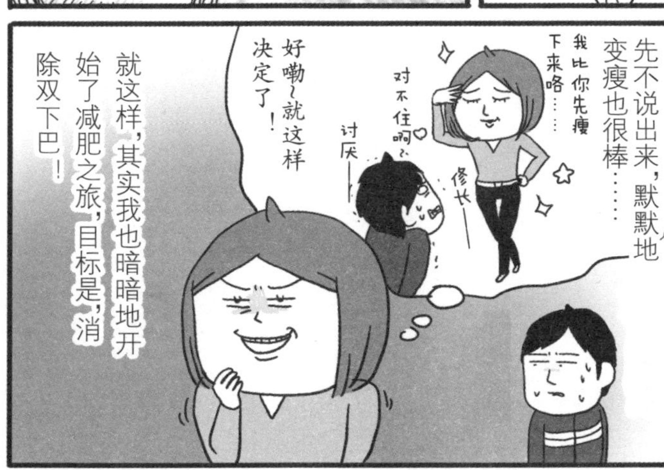
先不说出来，默默地变瘦也很棒……
我比你先瘦下来咯……
修长
对不住啊～
讨厌
好嘞～就这样决定了！
就这样，其实我也暗暗地开始了减肥之旅，目标是，消除双下巴！

妻子的总结

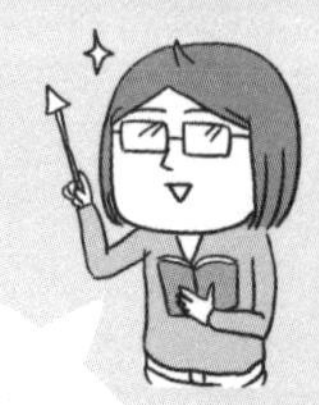

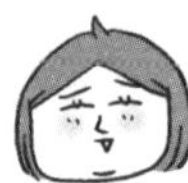

久绘的体重(目标)

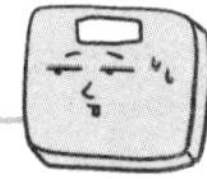

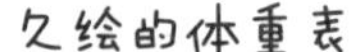

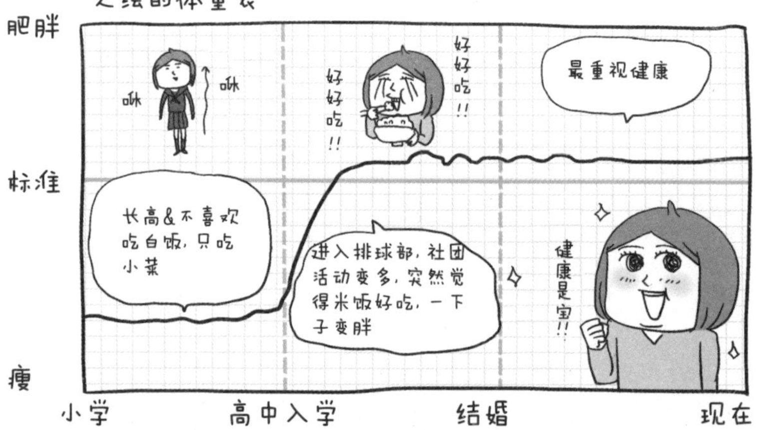

万年减肥中的我,自从看见"标准体型最健康,最长寿又不容易生病"的语句后,就产生了"只要健康都可以,健康才是最重要"的想法,于是也以此为借口,任由自己变胖。已经放弃治疗的我,就在那天,看见和自己同身高的店员身上散发的光辉……

仔细想想,同样身为高个女的姐姐,其实一点也不胖。如果我这么一直堕落下去,会变成绿巨人吧……

因而,再一次决心减肥!!努力成为美丽的妻子……

目标是美容纤体!减掉5kg!减掉双下巴(重要)!

要比彻君更早地瘦下来,想让他看看,减肥是可以成功的!

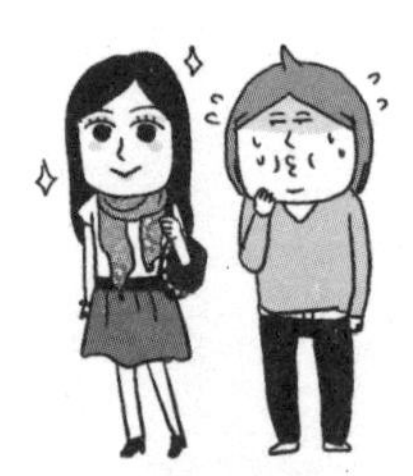

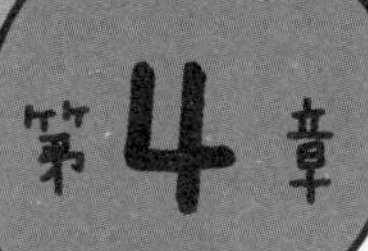

体质改善了才会瘦

彻君，是男性当中罕见的便秘体质。

以前便秘的我，决定要好好帮他治疗。

不是为了减肥，而是为了健康。

这是我作为妻子的小小愿望。

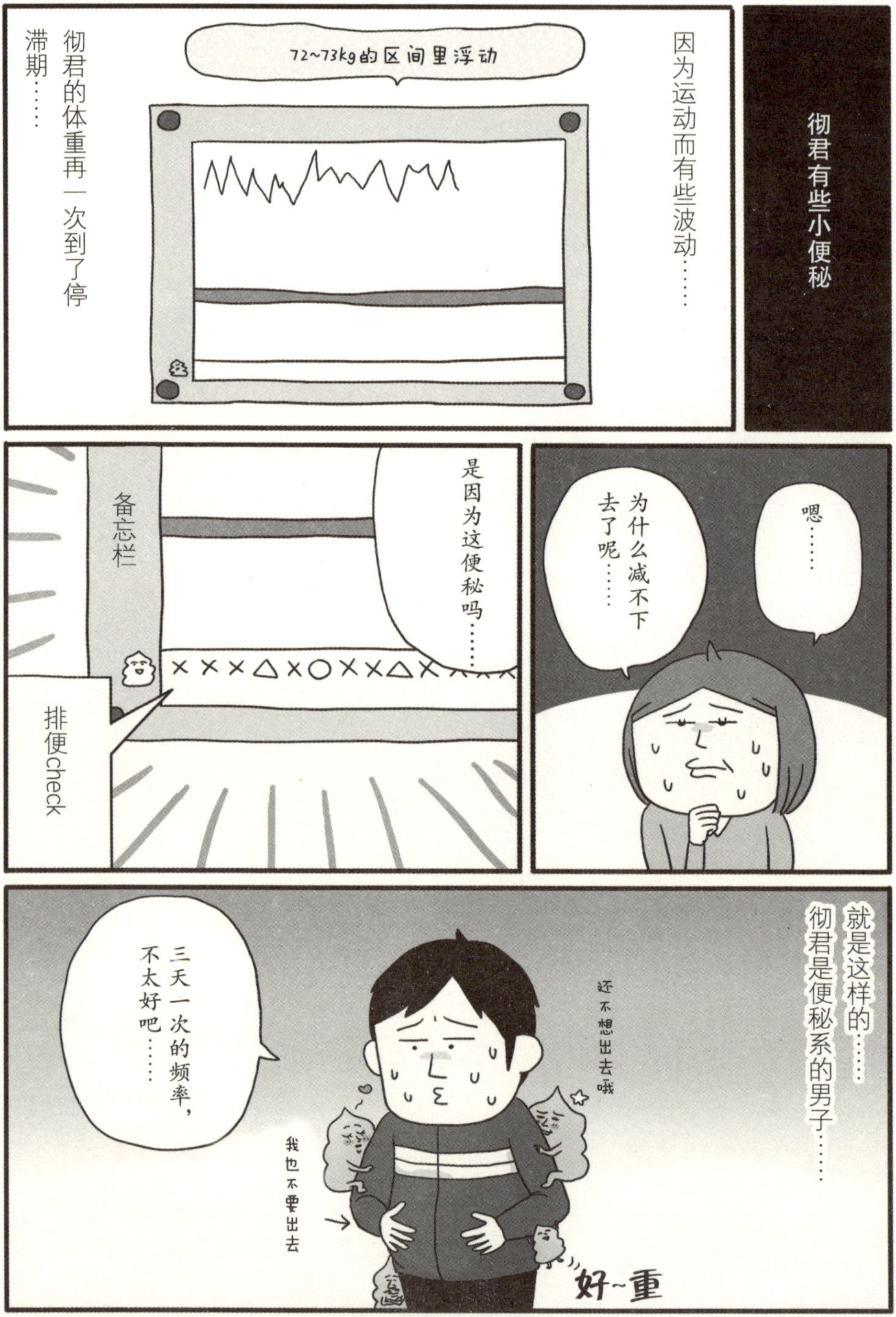

彻君有些小便秘

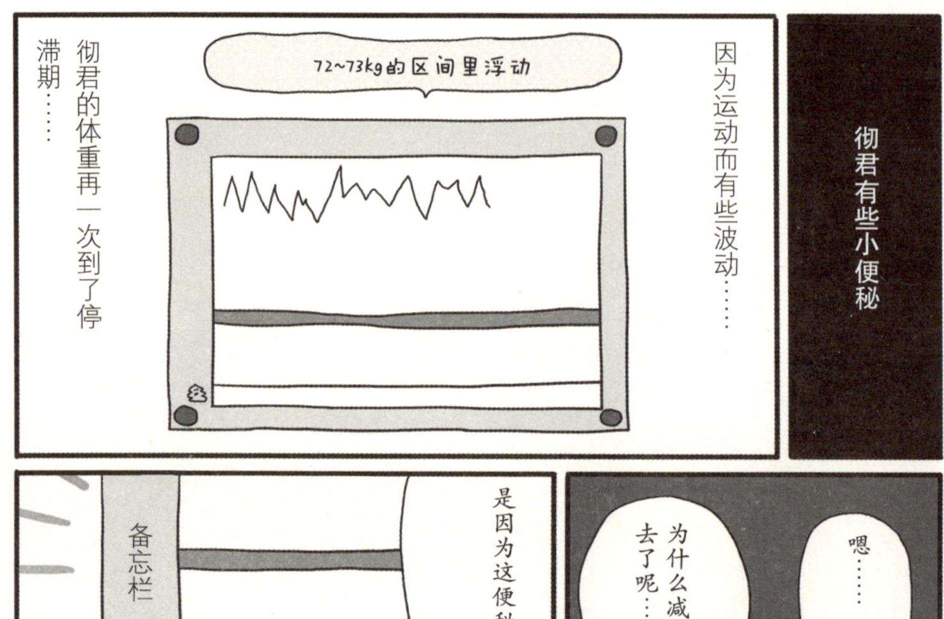

嗯……

为什么减不下去了呢……

是因为这便秘吗……

备忘栏

排便check

×××△×○××△×

就是这样的……彻君是便秘系的男子……

三天一次的频率，不太好吧……

还不想出去哦

我也不要出去

好~重

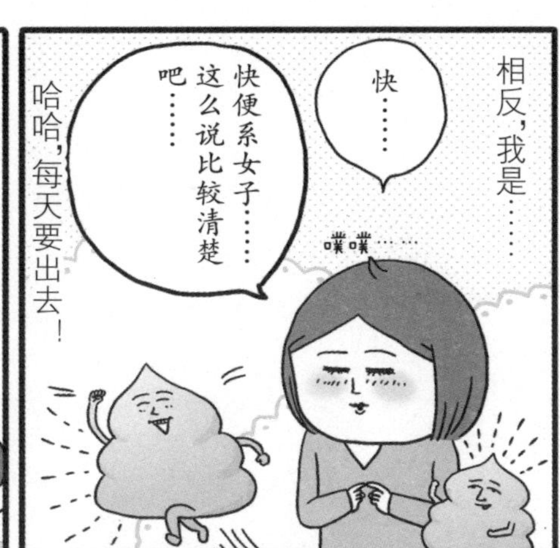
相反，我是……
快……
噗噗……
快便系女子……这么说比较清楚吧……
哈哈，每天要出去！

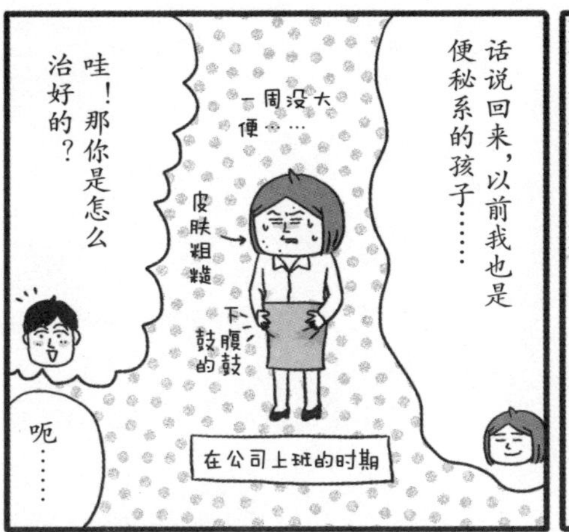
话说回来，以前我也是便秘系的孩子……
一周没大便…
皮肤粗糙
下腹鼓鼓的
在公司上班的时期
哇！那你是怎么治好的？
呃……

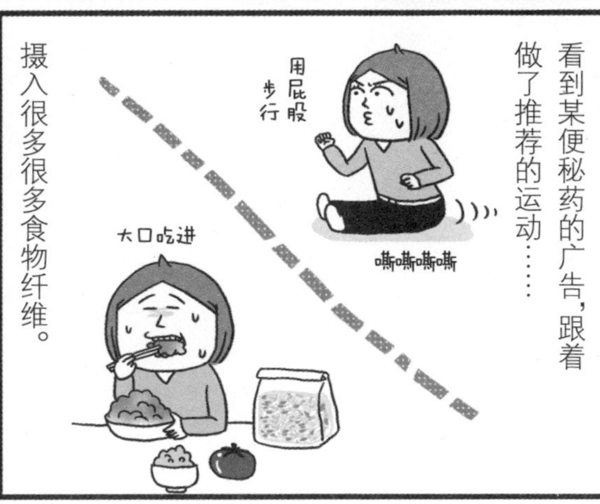
看到某便秘药的广告，跟着做了推荐的运动……
用屁股步行
嘶嘶嘶嘶
摄入很多很多食物纤维。
大口吃进

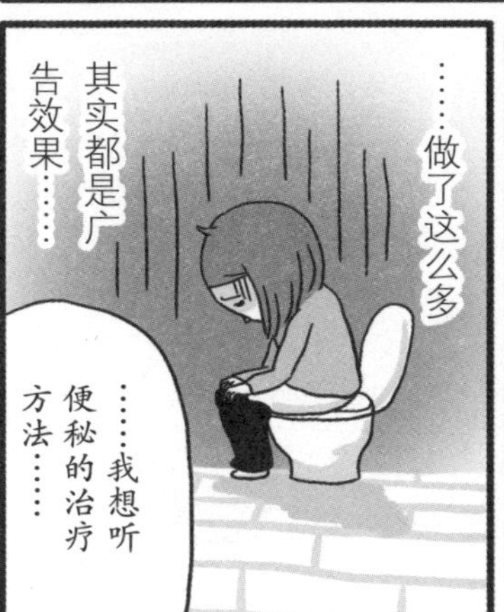
……做了这么多
其实都是广告效果……
……我想听便秘的治疗方法……

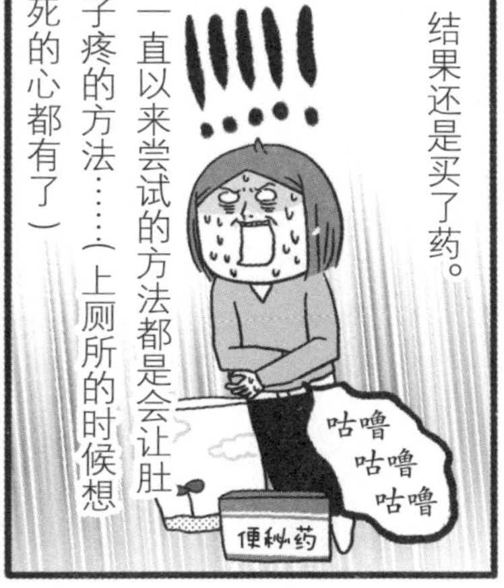
结果还是买了药。
一直以来尝试的方法都是会让肚子疼的方法……（上厕所的时候想死的心都有了）
咕噜咕噜咕噜
便秘药

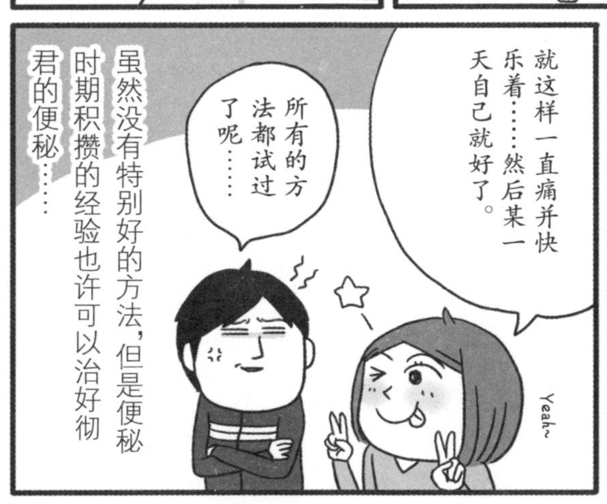
就这样一直痛并快乐着……然后某一天自己就好了。
所有的方法都试过了呢……
Yeah~
虽然没有特别好的方法，但是便秘时期积攒的经验也许可以治好彻君的便秘……

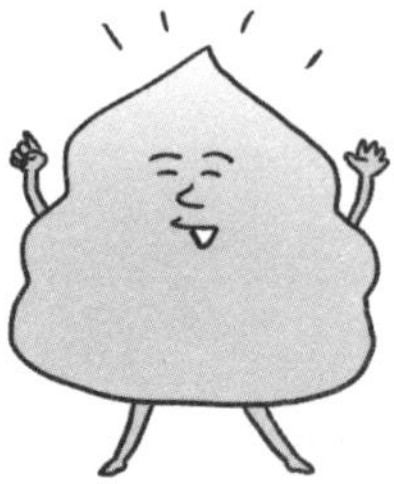

关于大便

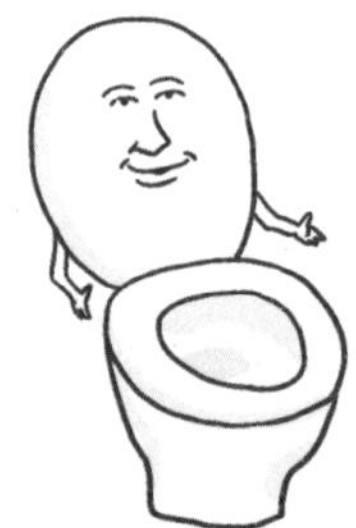

因为便秘，影响到减肥的彻君……没有……排出的大便重量有多少呢？我觉得是可以计算出来的。这些大便全都排出，体质得到改善，才能离减肥成功更进一步。

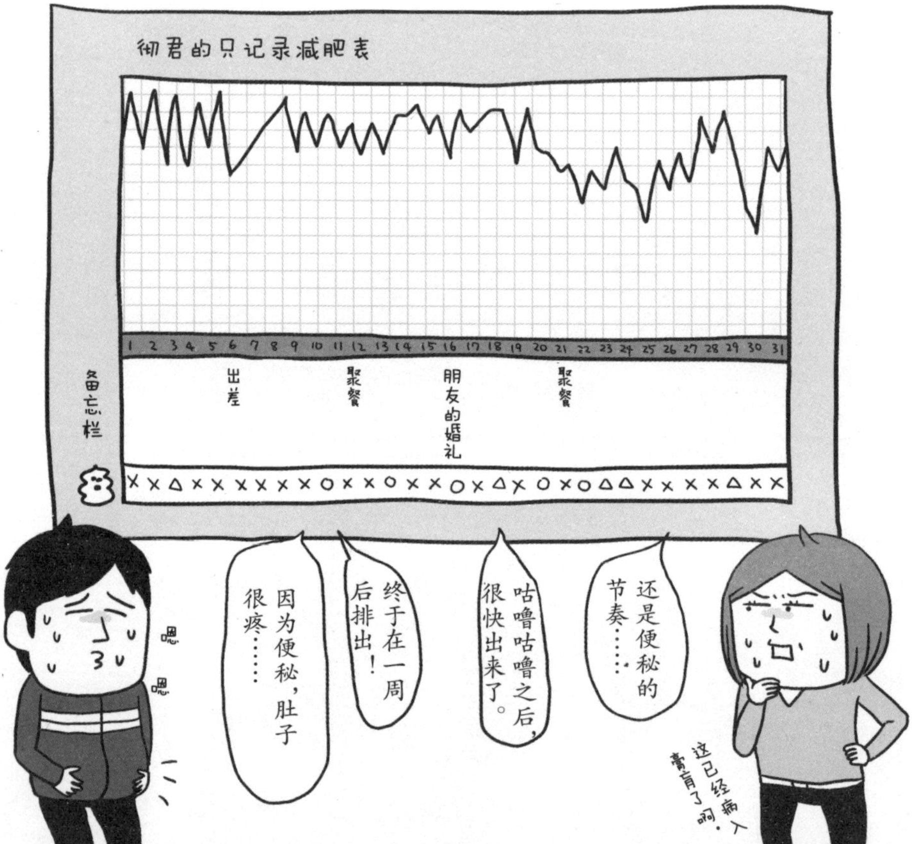

彻君的只记录减肥表

日	备忘栏	
1		×
2		×
3		△
4		×
5		×
6	出差	×
7		×
8		×
9		×
10		○
11		×
12	聚餐	×
13		○
14		×
15		×
16	朋友的婚礼	○
17		×
18		△
19		×
20		○
21	聚餐	×
22		○
23		△
24		△
25		×
26		×
27		×
28		×
29		△
30		×
31		×

因为便秘，肚子很疼……

终于在一周后排出！

咕噜咕噜之后，很快出来了。

还是便秘的节奏……

这已经病入膏肓了啊。

大便的计算方法

一天两次称体重

① 吃完早餐，还没排便时的体重

② 排便后的体重

① 吃完早餐，还没排便时的体重 − ② 排便后的体重 = 大便的重量
吃完了
吃完了……
哔
唰
卫生间
哇！
减下来了！
哔
撒扬娜拉~

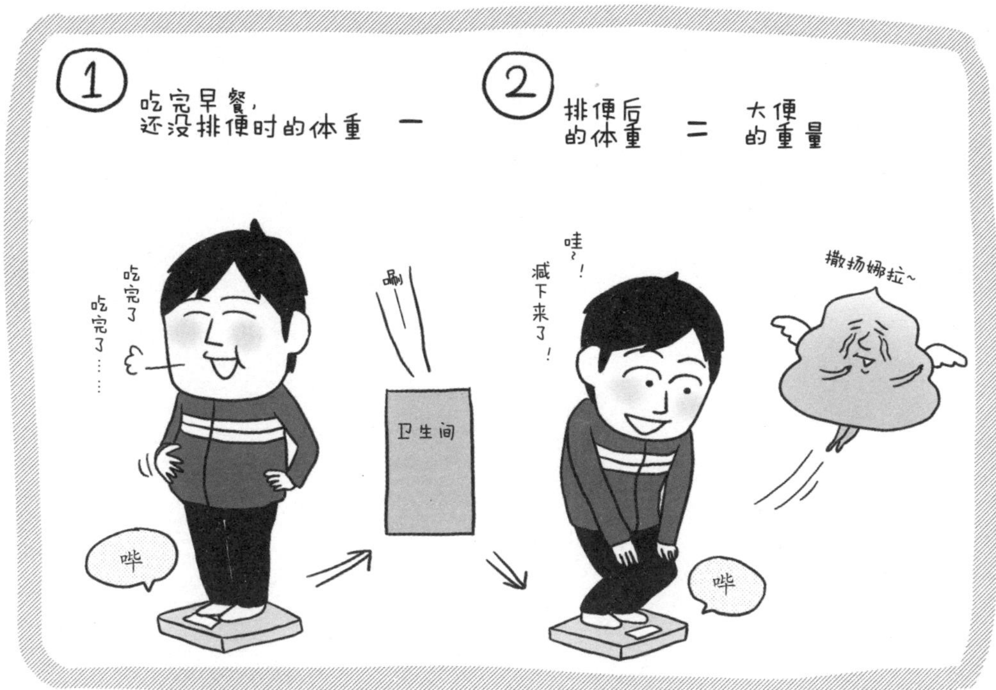

同样的方法，可以测量尿的量

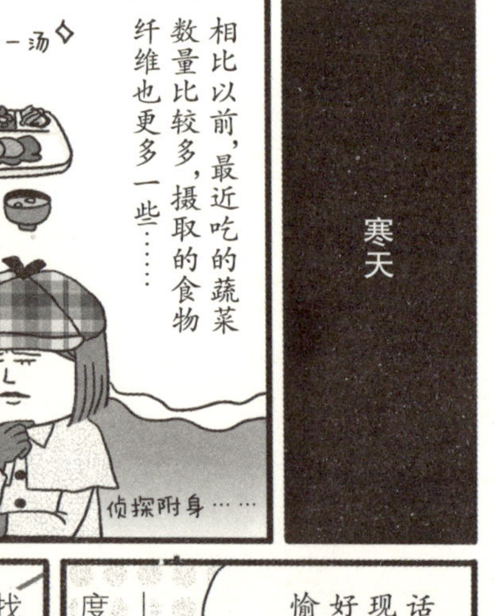
寒天

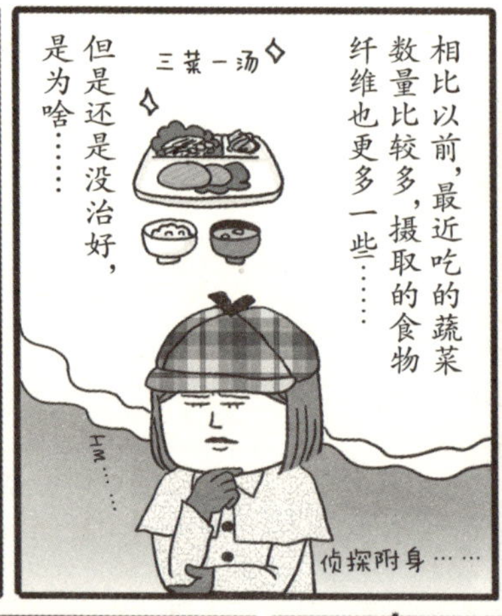
相比以前，最近吃的蔬菜数量比较多，摄取的食物纤维也更多一些……
三菜一汤
但是还是没治好，是为啥……
Hm……
侦探附身……

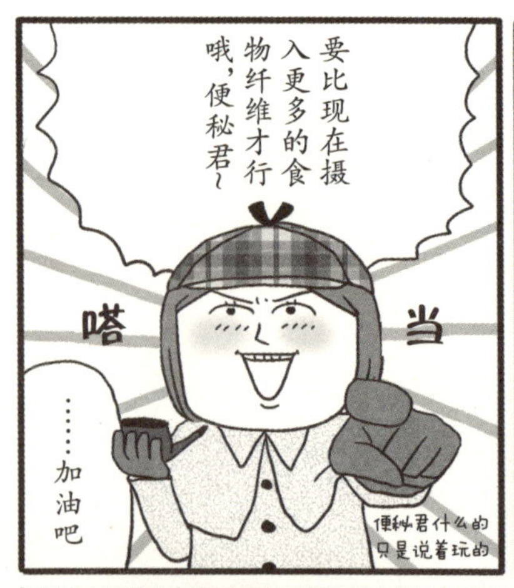
要比现在摄入更多的食物纤维才行哦，便秘君~
嗒
当
……加油吧
便秘君什么的只是说着玩的

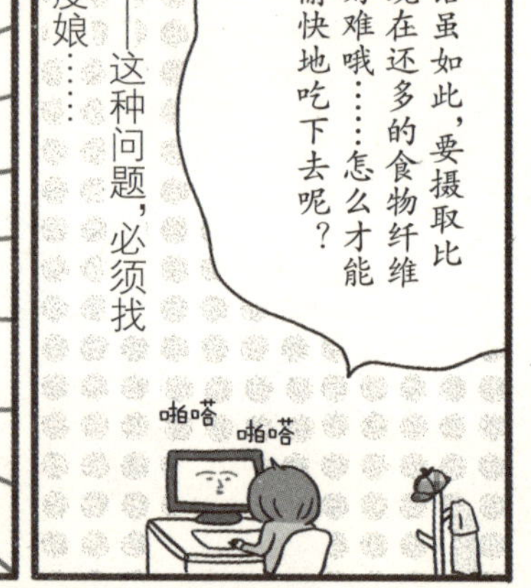
话虽如此，要摄取比现在还多的食物纤维好难哦……怎么才能愉快地吃下去呢？
——这种问题，必须找度娘……
啪嗒
啪嗒

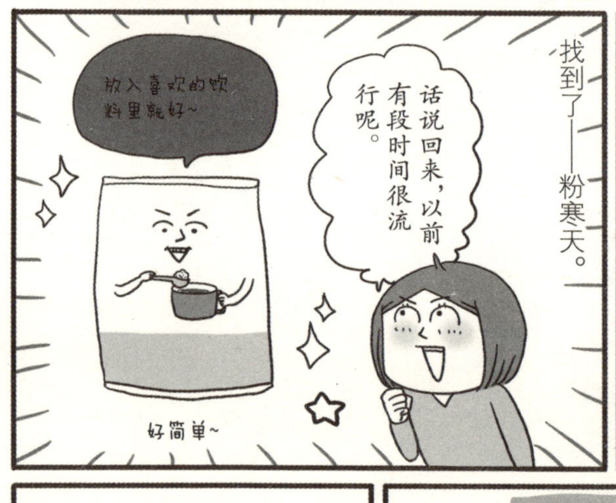
找到了——粉寒天。
话说回来，以前有段时间很流行呢。
放入喜欢的饮料里就好~
好简单~

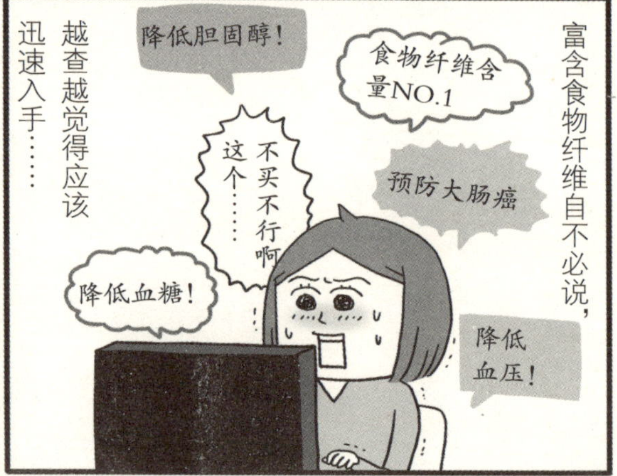
富含食物纤维自不必说，
食物纤维含量NO.1
降低胆固醇！
预防大肠癌
降低血压！
不买不行啊这个……
降低血糖！
越查越觉得应该迅速入手……

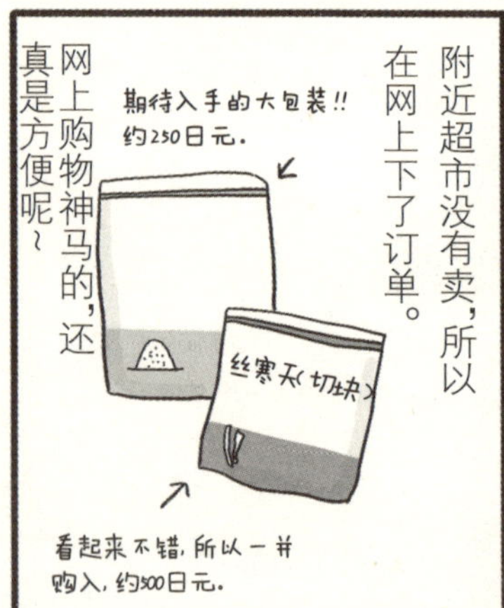
附近超市没有卖，所以在网上下了订单。
网上购物神马的，还真是方便呢~
期待入手的大包装!! 约250日元。
丝寒天(切块)
看起来不错，所以一并购入，约500日元。

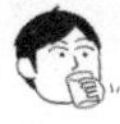

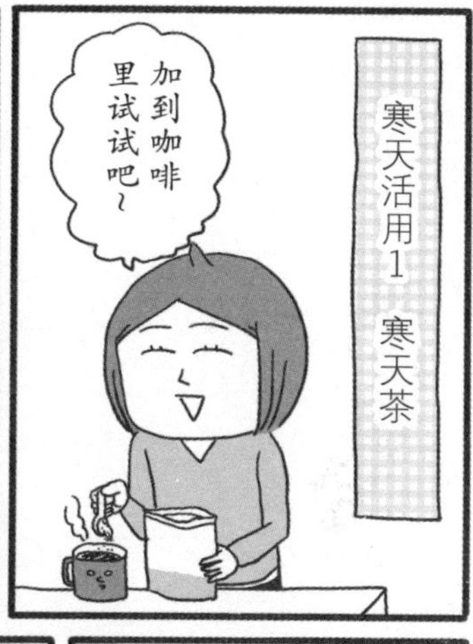
寒天活用1　寒天茶
加到咖啡里试试吧~

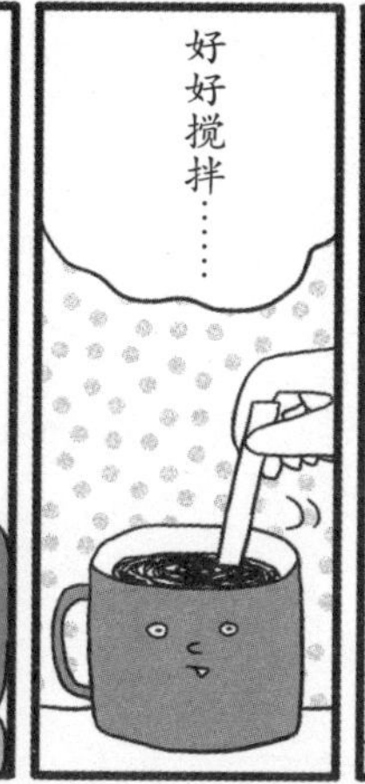
好好搅拌……

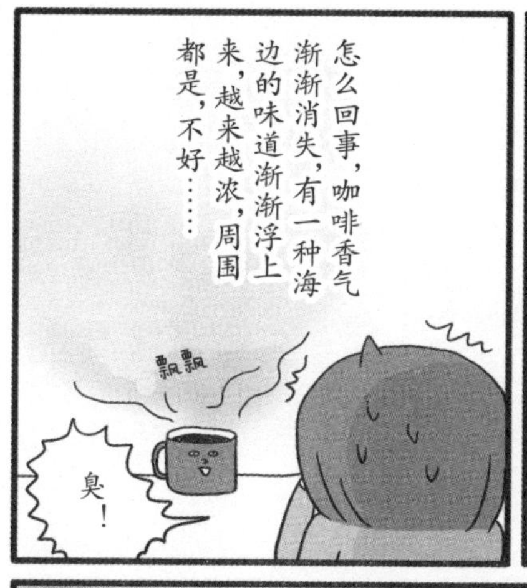
怎么回事，咖啡香气渐渐消失，有一种海边的味道渐渐浮上来，越来越浓，周围都是，不好……
飘飘
臭！

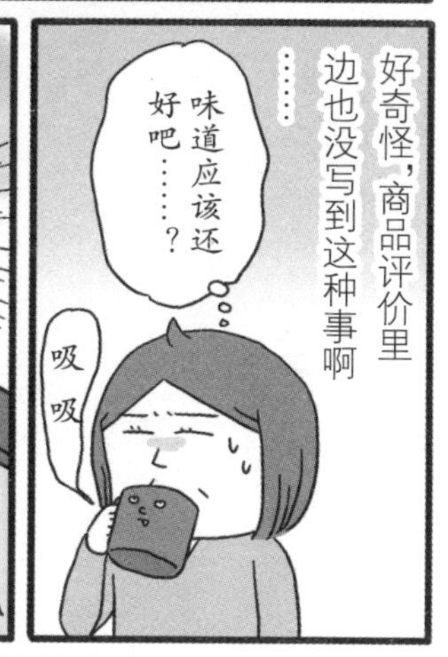
好奇怪，商品评价里边也没写到这种事啊
……
味道应该还好吧……？
吸吸

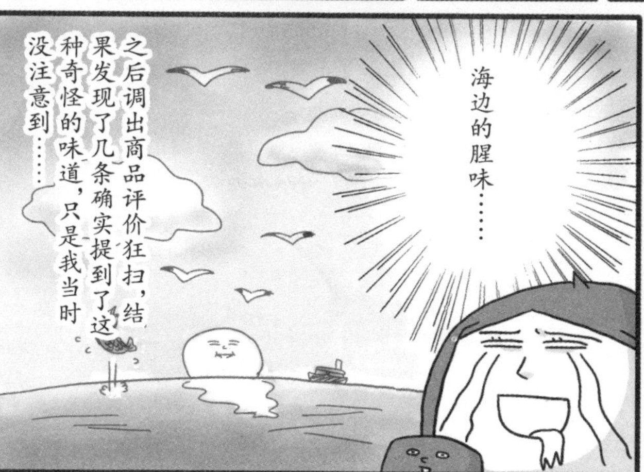
海边的腥味……
之后调出商品评价狂扫，结果发现了几条确实提到了这种奇怪的味道，只是我当时没注意到……

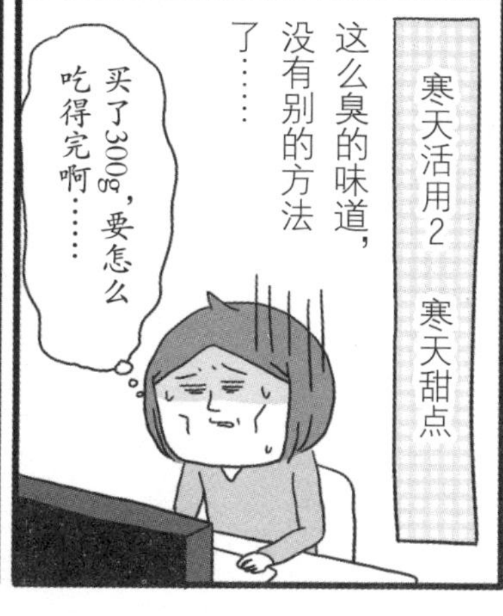
寒天活用2　寒天甜点
这么臭的味道，没有别的方法了……
买了300g，要怎么吃得完啊……

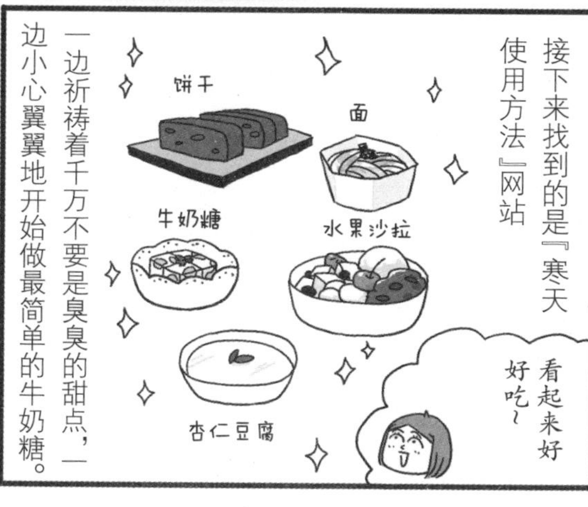
接下来找到的是『寒天使用方法』网站
饼干
面
牛奶糖
水果沙拉
杏仁豆腐
看起来好好吃~
一边祈祷着千万不要是臭臭的甜点，一边小心翼翼地开始做最简单的牛奶糖。

制作方法
① 将200cc的水和5g粉寒天放入锅里混合加热
② 水开之后用文火炖两分钟
还是好臭……
飘
飘
③ 加入3~5大匙白砂糖，加热溶解
④ 寒天液加热之后，加入常温的牛奶300cc
冷的时候加入牛奶，容易出现结块哦~
MILK
⑤ 倒入模具，冷却就OK!!
也可以放入猕猴桃之类的水果块
固
嗒当~

重要的是味道……
一点都不臭，就像是一般的食物，太好了~~
嗯，普通。
寒天，不是没救哦，还好还好~~
顺便说下，如果省略了2，最后可能会变成臭臭的牛奶糖了，请一定注意！
做了很多各种各样的小食，
材料
粉寒天
豆奶
牛奶
牛奶里放入寒天 加入豆奶（常温） 待凝固就好了.
豆奶+牛奶的冻上，淋上黑蜜汁而成的豆奶花风，是我觉得最好吃的小食！

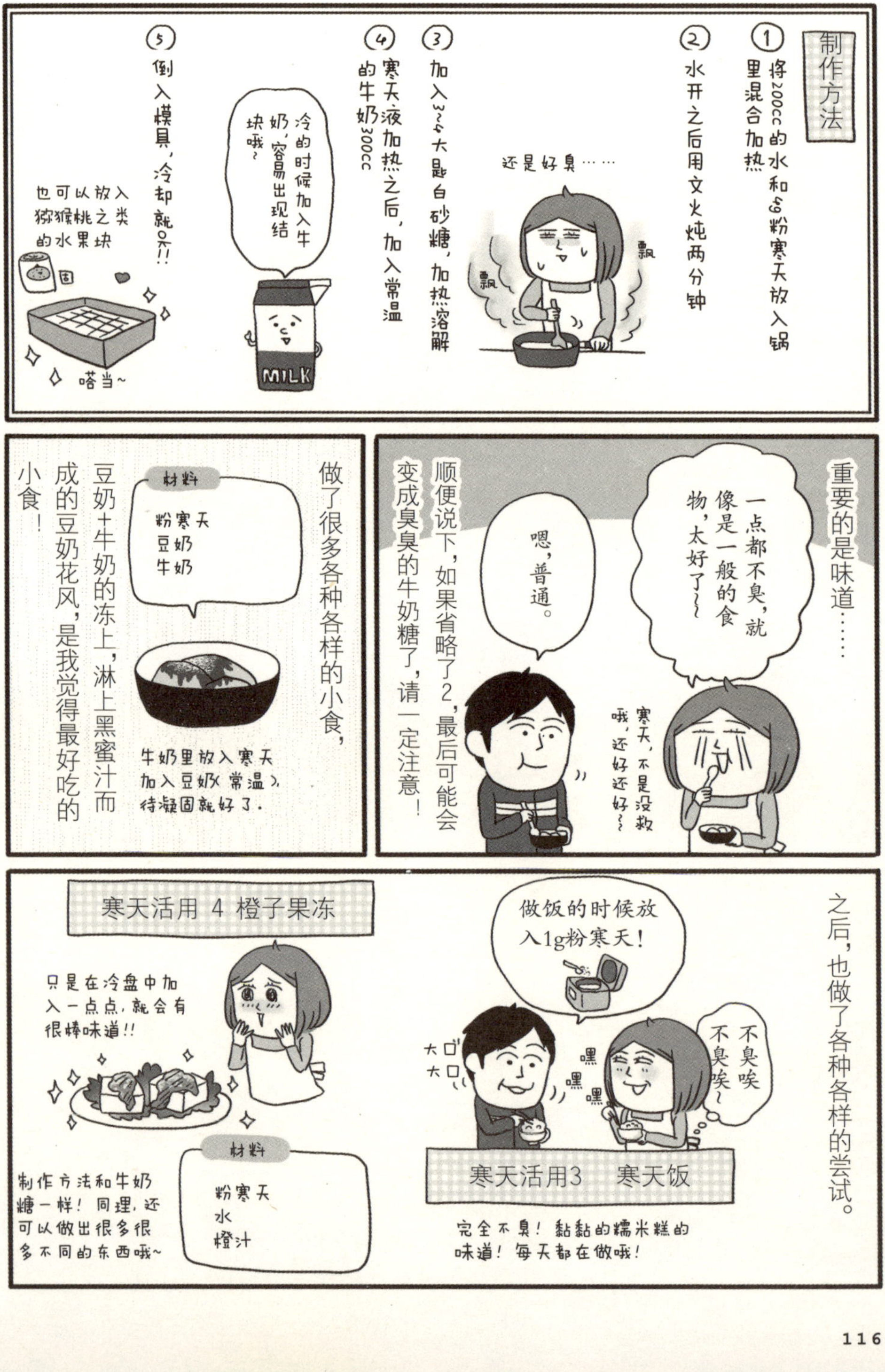

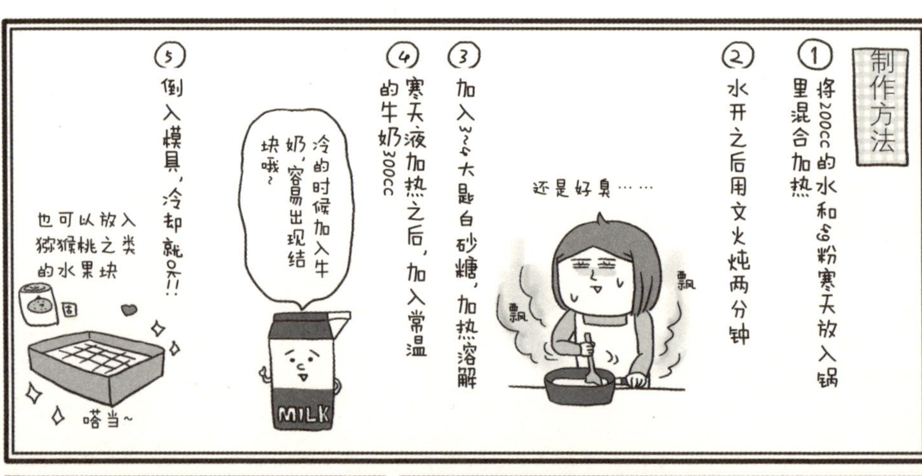

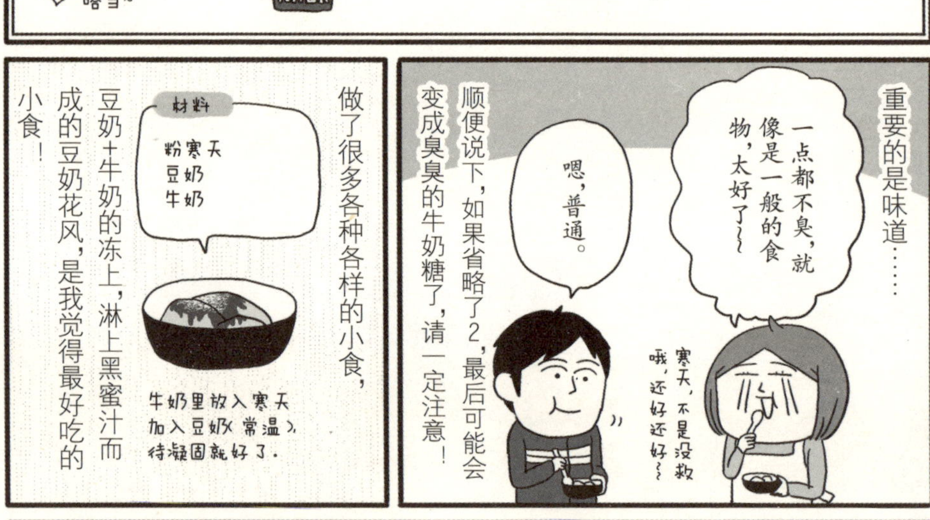

之后，也做了各种各样的尝试。

做饭的时候放入1g粉寒天！

不臭唉 不臭唉~

嘿 嘿 嘿

大口 大口

寒天活用3　寒天饭

完全不臭！黏黏的糯米糕的味道！每天都在做哦！

寒天活用 4 橙子果冻

只是在冷盘中加入一点点，就会有很棒味道!!

材料

粉寒天
水
橙汁

制作方法和牛奶糖一样！同理，还可以做出很多很多不同的东西哦~

寒天活用5　丝寒天的各种

和粉寒天一起购入的切块丝寒天，利用起来更方便（完全不臭）。

虽然没有味道，但是食物纤维up！

放一块进去
味噌汤和其他汤里，可以直接放进去一块！

虑水的时候超级好用！用在沙拉和面里。
拜托啦!!
没有味道，但是食物纤维up！

所以，就能做出这样的一桌，

寒天大集合!!

因为没有味道，所以也不会吐槽
放了寒天的味噌汤
偶尔寒天甜点
寒天饭
冷盘
放了寒天的沙拉

每天不用很麻烦，什么菜里都能放，感觉很不错~！

几天后

怎么样啊？
有没有效果呢？

……
就是这样啊……
咕噜
咕噜
咕噜

没有出来……感觉比以前更严重了呢……
什么?!

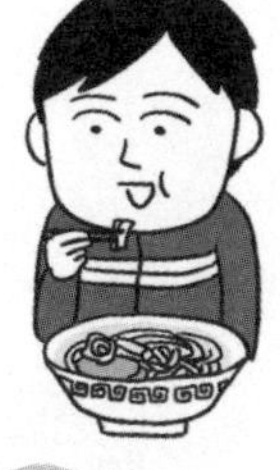

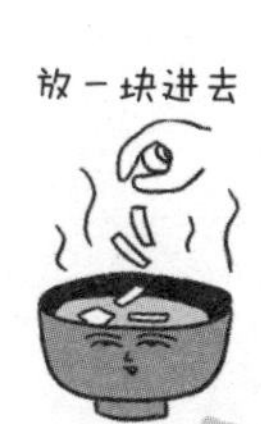

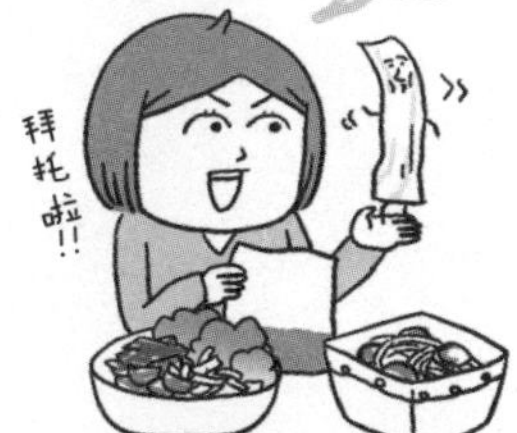

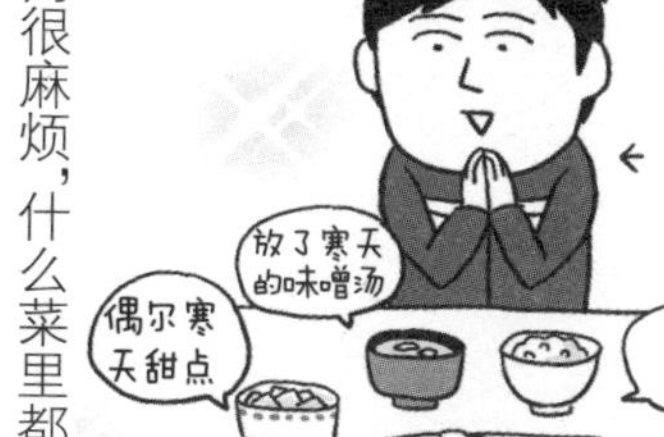

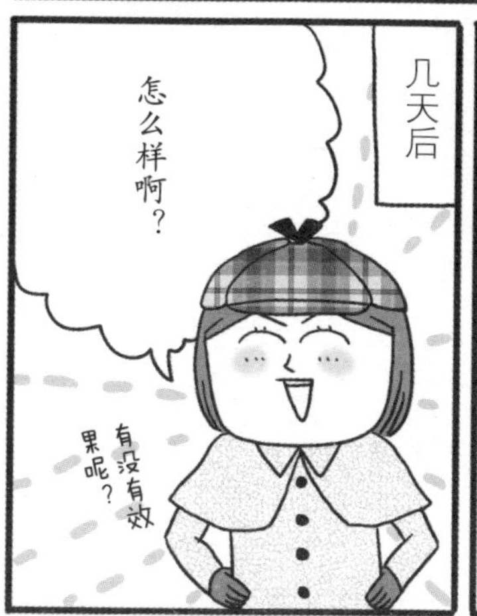

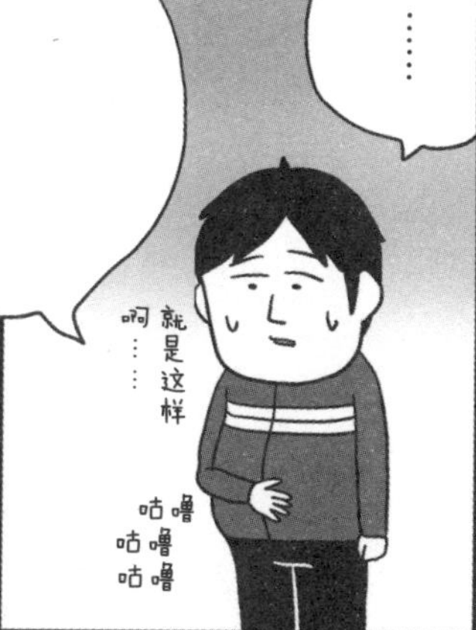

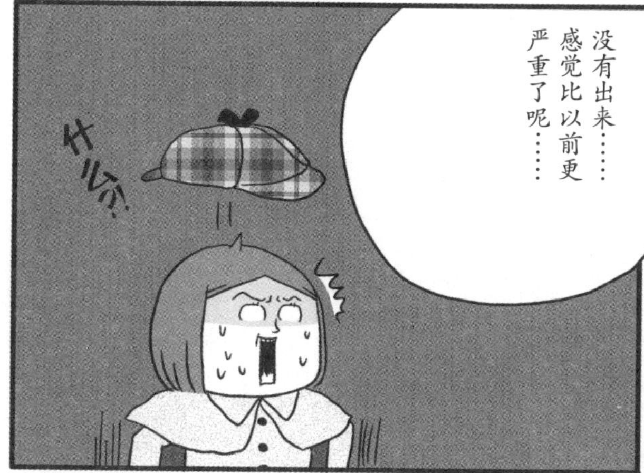

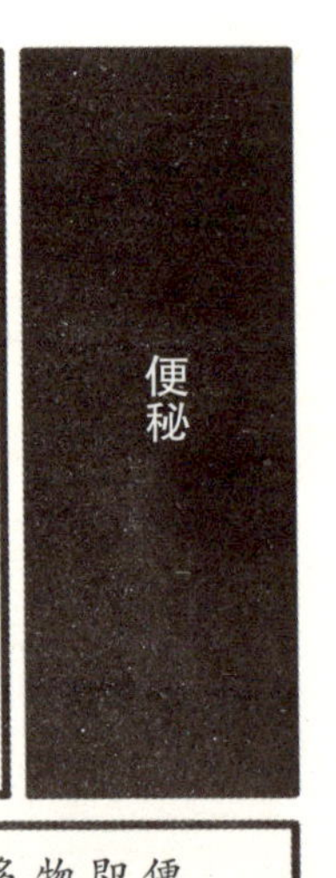

便秘

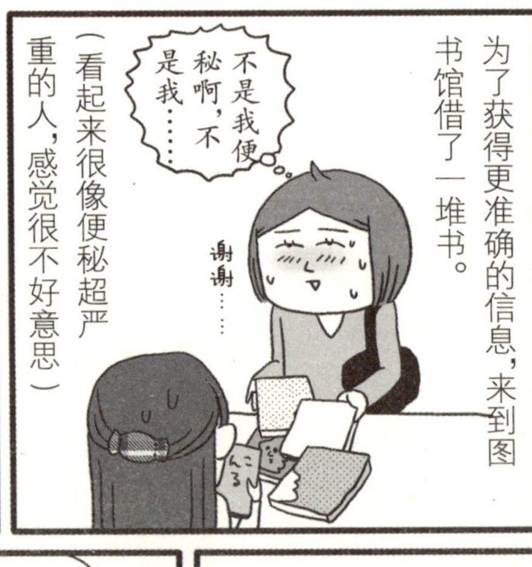

为了获得更准确的信息，来到图书馆借了一堆书。
不是我便秘啊，不是我……
谢谢……
（看起来很像便秘超严重的人，感觉很不好意思）

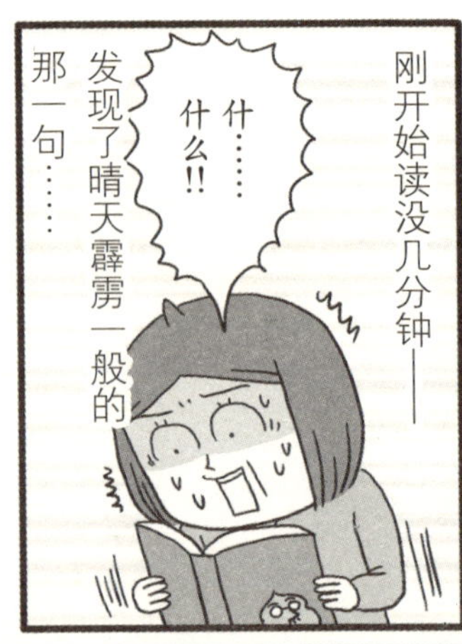

刚开始读没几分钟——
什……什么!!
发现了晴天霹雳一般的那一句……

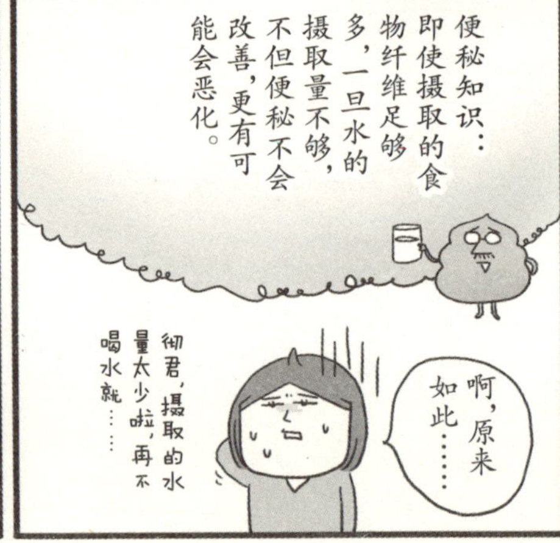

便秘知识：即使摄取的食物纤维足够多，一旦水的摄取量不够，不但便秘不会改善，更有可能会恶化。
啊，原来如此……
彻君，摄取的水量太少啦，再不喝水就……

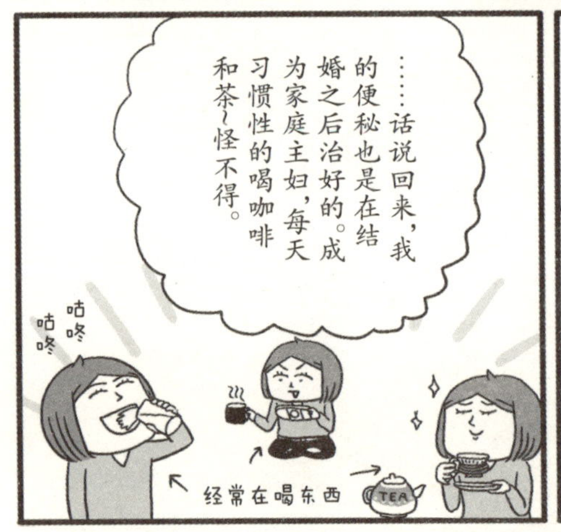

……话说回来，我的便秘也是在结婚之后治好的。成为家庭主妇，每天习惯性的喝咖啡和茶~怪不得。
咕咚咕咚
经常在喝东西
TEA

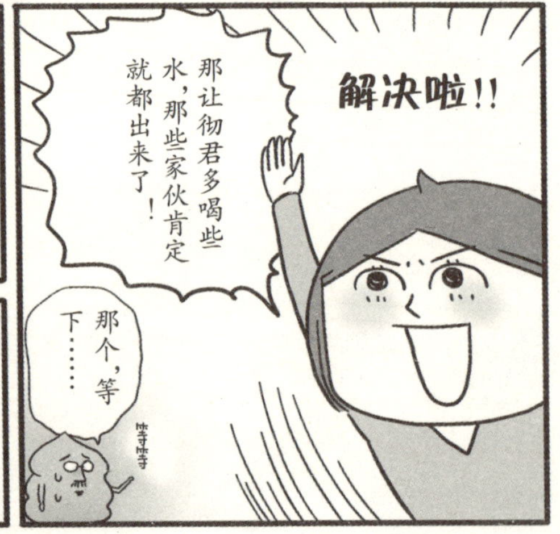

解决啦!!
那让彻君多喝些水，那些家伙肯定就都出来了！
那个，等下……
等等

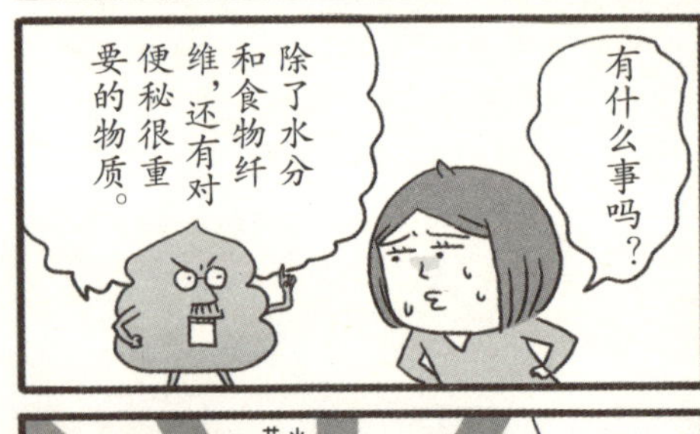

有什么事吗？
除了水分和食物纤维，还有对便秘很重要的物质。

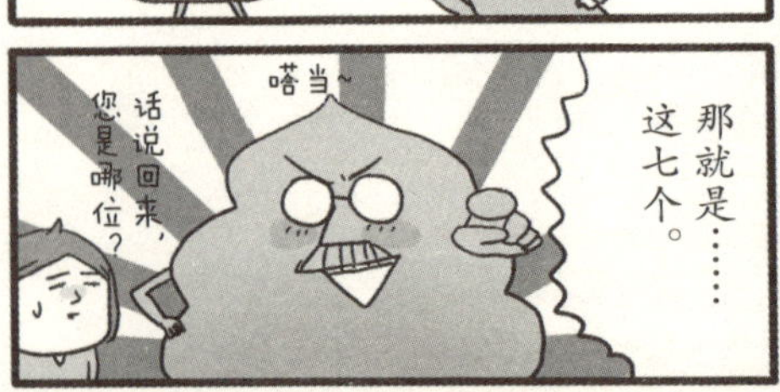

那就是……这七个。
嗒当~
话说回来，您是哪位？

1. 水分

作用　能够让粪便柔软，肠道反射活动所必需之物。早起一杯冷水，会促进肠道蠕动哦！

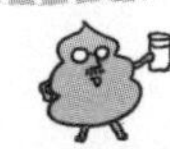

1日摄取量　1.5~2升

推荐
- 矿泉水
- 纯净水

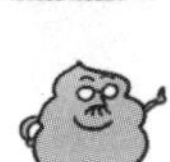

2. 食物纤维

作用　增加粪便的量和柔软度。

1日摄取量　25g以上

推荐摄取方法　非水溶性食物纤维和水溶性食物纤维最理想的摄取比例是2:1

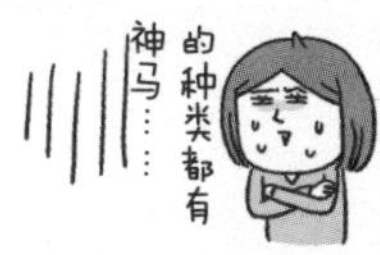

3. 乳酸菌

作用　改善肠道内细菌环境。

1日摄取量　参考服用乳酸菌制品的说明书。

推荐摄取方法　乳酸菌药片、含有植物乳酸菌的酸奶和饮料制品。

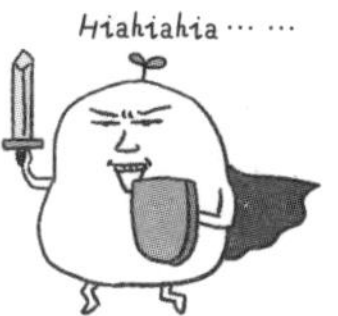

植物性乳酸菌生命力旺盛，吃进去之后，肠道吸收能力会大大增强哦！

4. 橄榄油

作用　刺激小肠

1日摄取量　15~30毫升

推荐摄取方法　加到面包里或者加到各种菜品里……

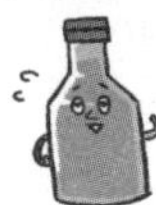

不过热量很高哟……摄取的时候注意摄取量……

5. 低聚糖

作用　有利于肠道内有益菌的增殖。

1日摄取量　不少于3~5g。

推荐摄取方法
- 水果和豆奶等富含低聚糖的食物。
- 用寡糖类调味料代替一般的砂糖。

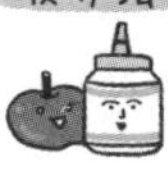

6. Mg元素

作用　增加肠壁活性。

1日摄取量　富含镁元素的海带、纳豆、花生等食物，一日摄取一种以上。

7. 维他命C

作用　增加机体活性

推荐摄取方法　从富含维生素的水果和蔬菜中摄取。或者可以服用维生素片。晨起之后，空腹摄取1~2g，效果会非常好。

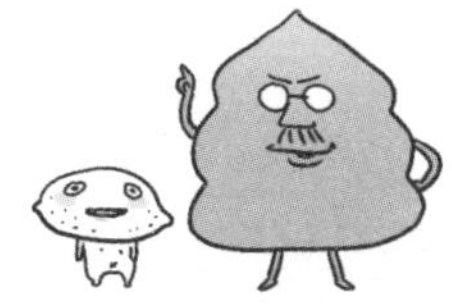

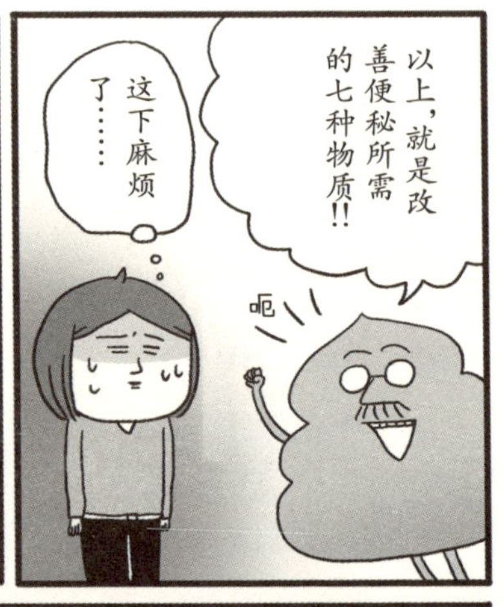
以上，就是改善便秘所需的七种物质!!
这下麻烦了……
呃

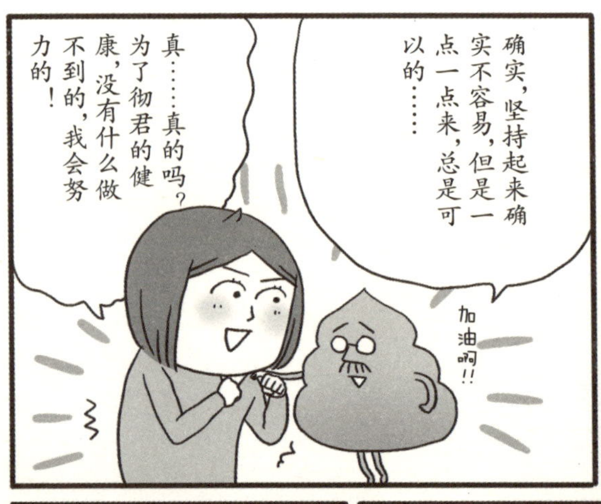
确实，坚持起来确实不容易，但是一点一点来，总是可以的……
真……真的吗？为了彻君的健康，没有什么做不到的，我会努力的！
加油啊!!

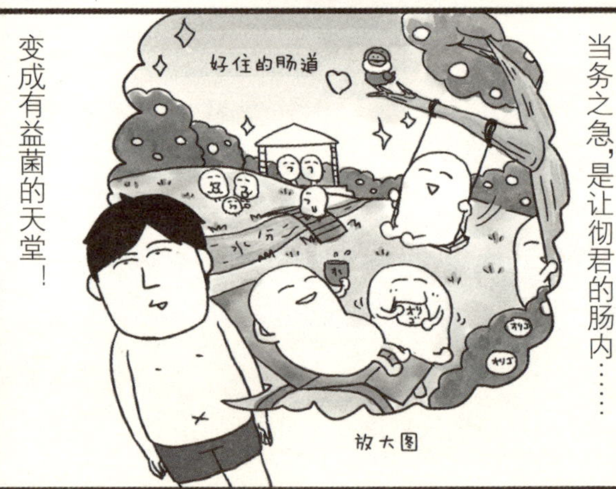
当务之急，是让彻君的肠内……
变成有益菌的天堂！
好住的肠道
放大图

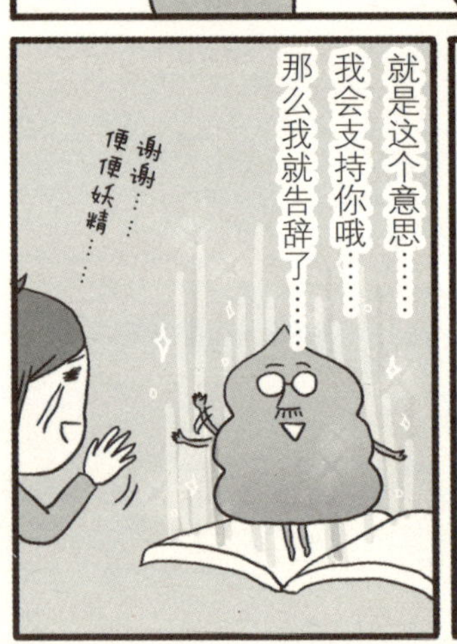
就是这个意思……
我会支持你哦……
那么我就告辞了……
谢谢……便便妖精……

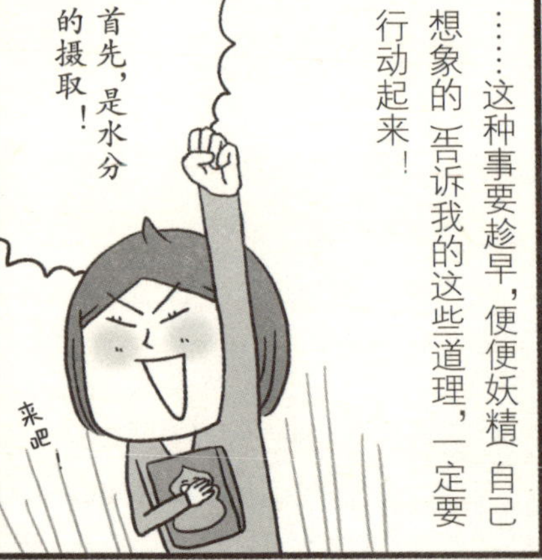
……这种事要趁早，便便妖精 自己想象的 告诉我的这些道理，一定要行动起来！
首先，是水分的摄取！
来吧！

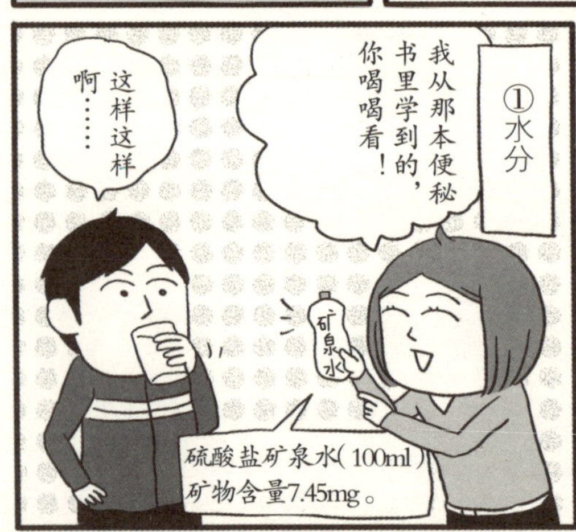
①水分
我从那本便秘书里学到的，你喝喝看！
这样这样啊……
矿泉水
硫酸盐矿泉水（100ml）矿物含量7.45mg。

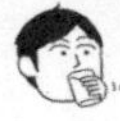

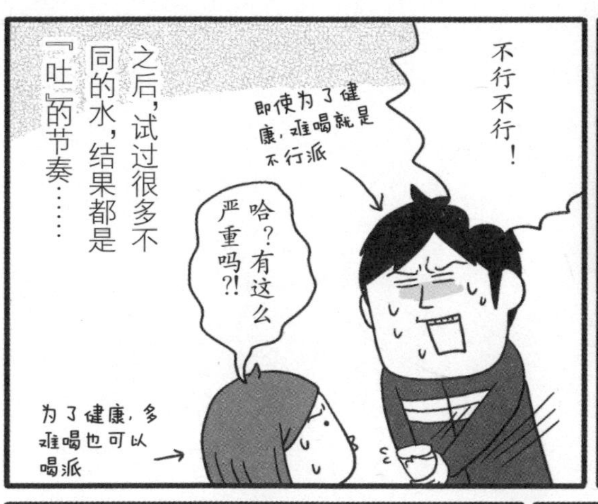
之后，试过很多不同的水，结果都是『吐』的节奏……
不行不行！
即使为了健康，难喝就是不行派
哈？有这么严重吗?!
为了健康，多难喝也可以喝派

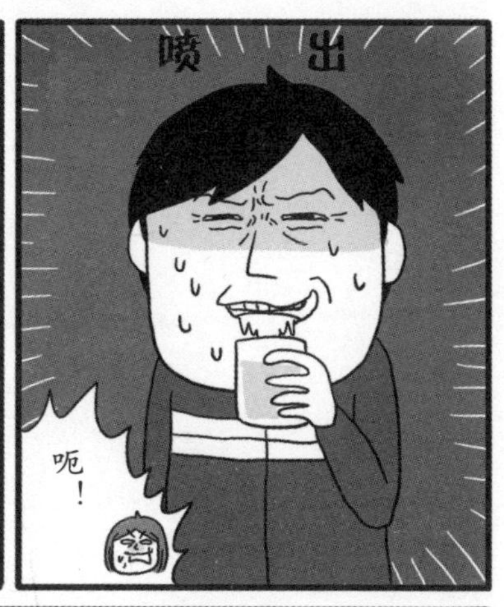
喷出
呃！

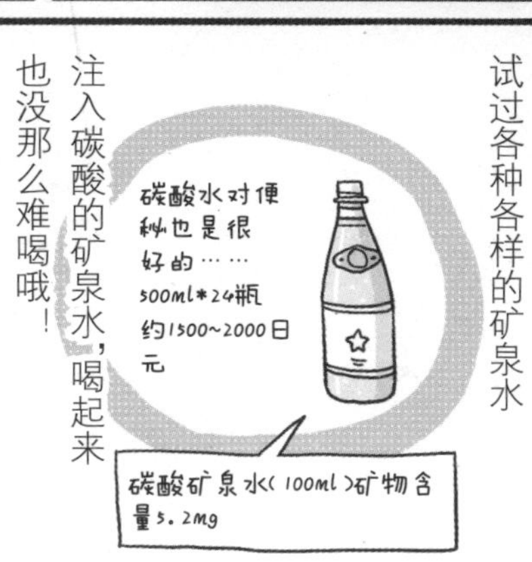
试过各种各样的矿泉水
注入碳酸的矿泉水，喝起来也没那么难喝哦！
碳酸水对便秘也是很好的……
500ml*24瓶
约1500~2000日元
碳酸矿泉水(100ml)矿物含量5.2mg

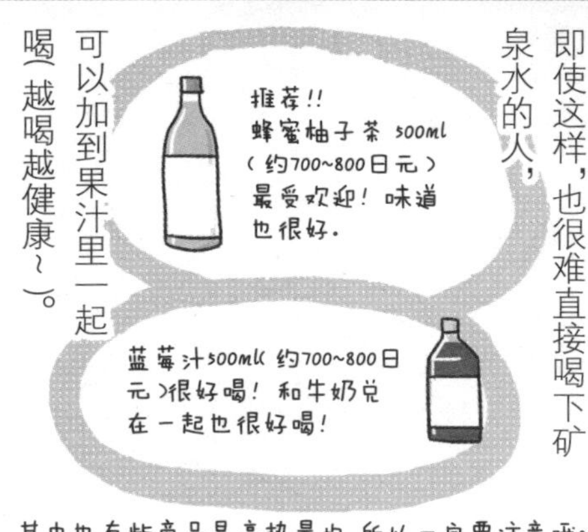
即使这样，也很难直接喝下矿泉水的人，
可以加到果汁里一起喝（越喝越健康~）。
推荐!!
蜂蜜柚子茶 500ml
(约700~800日元)
最受欢迎！味道也很好。
蓝莓汁500ml(约700~800日元)很好喝！和牛奶兑在一起也很好喝！
其中也有些商品是高热量的，所以一定要注意哦~

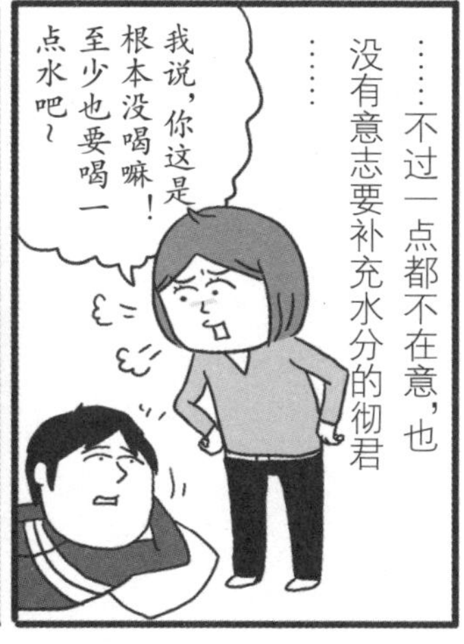
……不过一点都不在意，也没有意志要补充水分的彻君
……
我说，你这是根本没喝嘛！至少也要喝一点水吧~

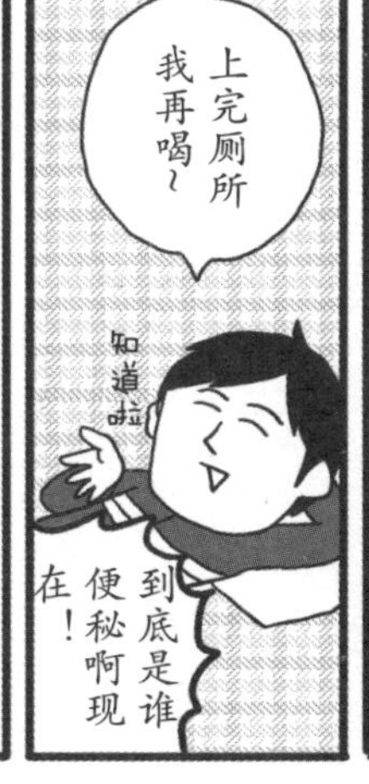
上完厕所我再喝~
知道啦
到底是谁便秘啊现在！

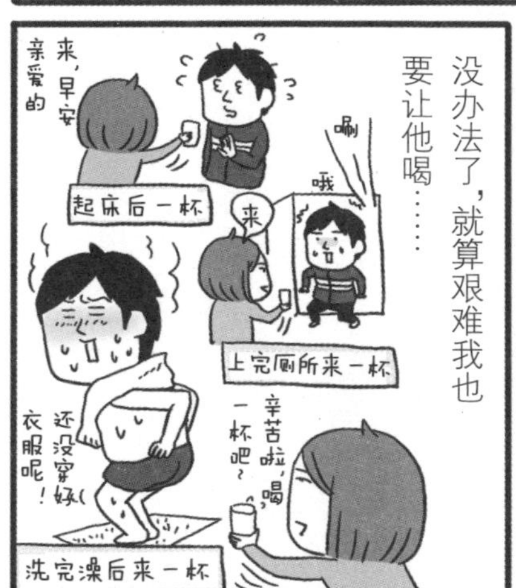
没办法了，就算艰难我也要让他喝……
来，早安
亲爱的
起床后一杯
唰
哦
来
上完厕所来一杯
辛苦啦，喝一杯吧~
还没穿好衣服呢！
洗完澡后来一杯

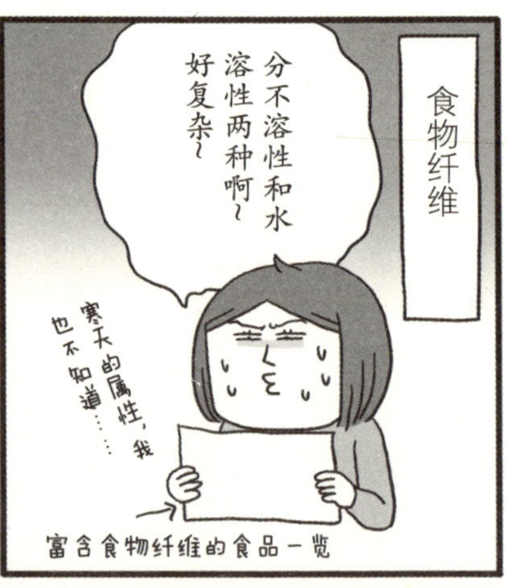
食物纤维
分不溶性和水溶性两种啊~好复杂~
寒天的属性，我也不知道……
富含食物纤维的食品一览

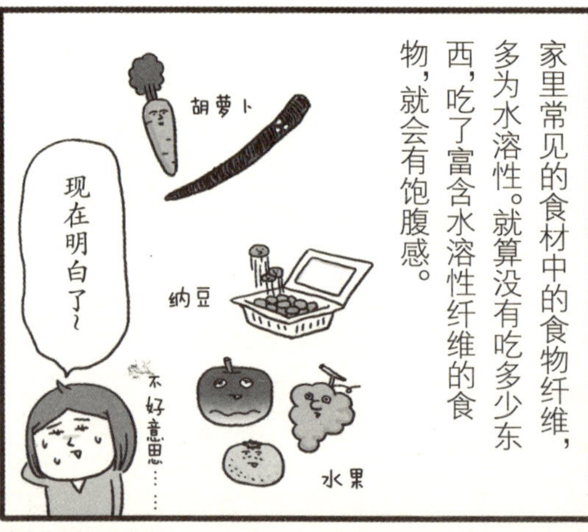
家里常见的食材中的食物纤维，多为水溶性。就算没有吃多少东西，吃了富含水溶性纤维的食物，就会有饱腹感。
胡萝卜
纳豆
水果
现在明白了~
不好意思……

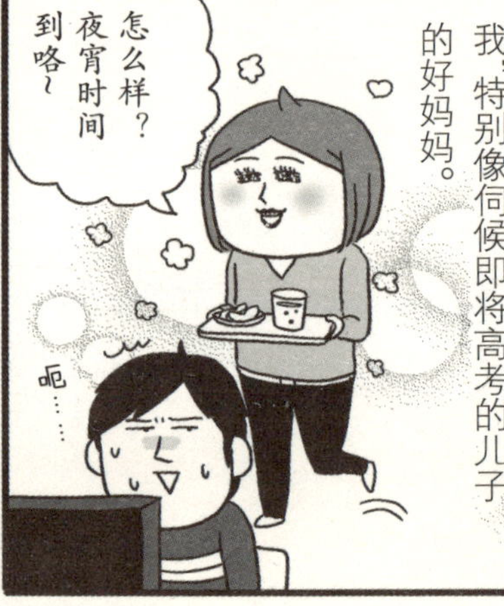
不停地给彻君补充水分和水果的我，特别像伺候即将高考的儿子的好妈妈。
怎么样？夜宵时间到咯~
呃……

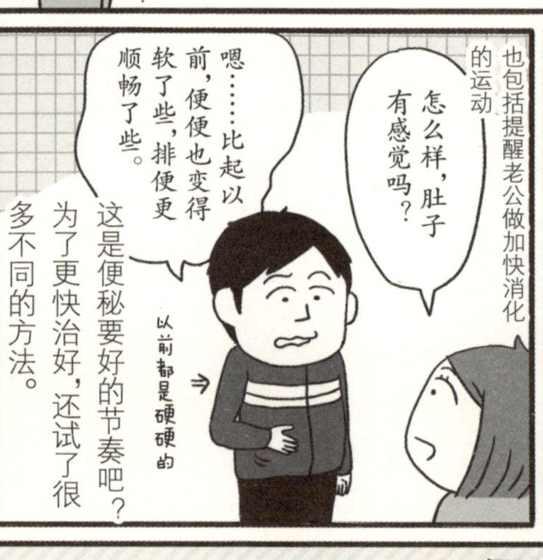
也包括提醒老公做加快消化的运动
怎么样，肚子有感觉吗？
嗯……比起以前，便便也变得软了些，排便更顺畅了些。
以前都是硬硬的
这是便秘要好的节奏吧？为了更快治好，还试了很多不同的方法。

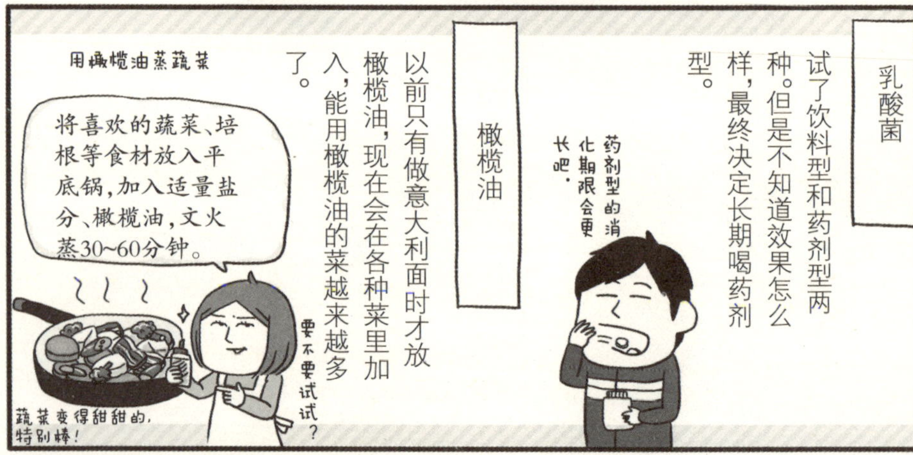
乳酸菌
试了饮料型和药剂型两种。但是不知道效果怎么样，最终决定长期喝药剂型。
药剂型的消化期限会更长吧。
橄榄油
以前只有做意大利面时才放橄榄油，现在会在各种菜里加入，能用橄榄油的菜越来越多了。
要不要试试？
用橄榄油蒸蔬菜
将喜欢的蔬菜、培根等食材放入平底锅，加入适量盐分、橄榄油，文火蒸30~60分钟。
蔬菜变得甜甜的，特别棒！

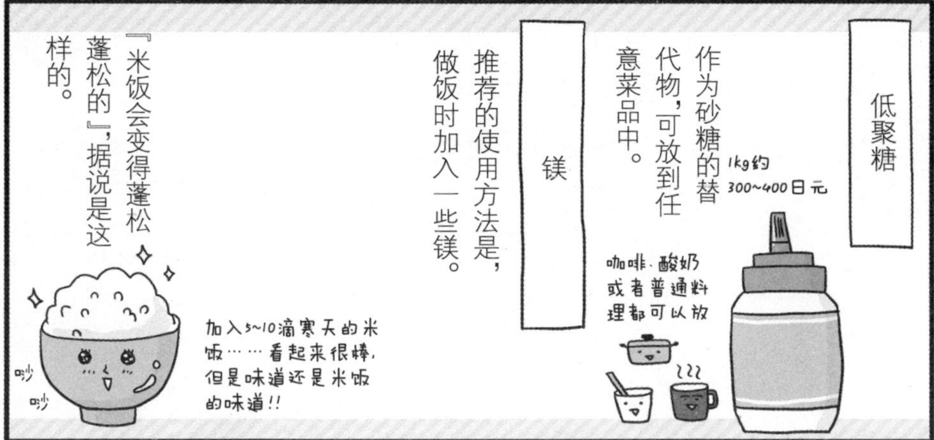
低聚糖
作为砂糖的替代物，可放到任意菜品中。
1kg约300~400日元
咖啡、酸奶或者普通料理都可以放
镁
推荐的使用方法是，做饭时加入一些镁。
『米饭会变得蓬松蓬松的』，据说是这样的。
加入5~10滴寒天的米饭……看起来很棒，但是味道还是米饭的味道!!
吵
吵

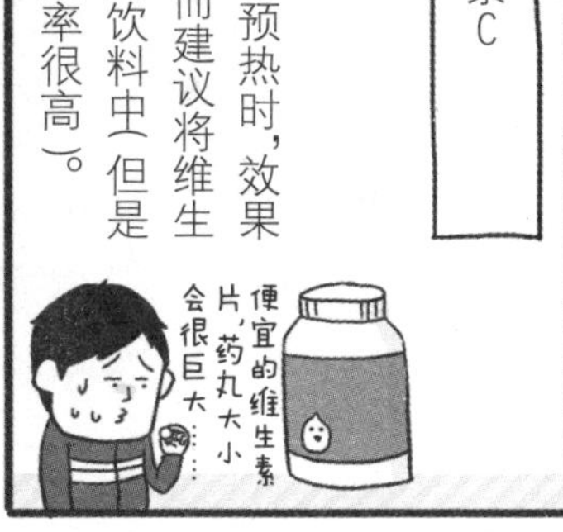
维生素C
维生素C预热时，效果减弱，因而建议将维生素C加到饮料中（但是忘喝的频率很高）。
便宜的维生素片，药丸大小会很巨大……

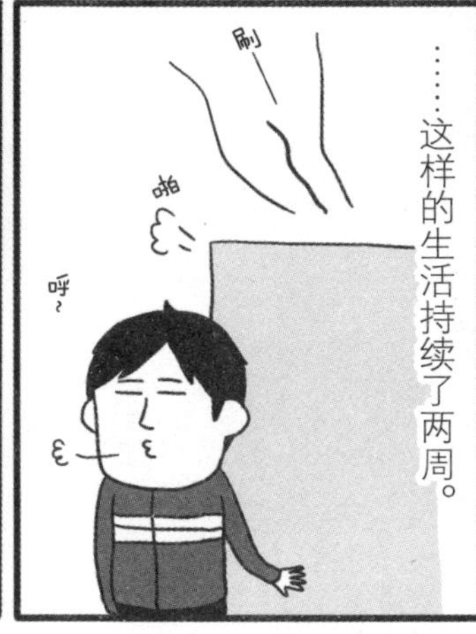
……这样的生活持续了两周。
刷
啪
呼~

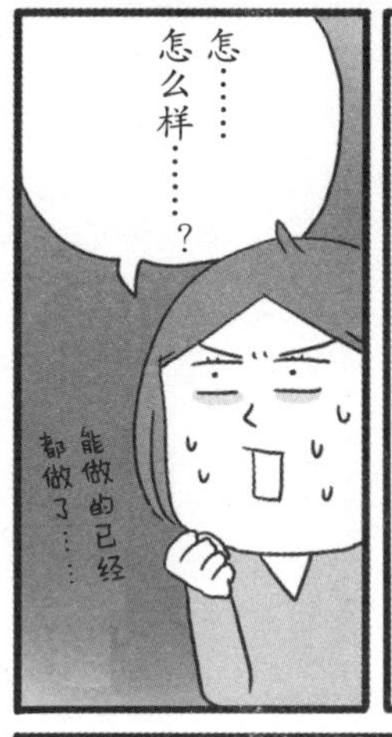
怎……怎么样……？
能做的已经都做了……

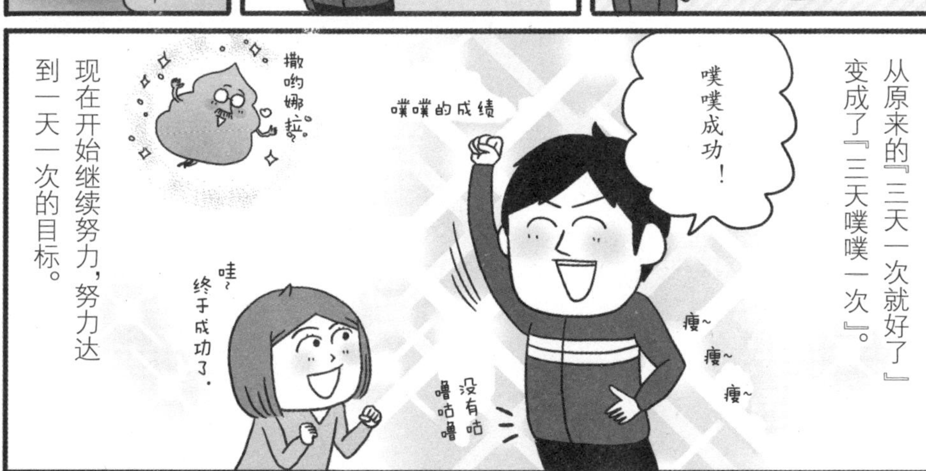
从原来的『三天一次就好了』变成了『三天噗噗一次』。
噗噗成功！
噗噗的成绩
撒哟娜拉~
现在开始继续努力，努力达到一天一次的目标。
哇~终于成功了。
瘦~
瘦~
瘦~
没有咕噜咕噜

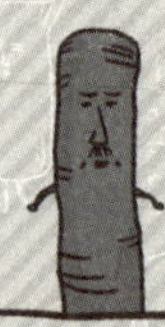
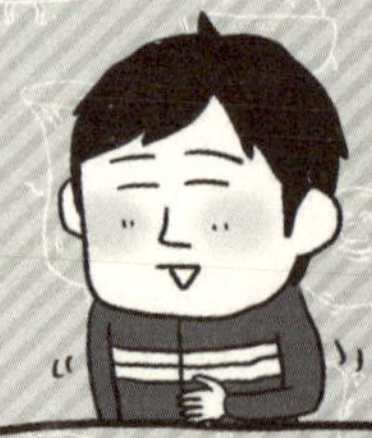

富含食物纤维的食品一览表

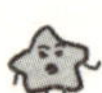

FI值:卡路里(100g食材中含有的)/食物纤维(100g食材中含有的)。
FI值越低,热量越低,食物纤维越多。

SF值:水溶性食物纤维在总食物纤维量中的占比。

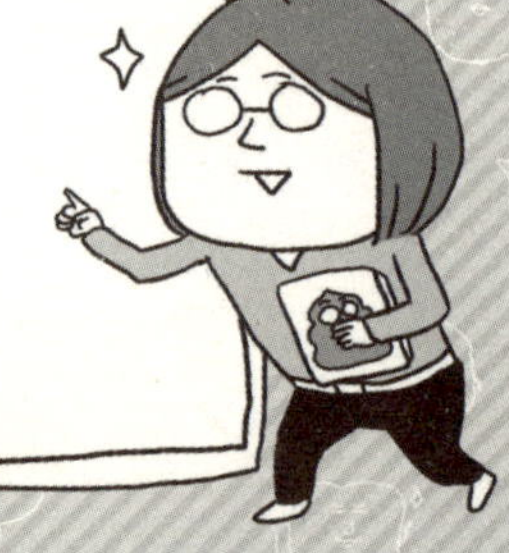

1.谷物类·面类

食品名称	卡路里(kcal)	食品纤维	易溶性食品	不溶性食品	FI值	SF值
全麦面包	264	5.6	2	3.6	47	36
素面	132	2	0.5	1.5	66	20
稗	367	4.3	0.4	3.9	85	9
意大利面	149	1.5	0.4	1.1	99	27
小米	364	3.4	0.4	3	107	12
面包	264	2.3	0.4	1.9	115	17
乌冬	105	0.8	0.2	0.6	131	25
	168	0.3	0	0.3	560	–

2.果物类

食品名称	卡路里（kcal）	食品纤维	易溶性食品	不溶性食品	FI值	SF值
蓝莓	49	3.3	0.5	2.8	15	15
奇异果	53	2.5	0.7	1.8	21	28
草莓	34	1.4	0.5	0.9	24	36
无花果	54	1.9	0.7	1.2	28	37
井油果	187	5.3	1.7	3.6	35	32
苹果	54	1.5	0.3	1.2	36	20
葡萄柚	38	0.6	0.2	0.4	63	33
香蕉	86	1.1	0.1	1	78	9
葡萄	59	0.5	0.2	0.3	118	40

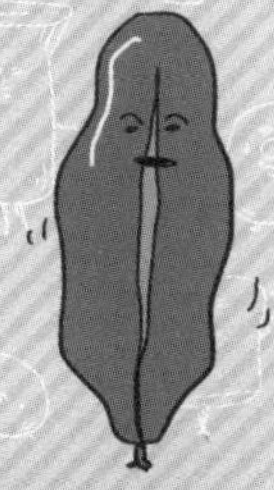
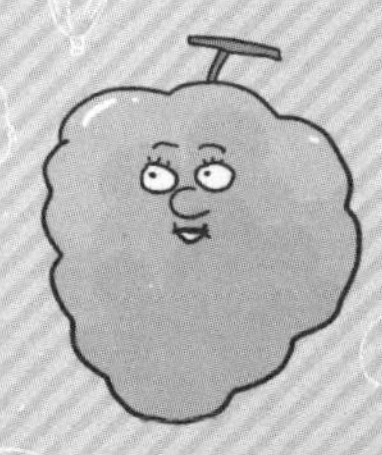
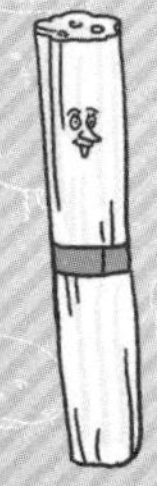
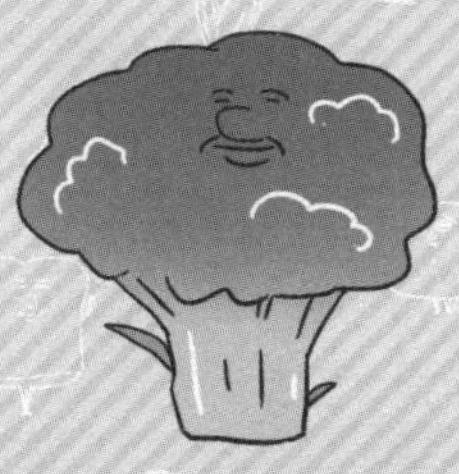
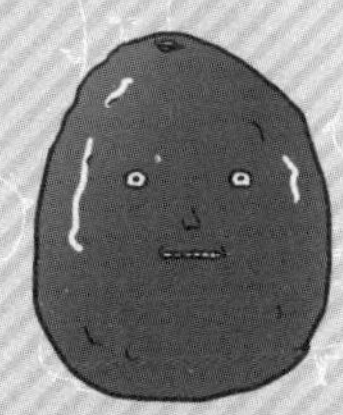

3.豆类·藻类

食品名称	卡路里（kcal）	食品纤维	易溶性食品	不溶性食品	FI值	SF值
寒天(原味)	3	1.5	–	–	2	–
海草	4	1.4	–	–	3	–
豆芽	17	5.8	–	–	3	–
豆腐渣	111	11.5	0.4	11.1	10	3
大豆(过水)	180	7	0.9	6.1	26	13
纳豆	200	6.7	2.3	4.4	30	34
吞豆(过水)	112	4	0.4	3.6	28	10

4.蔬菜类

食品名称	卡路里（kcal）	食品纤维	易溶性食品	不溶性食品	FI值	SF值
蘑菇(过水)	21	4.8	0.2	4.6	4	4
洋蘑菇(过水)	16	3.3	0.1	3.2	5	3

食品名称	卡路里（kcal）	食品纤维	易溶性食品	不溶性食品	FI值	SF值
秋葵（过水）	33	5.2	1.6	3.6	6	31
苦苣	17	2.6	0.5	2.1	7	19
埃及国王菜（过水）	25	3.5	0.8	2.7	7	23
花椰菜（过水）	27	3.7	0.8	2.9	7	22
牛蒡（过水）	58	6.1	2.7	3.4	10	44
莴苣	12	1.1	0.1	1	11	9
黄瓜	14	1.1	0.2	0.9	13	18
卷心菜（生）	23	1.8	0.4	1.4	13	22
胡萝卜（过水）	39	3	1	2	13	33
南瓜（过水）	60	3.6	0.8	2.8	17	22
洋葱（过水）	31	1.7	0.7	1	18	41
番茄	19	1	0.3	0.7	19	30
玉米（过水）	99	3.1	0.3	2.8	32	10
红薯（蒸）	131	3.8	1	2.8	34	26
土豆（蒸）	84	1.8	0.6	1.2	47	33

再也没有抱怨了！

改变入江家的菜谱！

继午餐盘、硅胶蒸气锅、不含油的油炸小吃之后，终于来了——击退便秘的料理！

（相比最初开始的时候）我家的菜单已经日渐完美了（害羞）。

请大家过目（嘴下留情哟）：

自己制定的原则

1. 尽最大所能增加菜品种类。
2. 尽最大所能制作易于大肠吸收排泄的菜品。
3. 尽最大所能加油……！（偶尔还是会低落啦）

烤鱼餐

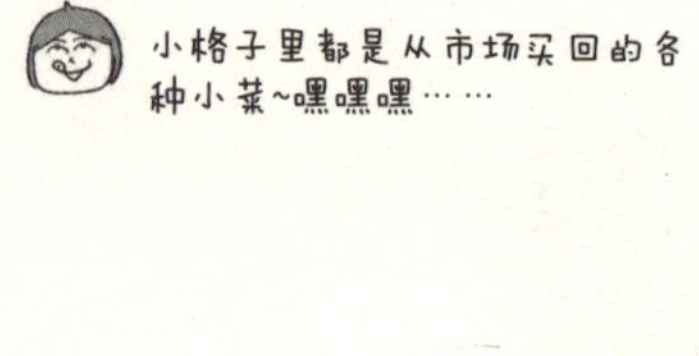

萝卜和培根条沙拉

土豆拌海藻

盐烤三文鱼

照烧鸡排餐

纳豆冷豆腐

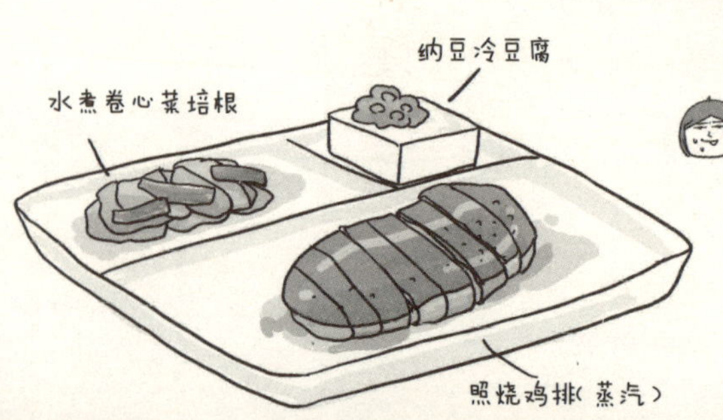

硅胶蒸气锅终于又登场！从这道菜开始就都是用硅胶蒸气锅来做的哟……

和风菌类意大利面

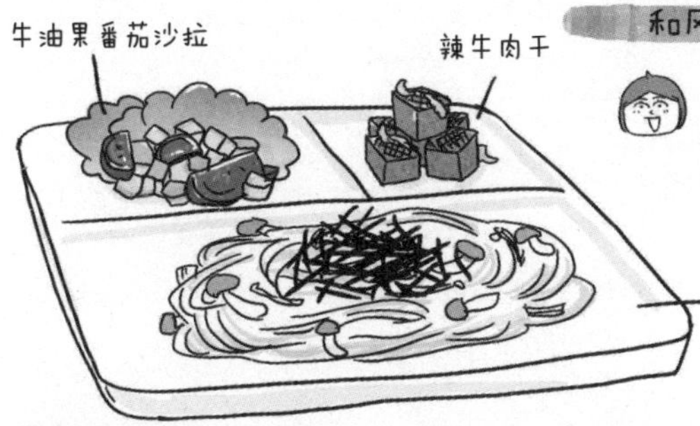

牛油果番茄沙拉

辣牛肉干

居然能用硅胶蒸气锅做出意大利面……简直要逆天！
虽然做法很简单，味道还是很好的~~

和风菌类意大利面（蒸汽）

土豆炖牛肉

蒸三鲜

金平牛蒡

土豆炖牛肉

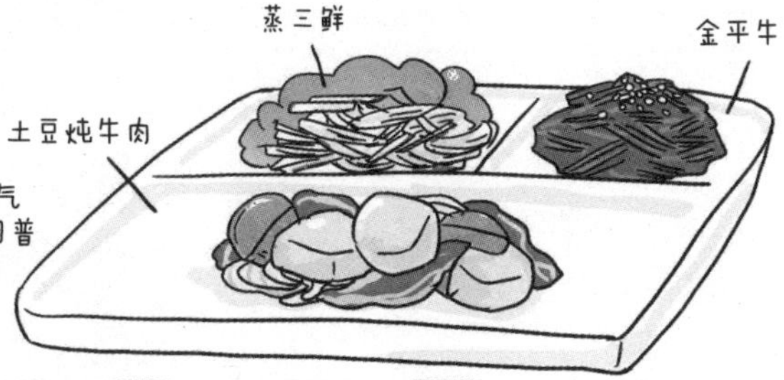

其实这三样都是用硅胶蒸气锅做的，偶尔觉得还是得用普通锅来做一做……嘿嘿

猪排饭

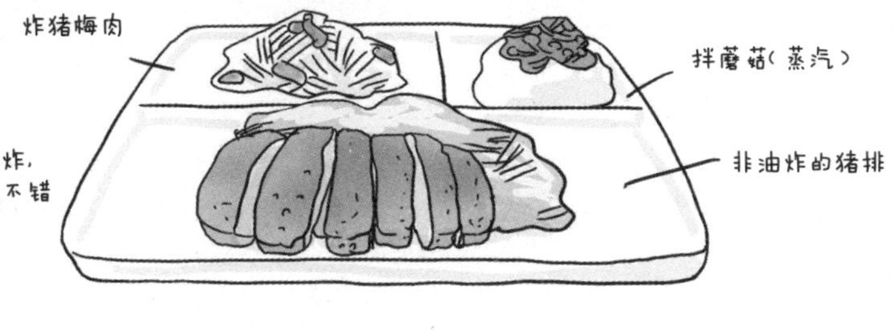

炸猪梅肉

拌蘑菇（蒸汽）

虽然都是非油炸，但是口感都很不错哟!!

非油炸的猪排

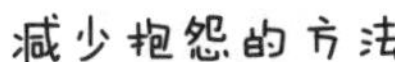

减少抱怨的方法

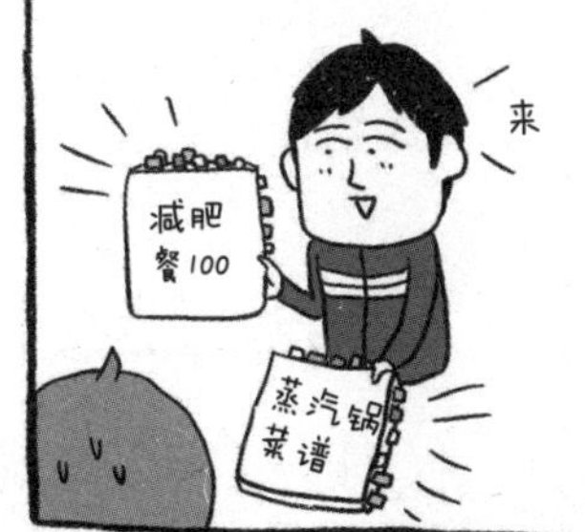

每天做出3样菜实在是难度太高……那天彻君递给我两本料理书，说了一句："这些我想吃的菜，老婆一定要给我做哟~！"结果看到密密麻麻的菜谱……

虽然我不太会做菜，但是看完这些菜谱，会做的菜也渐渐多了起来！而且效果不太好的时候，还可以好不负责任地说"是因为你要吃我才做得哟！"，简直是一石二鸟呢!!

如果家里的那位总是抱怨，不妨试试我这种方法哦!!

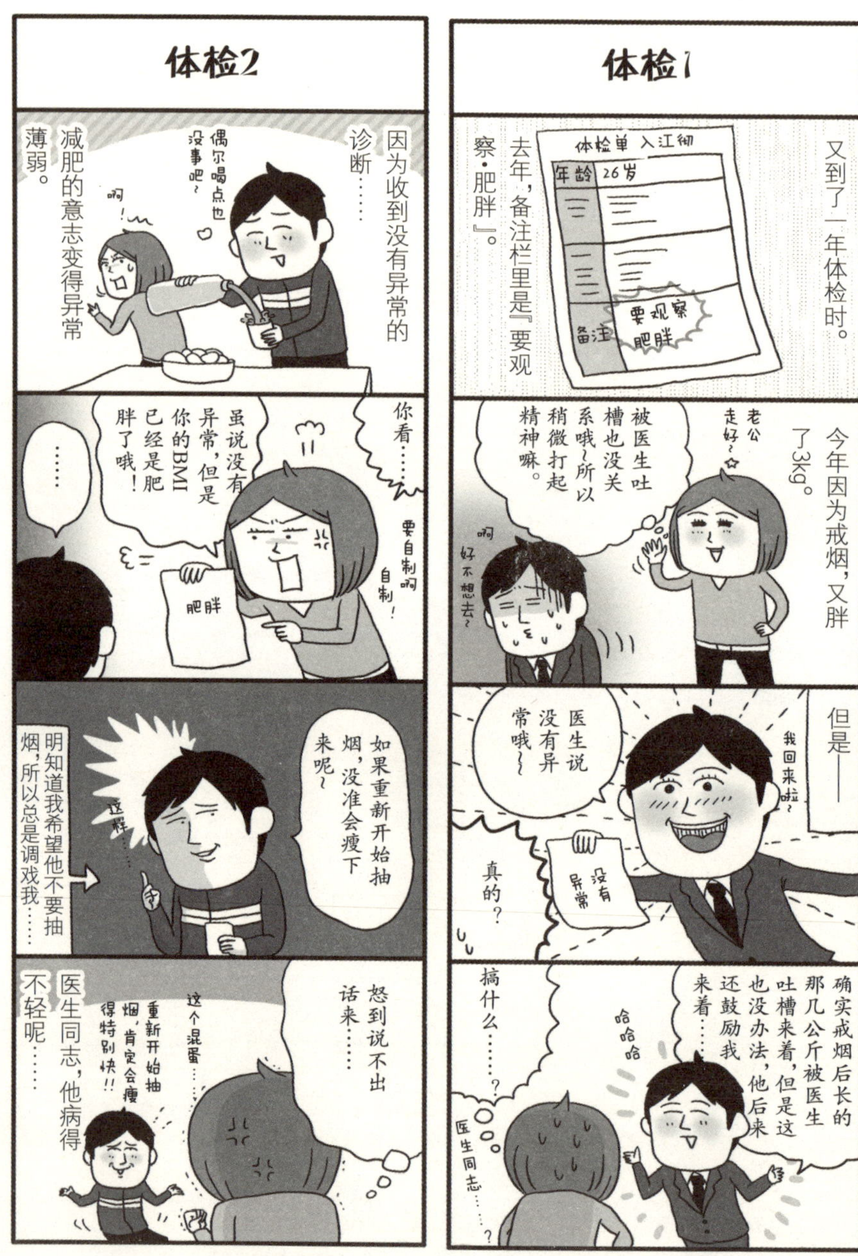

体检1
又到了一年体检时。
体检单 入江御
年龄 26岁
备注
要观察肥胖
去年，备注栏里是『要观察·肥胖』。
今年因为戒烟，又胖了3kg。
老公走好~☆
被医生吐槽也没关系哦~所以稍微打起精神嘛。
啊好不想去~
但是——
我回来啦~
医生说没有异常哦~~
没有异常
真的？
确实戒烟后长的那几公斤被医生吐槽来着，但是这也没办法，他后来还鼓励我来着……
哈哈哈
搞什么……？
医生同志……？
体检2
因为收到没有异常的诊断……
偶尔喝点也没事吧~
啊！
减肥的意志变得异常薄弱。
你看……
虽说没有异常，但是你的BMI已经是肥胖了哦！
要自制啊
自制！
肥胖
……
如果重新开始抽烟，没准会瘦下来呢~
这样……
明知道我希望他不要抽烟，所以总是调戏我……
怒到说不出话来……
这个混蛋……
重新开始抽烟，肯定会瘦得特别快!!
医生同志，他病得不轻呢……

第5章

心里暗示 也可以瘦

虽然体重一直减少，但是越来越没精神的彻君。

很希望能给他提建议，帮帮他，

就让我用这双手将十足的干劲，送入他的心里。

老公的心

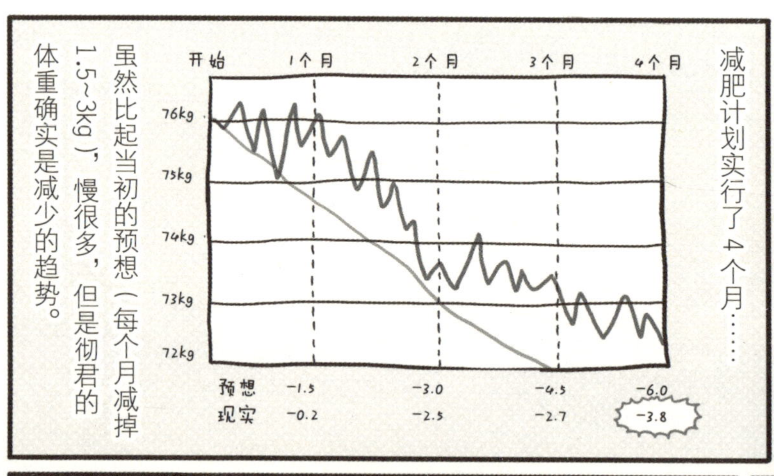
减肥计划实行了4个月……
开始
1个月
2个月
3个月
4个月
76kg
75kg
74kg
73kg
72kg
预想
现实
-1.5
-0.2
-3.0
-2.5
-4.5
-2.7
-6.0
-3.8
虽然比起当初的预想（每个月减掉1.5~3kg），慢很多，但是彻君的体重确实是减少的趋势。

但是，相比体重……
哈~？

今天怎么只有这些？
还有别的吗？
彻君的干劲消失得更快。
简单的菜品

偶尔会浮起『要看媳妇的脸色』的感觉……!!
偶尔还是要吃点烤肉和天妇罗的，好想吃点油啊，油！
呼
呼

我在这里这么认真努力，这个混蛋！
油炸，好想喝油啊好像喝。
呼呼
忍忍

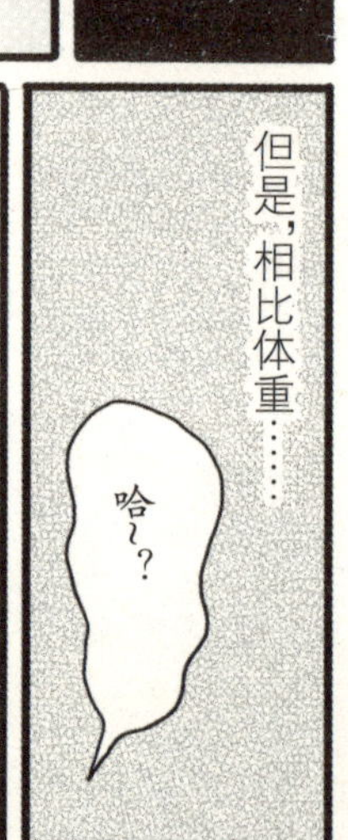

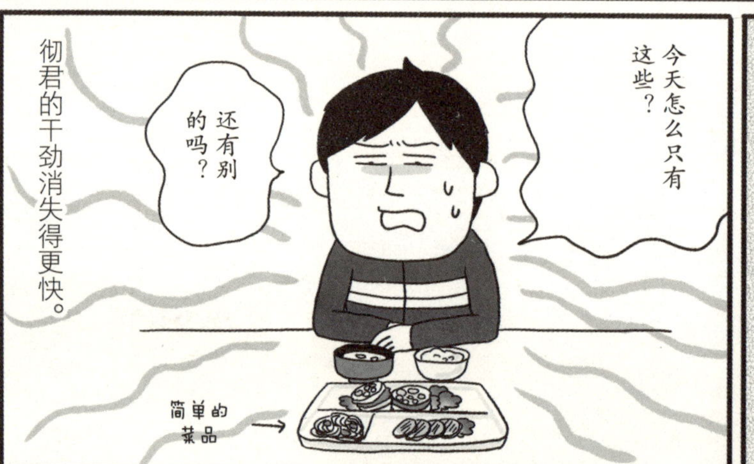

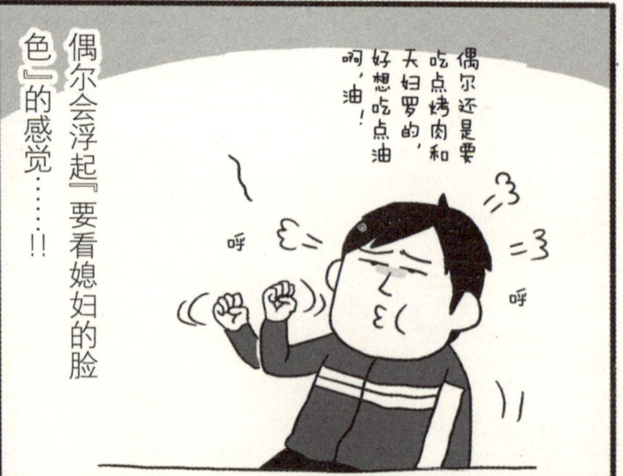

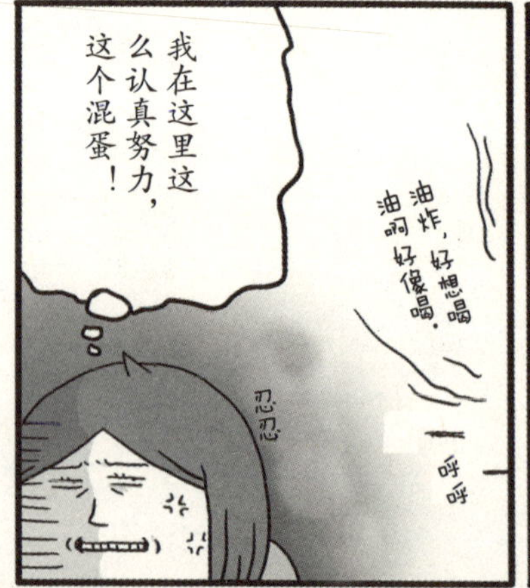

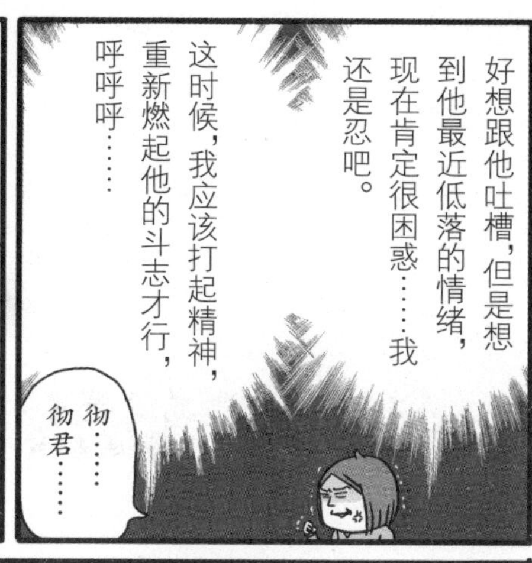
好想跟他吐槽，但是想到他最近低落的情绪，现在肯定很困惑……我还是忍吧。
这时候，我应该打起精神，重新燃起他的斗志才行，呼呼呼……
彻……彻君……

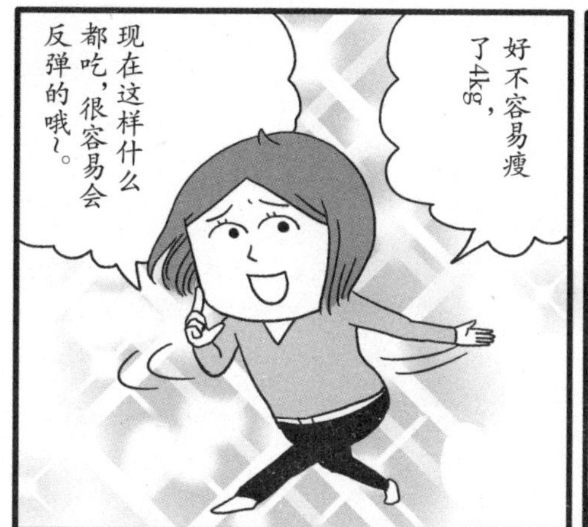
好不容易瘦了4kg，
现在这样什么都吃，很容易会反弹的哦~。

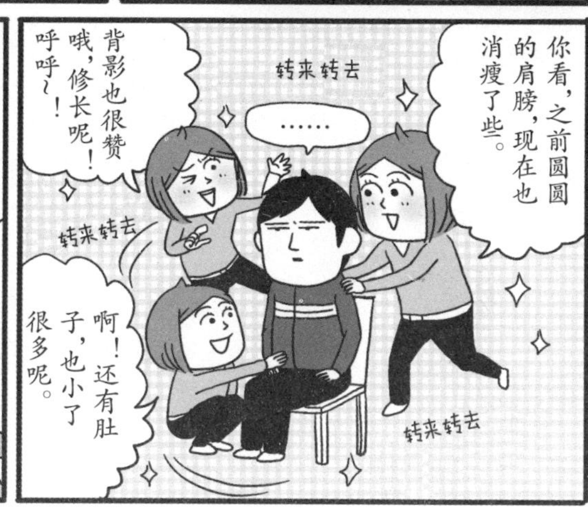
你看，之前圆圆的肩膀，现在也消瘦了些。
转来转去
……
背影也很赞哦，修长呢！呼呼~！
转来转去
啊！还有肚子，也小了很多呢。
转来转去

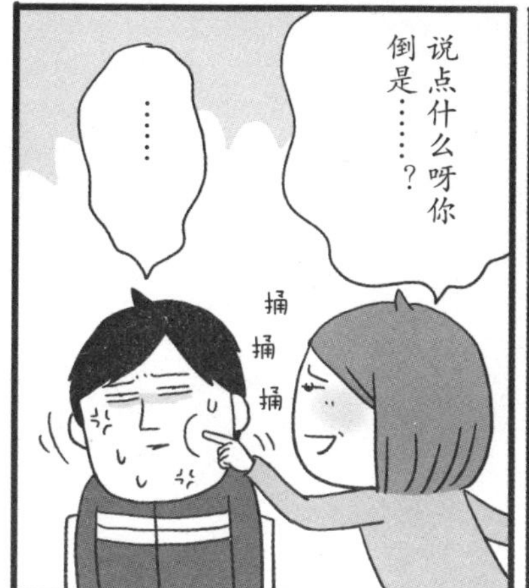
说点什么呀你倒是……？
……
捅
捅
捅

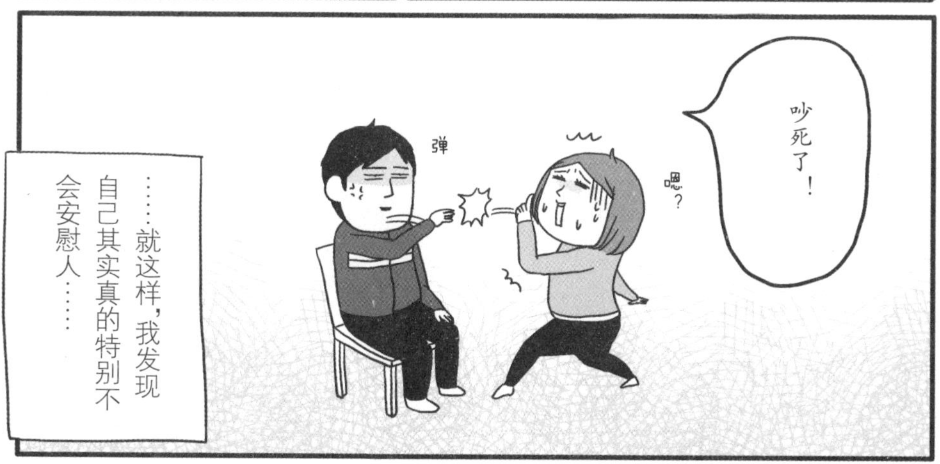
吵死了！
嗯？
弹
……就这样，我发现自己其实真的特别不会安慰人……

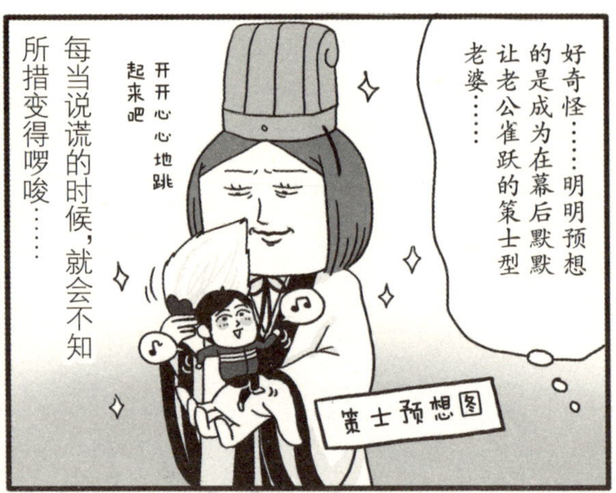
好奇怪……明明预想的是成为在幕后默默让老公雀跃的策士型老婆……
开开心心地跳起来吧
每当说谎的时候，就会不知所措变得啰唆……
策士预想图

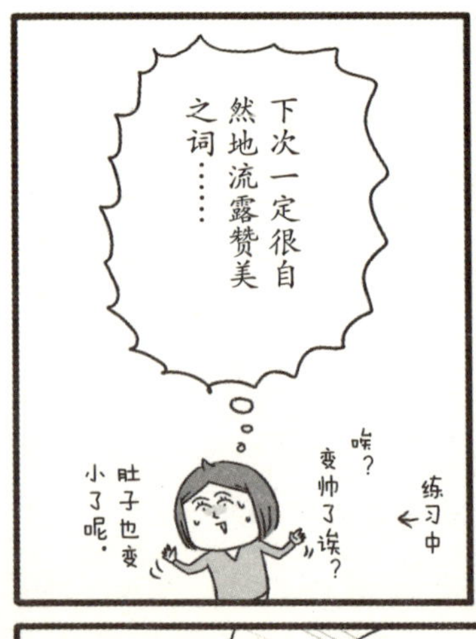
下次一定很自然地流露赞美之词……
练习中
唉？变帅了诶？
肚子也变小了呢。

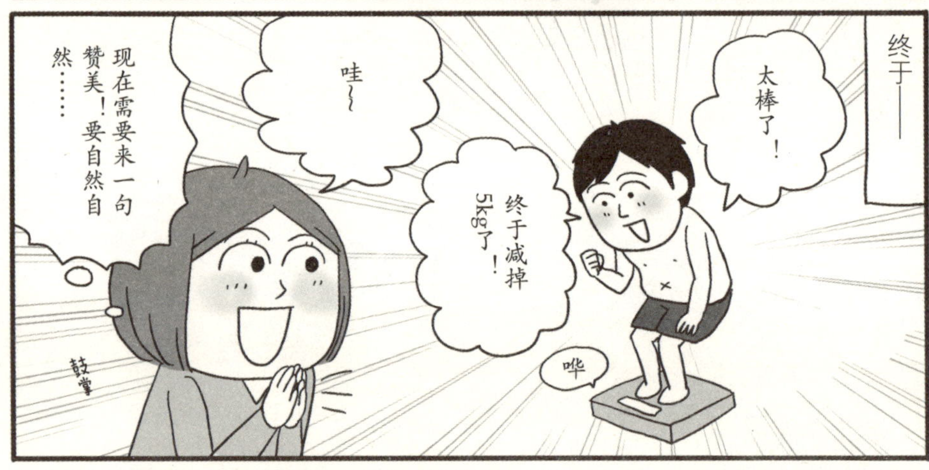
终于——
太棒了！
终于减掉5kg了！
哔
哇~
现在需要来一句赞美！要自然自然……
鼓掌

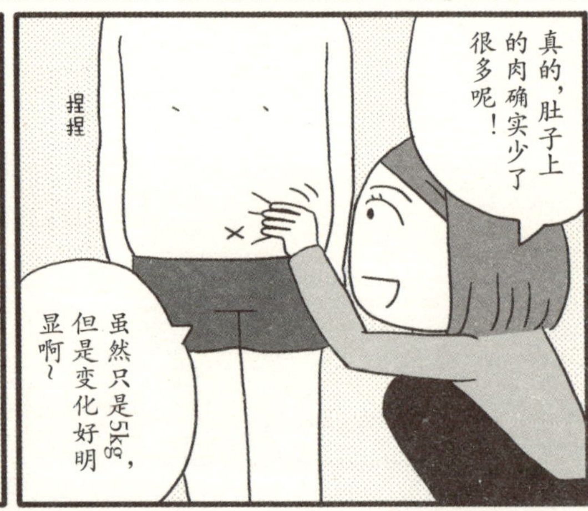
真的，肚子上的肉确实少了很多呢！
捏捏
虽然只是5kg，但是变化好明显啊~

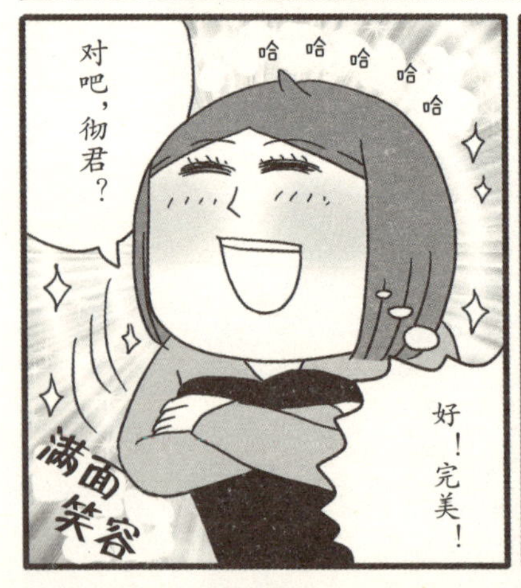
哈 哈 哈 哈 哈
对吧，彻君？
好！完美！
满面笑容

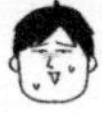

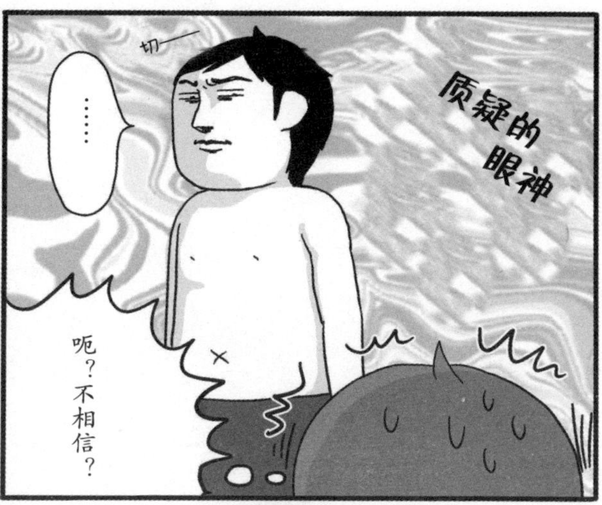
切——
……
质疑的眼神
呃？不相信？

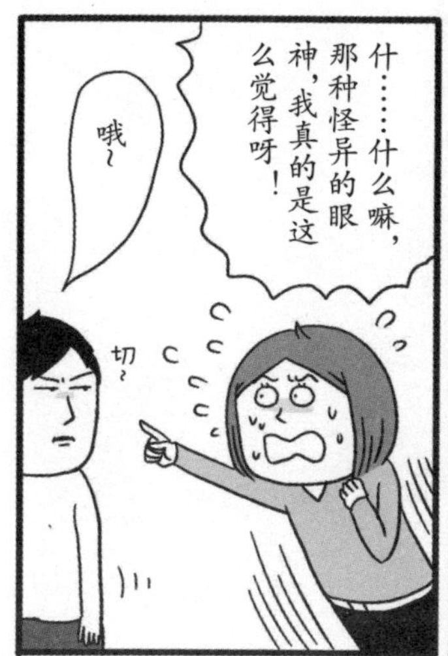
什……什么嘛，那种怪异的眼神，我真的是这么觉得呀！
哦~
切~

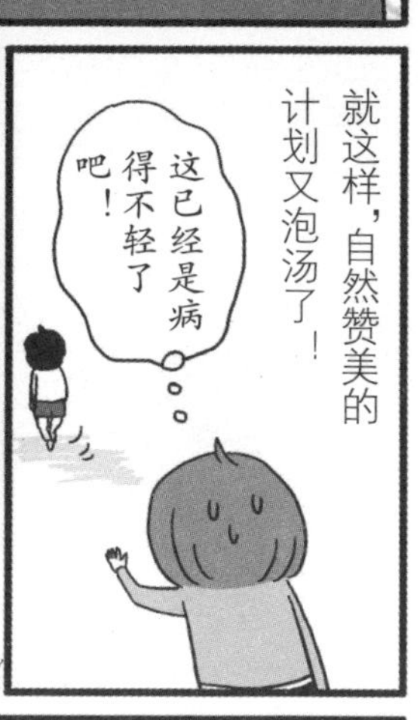
就这样，自然赞美的计划又泡汤了！
这已经是病得不轻了吧！

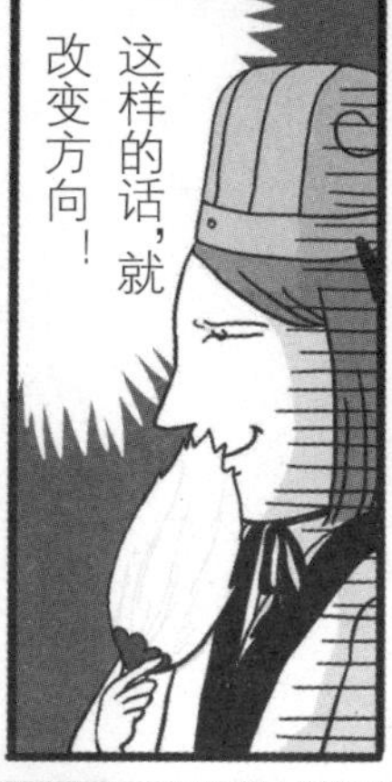
这样的话，就改变方向！

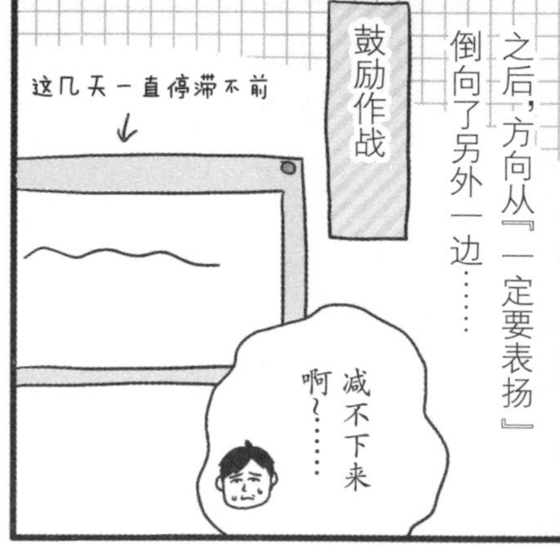
鼓励作战
之后，方向从『一定要表扬』倒向了另外一边……
这几天一直停滞不前
减不下来啊~……

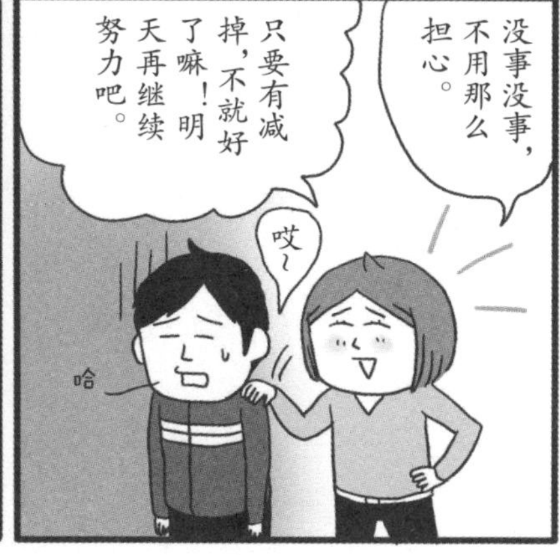
没事没事，不用那么担心。
只要有减掉，不就好了嘛！明天再继续努力吧。
哎~
哈

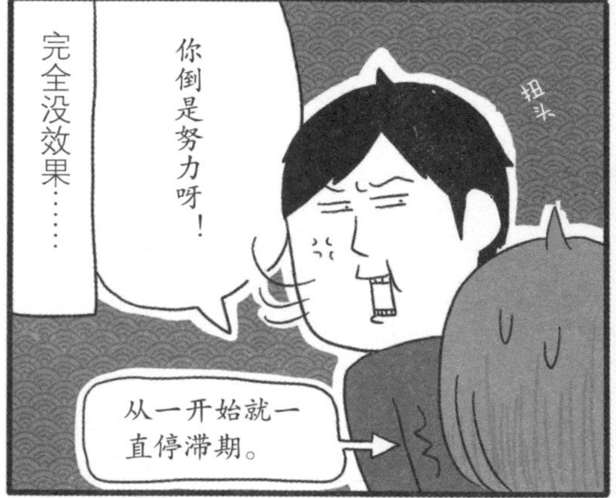
完全没效果……
你倒是努力呀！
扭头
从一开始就一直停滞期。

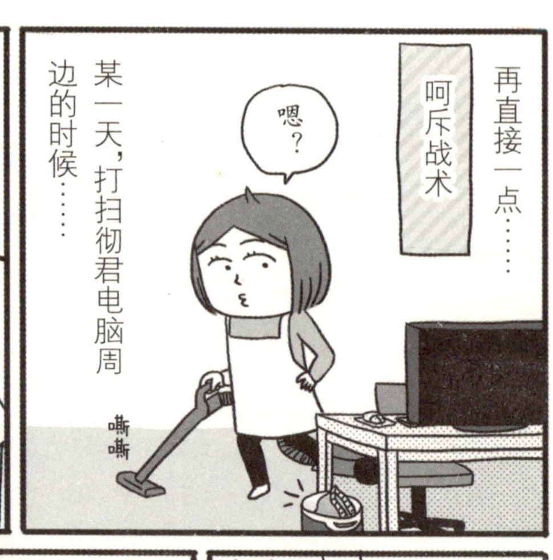

再直接一点……
呵斥战术
嗯？
某一天，打扫彻君电脑周边的时候……
嘶嘶

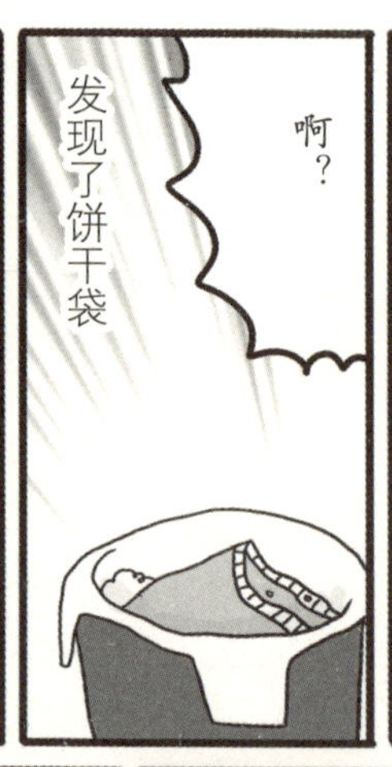

啊？
发现了饼干袋

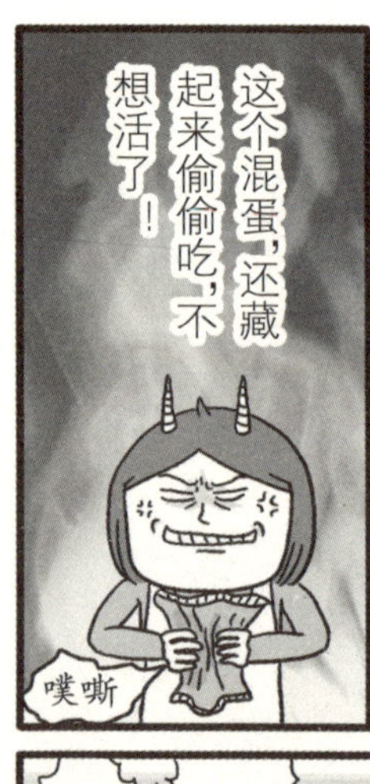

这个混蛋，还藏起来偷偷吃，不想活了！
噗嘶

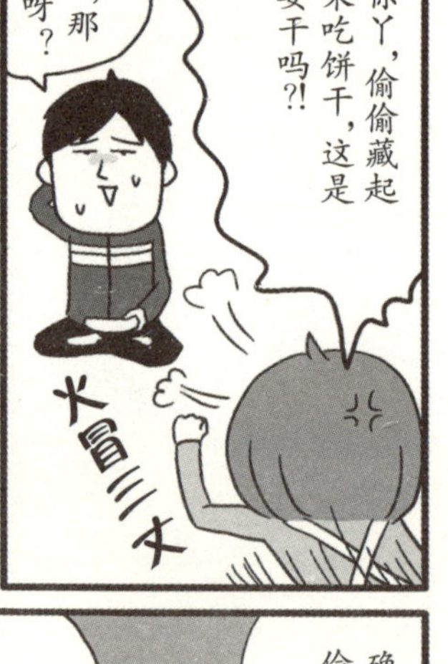

你丫，偷偷藏起来吃饼干，这是要干吗?!
啊，那个呀？
火冒三丈

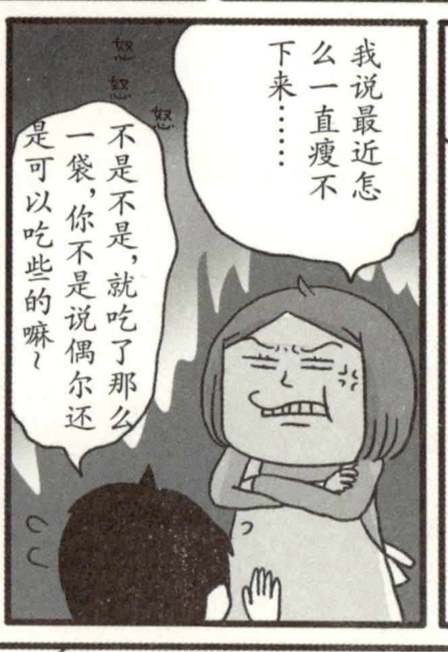

我说最近怎么一直瘦不下来……
不是不是，就吃了那么一袋，你不是说偶尔还是可以吃些的嘛~
怒 怒 怒

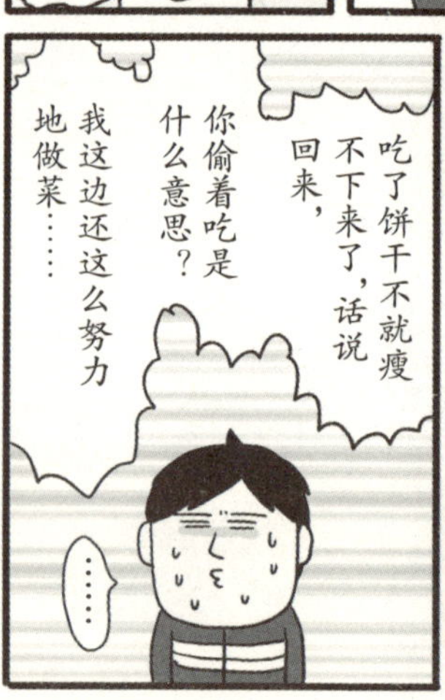

吃了饼干不就瘦不下来了，话说回来，
你偷着吃是什么意思？
我这边还这么努力地做菜……
……

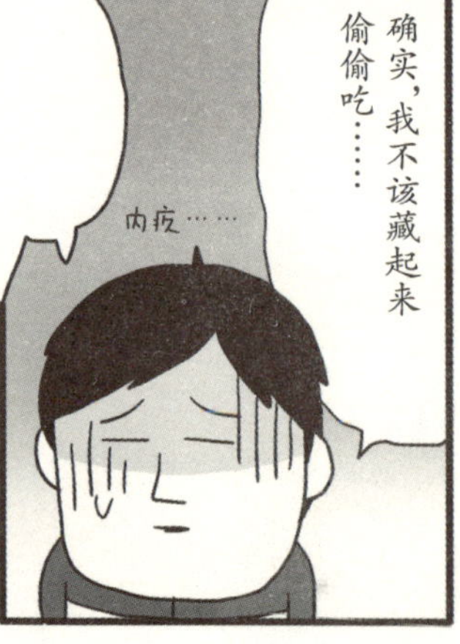

确实，我不该藏起来偷偷吃……
内疚……

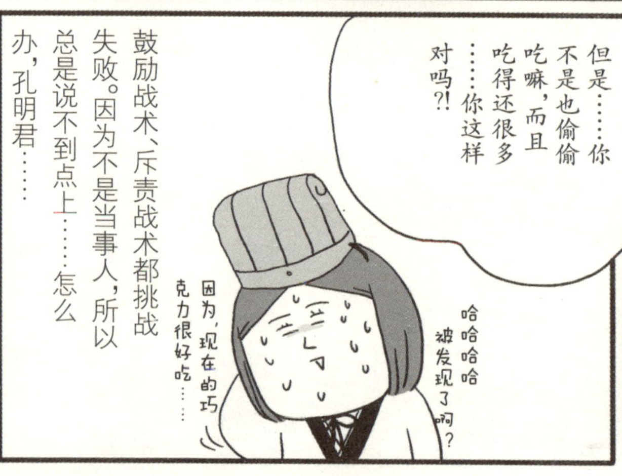

但是……你不是也偷偷吃嘛，而且吃得还很多……你这样对吗?!
哈哈哈哈被发现了啊？
因为，现在的巧克力很好吃……
鼓励战术、斥责战术都挑战失败。因为不是当事人，所以总是说不到点上……怎么办，孔明君……

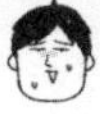

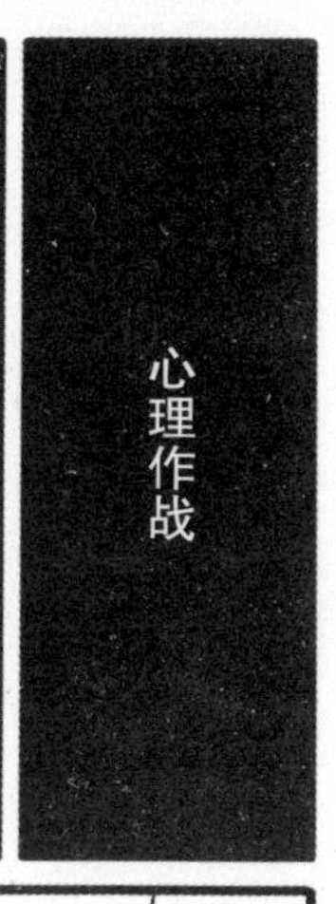
心理作战

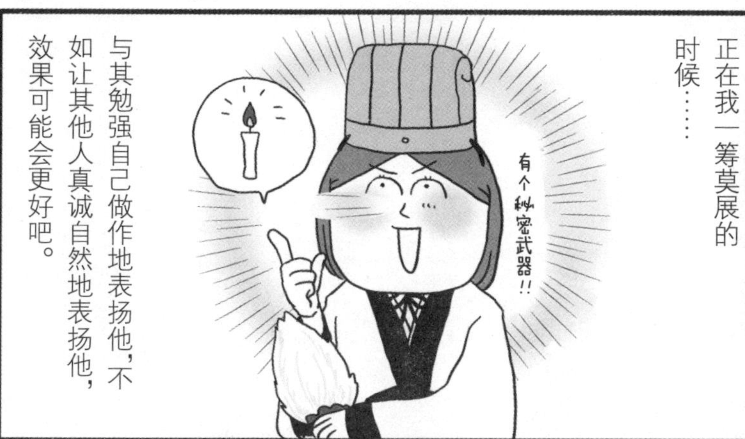
正在我一筹莫展的时候……
有个秘密武器!!
与其勉强自己做作地表扬他，不如让其他人真诚自然地表扬他，效果可能会更好吧。

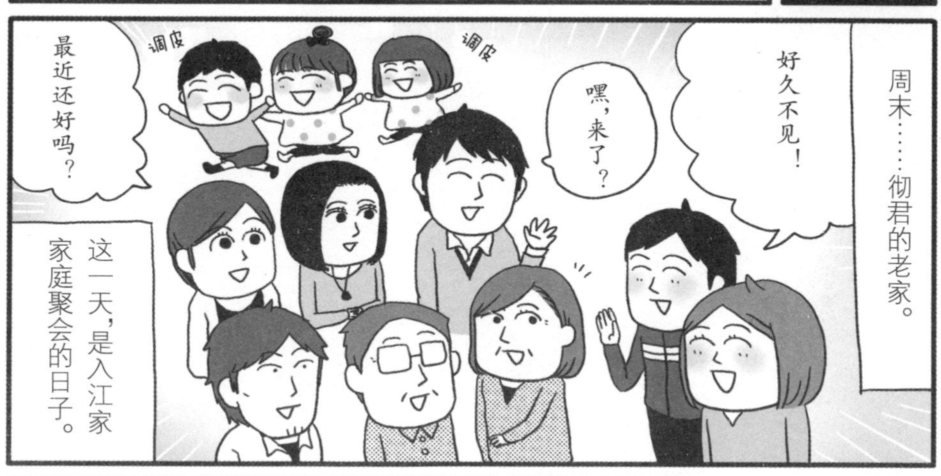
周末……彻君的老家。
好久不见！
嘿，来了？
调皮
调皮
最近还好吗？
这一天，是入江家家庭聚会的日子。

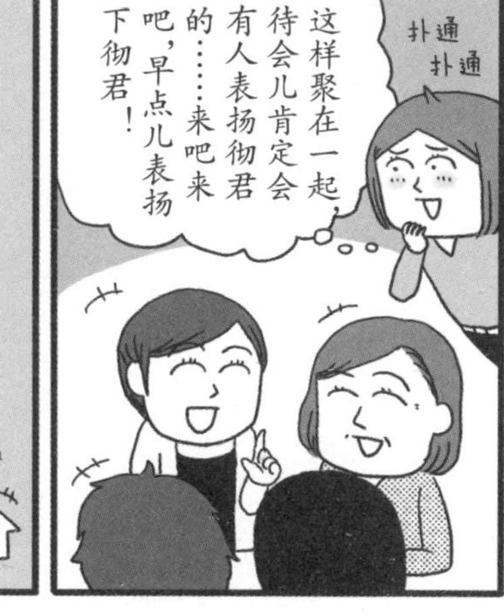
扑通
扑通
这样聚在一起，待会儿肯定会有人表扬彻君的……来吧来吧，早点儿表扬下彻君！
bla
bla
bla

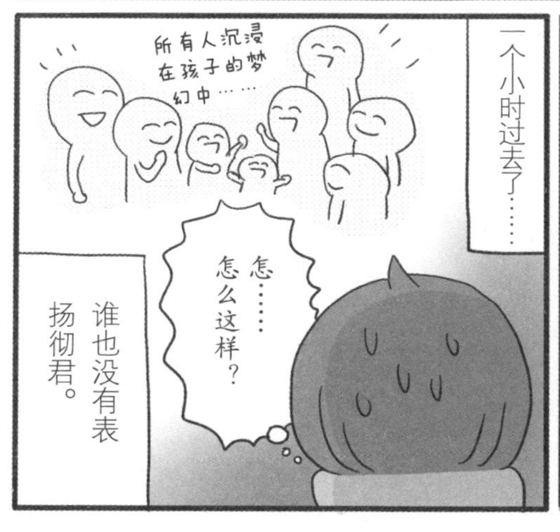
…………
一个小时过去了……
所有人沉浸在孩子的梦幻中……
怎……怎么这样？
谁也没有表扬彻君。

好奇怪……彻君减掉了5kg，一般不都是会表扬他的吗？
唉？彻，你瘦了哦——！
啊，真的哦，瘦了瘦了！
不错啊，在减肥吧？！
看来很快会回到原来的体形啊~
哎呀……哈哈哈
我还期待着这种场景呢，怎么回事……？
家人表扬彻君图

——就在这时，
啊，话说回来，

彻，你不是说要减肥嘛，怎么样了？
啊啊
来了，不愧是兄弟，谢谢！

终于减掉了5kg~
5kg?!
接下来，表扬我们家彻君吧~~

……
愣
盯
盯

真的减下来了吗？
完全看不出啊
呃！

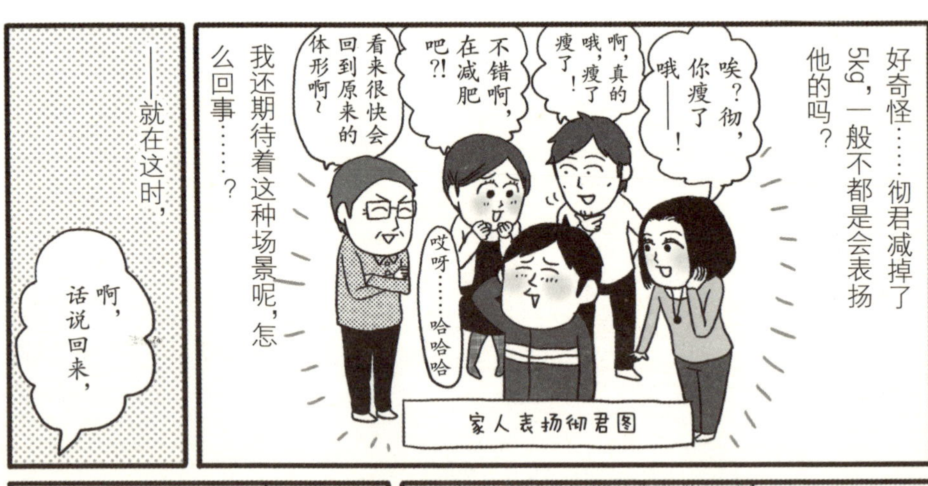

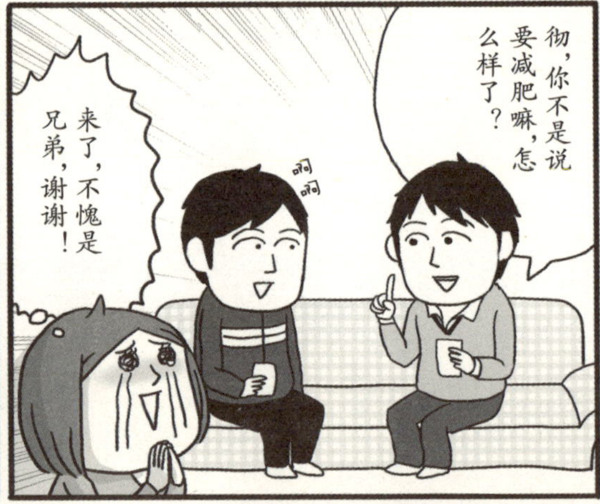

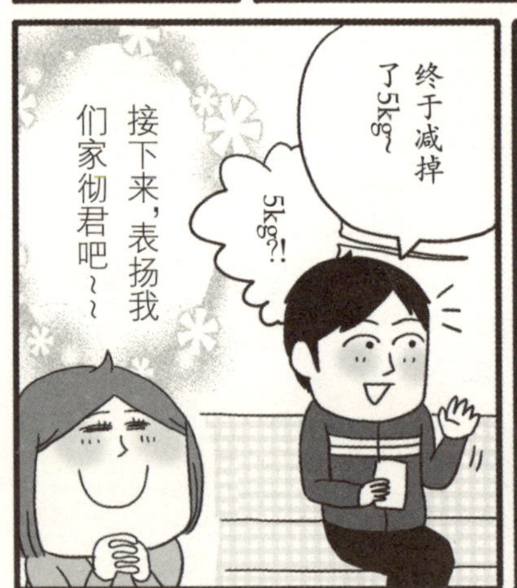

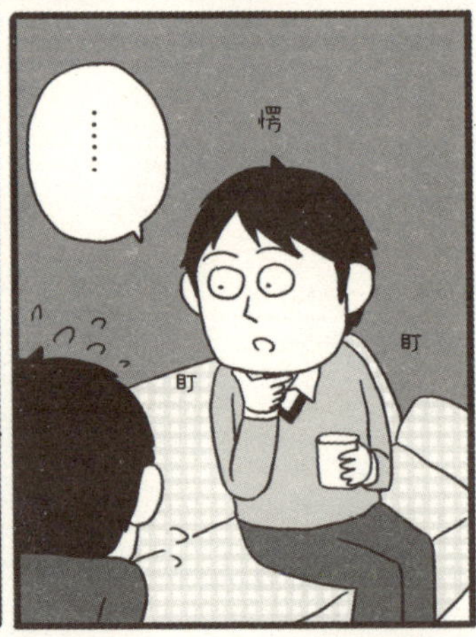

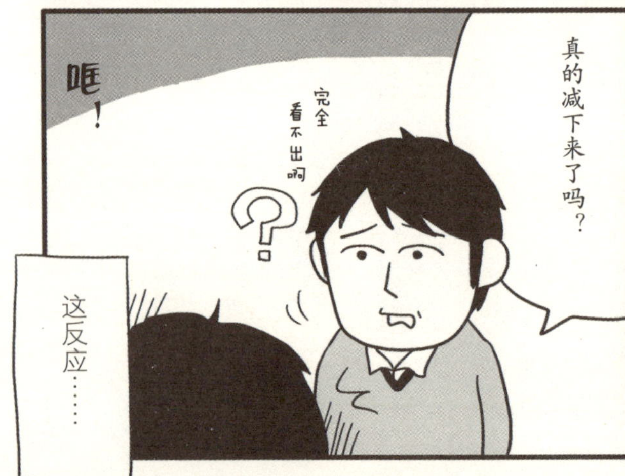

这反应……

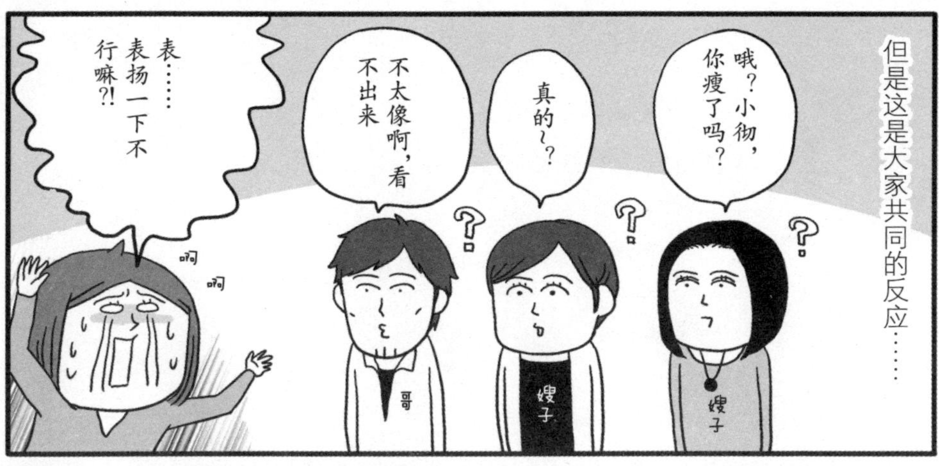
但是这是大家共同的反应……
哦？小彻，你瘦了吗？
真的~？
不太像啊，看不出来
表……表扬一下不行嘛?!
啊
啊
哥
嫂子
嫂子

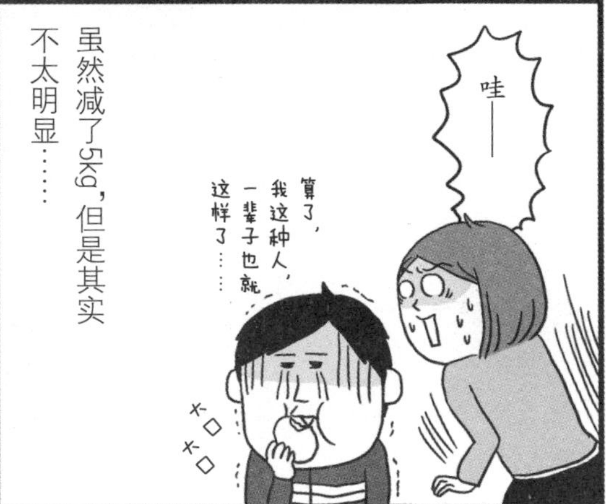
哇——
虽然减了5kg，但是其实不太明显……
算了，我这种人，一辈子也就这样了……

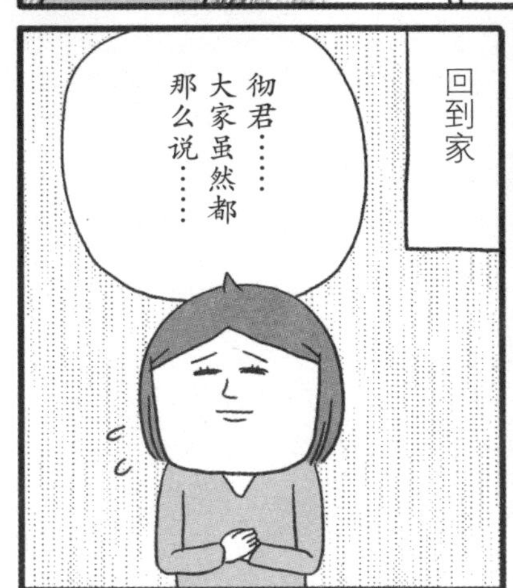
回到家
彻君……大家虽然都那么说……

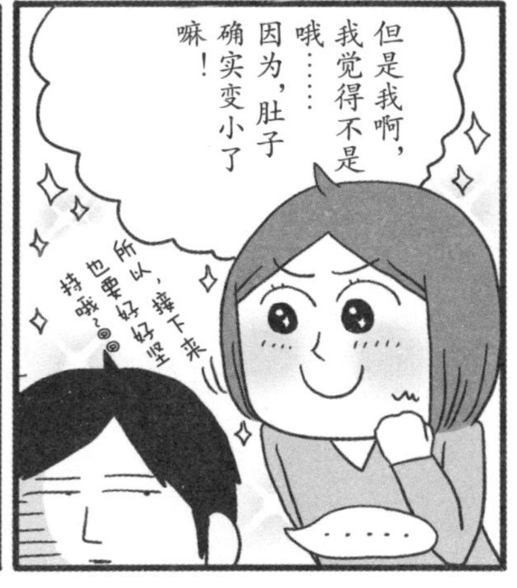
但是我啊，我觉得不是哦……因为，肚子确实变小了嘛！
所以，接下来也要好好坚持哦~
……

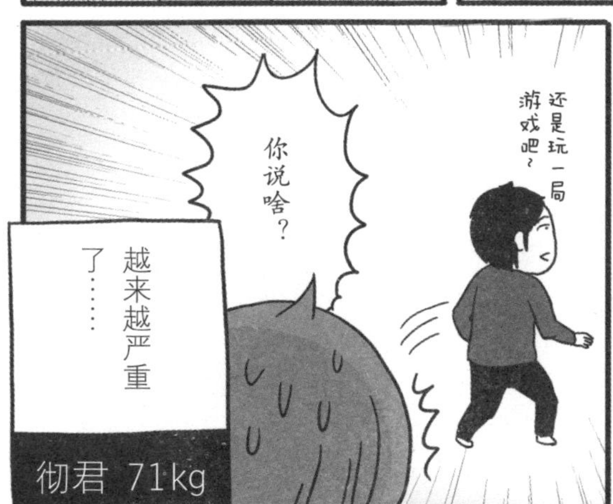
还是玩一局游戏吧~
你说啥？
越来越严重了……
彻君 71kg

精神科医生 名越康文先生的小访谈！

怎么样才能让老公重新燃起减肥的斗志呢？

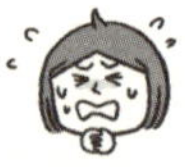

这段时间，试过无数种方法，表扬过，也批评过，但是一直不见成效。难道真的没办法了吗？帮帮我，名越医生！！

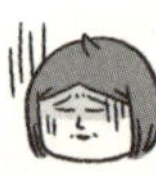

我，其实不太会表扬别人，怎么办才好？

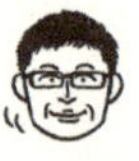

男人这种生物，其实头脑很简单哦。所以也不用刻意，就顺其自然地表扬就好了。对于男人来说，『表扬=我一直很关心你哟』。久绘小姐也是，向丈夫表示一下自己对他的关爱吧。马上行动哦~

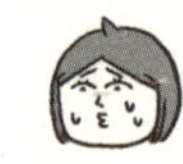

但，但是，我每次表扬老公的时候，他都不怎么相信。

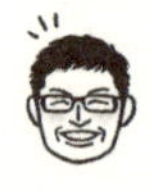

那很简单！因为你没有发自内心地表扬哦~呼呼呼。

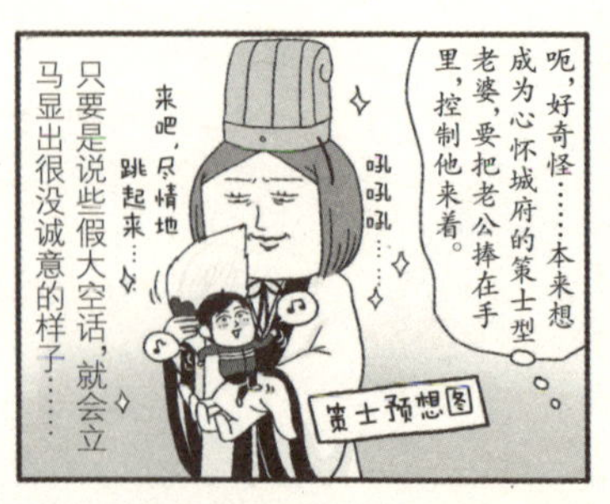

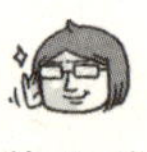

像诸葛亮那样，用尽心机……这，是在做梦吧……

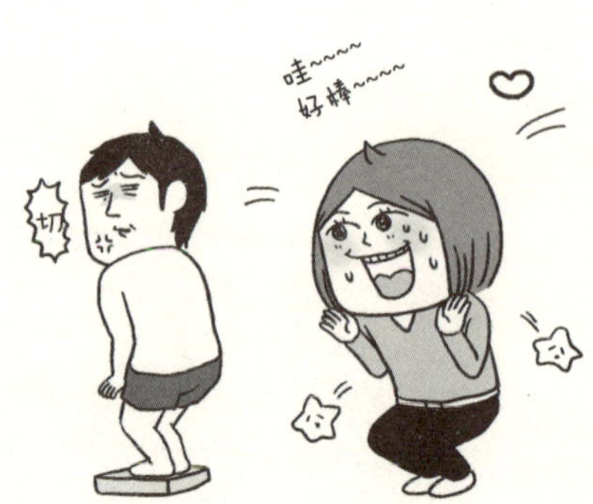

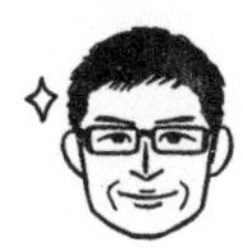

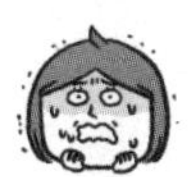

久绘小姐的表扬，有些『你看你看，我要控制你，让你成为我想让你成为的样子哦~』的意思呢。

因为，久绘小姐一直是因为对方失去了减肥的斗志才表扬他的吧？这种小伎俩，即使是小孩子也能一下看穿哦。不要忘记初心哦『表扬、批评别人的时候，一定要发自内心』。这才是关键point~

但是，在现在这个节点上，表扬不表扬，已经不是关键所在。因为现在，御君已经经历了两周的停滞期。所以，您也心生愧疚，而御君也逐渐丧失了斗志。

怎、怎么办才好？

你看，以前圆圆的肩膀，现在都好骨感。
啰唆
背影也更帅咯~好瘦呢~
啊，肚子也扁了呢！
啰嗦

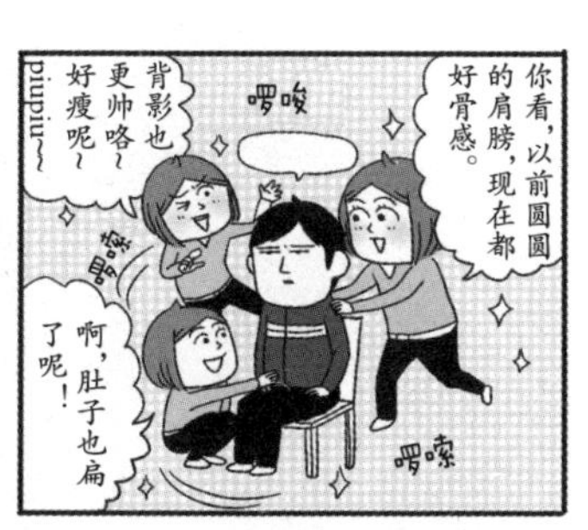

明明看到杂志上说『男人这种生物，天生对表扬毫无抵抗能力』！

为了减肥成功，夫妻两人要注意!!

表扬还是不表扬，这都不是特别重要的事情。还有很多问题比这个更重要呢。你看，这个漫画一直读到现在，其实就可以总结出很多问题。吼吼吼。那么接下来，一起来看看我们要怎么做吧。

Step 1

对于老公来说，是不是真的有一个非减不可的理由？要好好思考一下。

这个问题，是减肥正式开始后，妻子需要面对的问题。对于开始减肥的丈夫来说，为了自己而减肥，这一坚定的信念是十分必要的。每当老公认为『没有动力了，你来帮帮我』的时候，一定要让他认清『减肥是为了谁？』。现在，你们面临两周的停滞期，没有进步，反而有些反弹。这时，最重要的是，丈夫知道这是自己的问题，而妻子认同这是丈夫自己的问题，这种态度是很重要的。

Step 2

认真考虑妻子瘦不下来的原因。

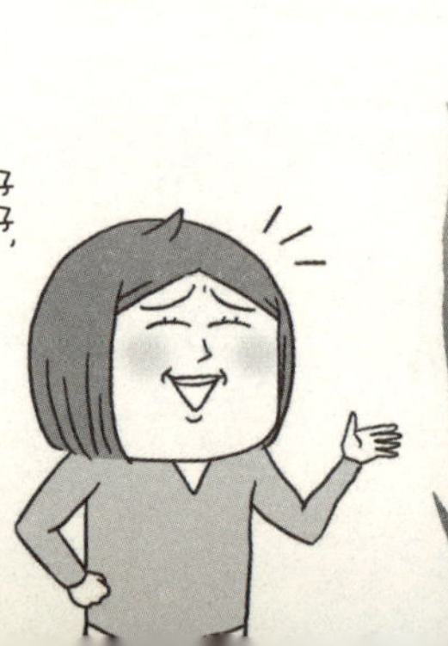

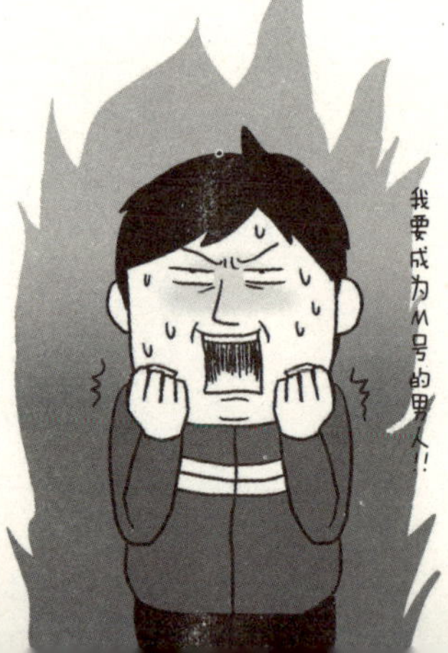

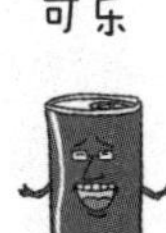

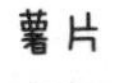

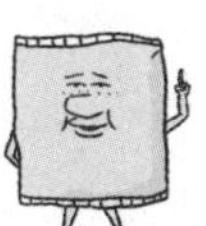

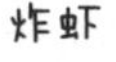

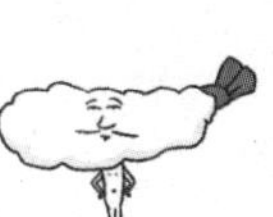

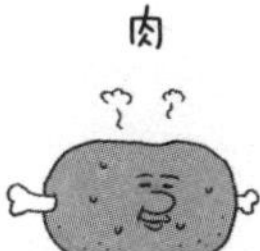

当想到丈夫的身材，就会不禁想到自己为什么就瘦不下来。我也理解。但是，真的只有这样吗？为什么一想到丈夫的身材，就会不自觉地低下头去呢？这个问题，您可以自己考虑，理由不限哦。

Step 3

彼此沟通

确切地说，是『仔细考虑要不要沟通』。既可以沟通也可以不沟通。作为妻子，想从老公那里听到的话肯定很多，所以认真做一个倾听者，也是非常好的。这个时候，要专注于对方说的每一句。并不是在辩论，而是带着爱情温柔似水的感觉彼此沟通。

亲爱的，我想跟你说些事儿……

!?

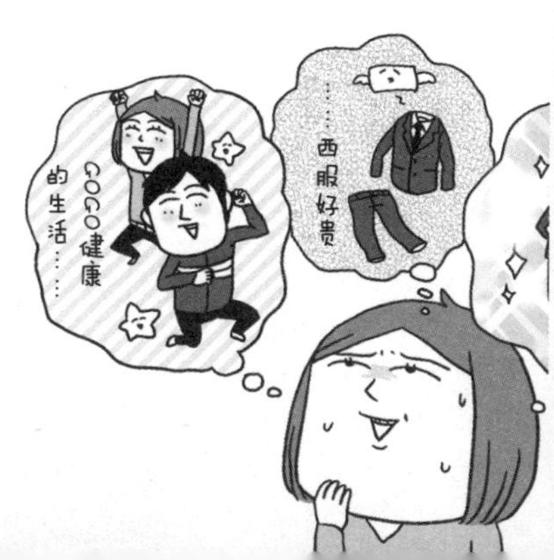

哥哥

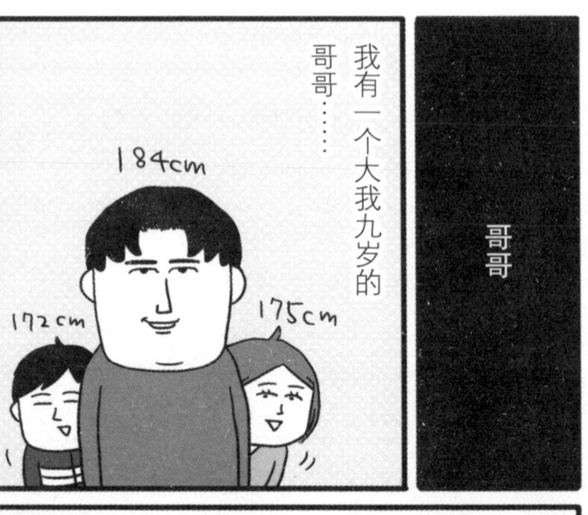

我有一个大我九岁的哥哥……
184cm
175cm
172cm

这位哥哥，最近变得胖了一些……
这是肌肉
吓
看看肚子！
嘭
但是他自己不这么认为。

最爱料理和红酒，
某国的料理（自作）
擅自把供奉用的饼干吃掉，被妈妈狂骂……
今天住持会过来的。
知道啦 知道啦

偶尔起夜，基本都是在吃东西……
咀嚼 咀嚼
吓吓吓！
回娘家
就是这样的问题儿童。

那一天……
嗨~最近怎么样~
挺好的~哥哥最近怎么样？
我啊……
我最近开始在减肥……
什么？你？

跟我说自己的肚子全是肌肉的哥哥，从他的嘴里说出减肥两个字感觉很奇妙……
为什么呀？出了什么事情吗？
呵呵……

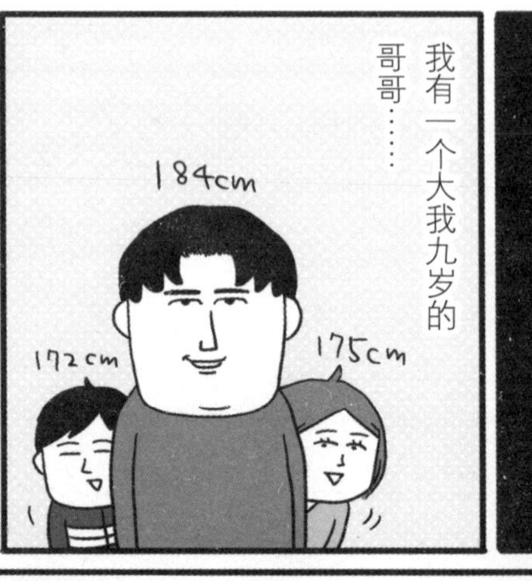

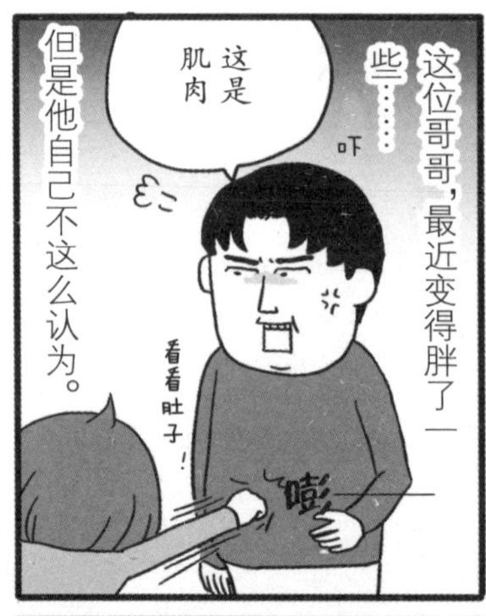

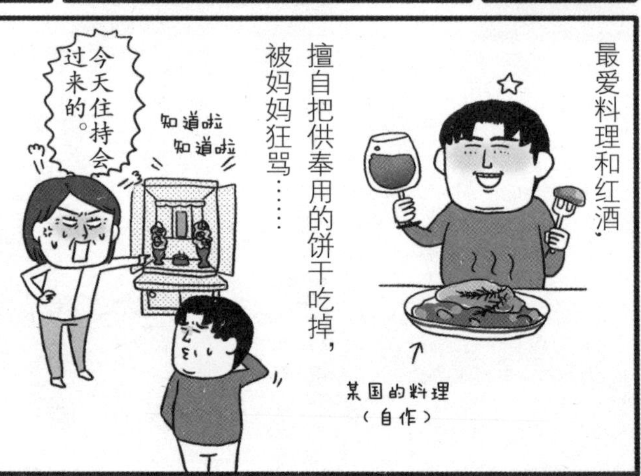

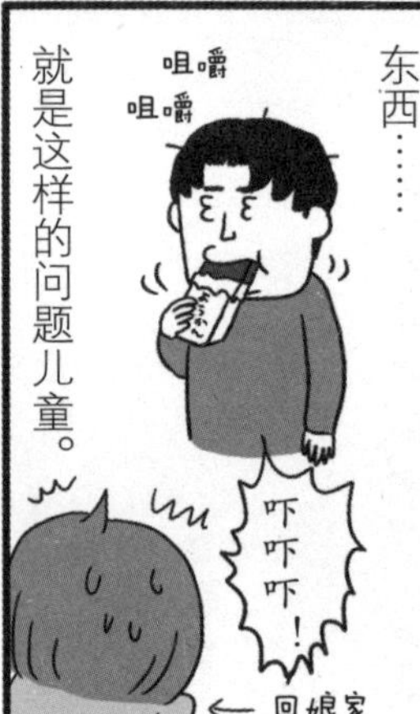

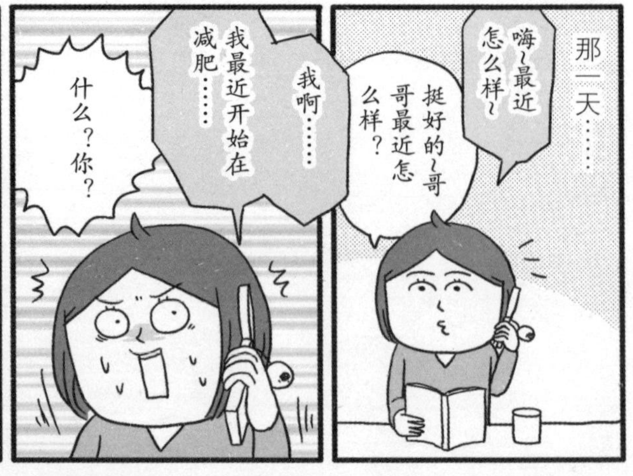

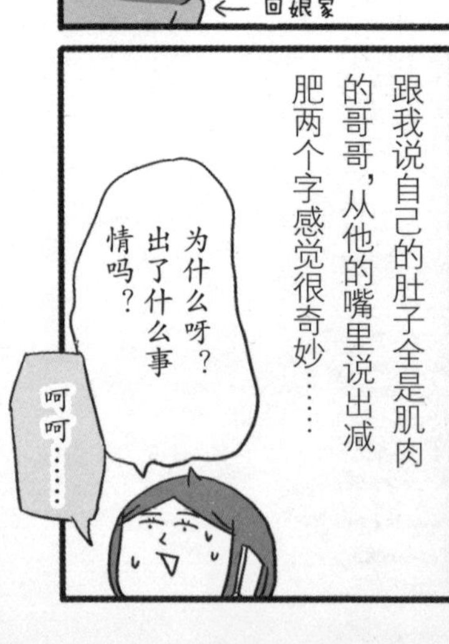

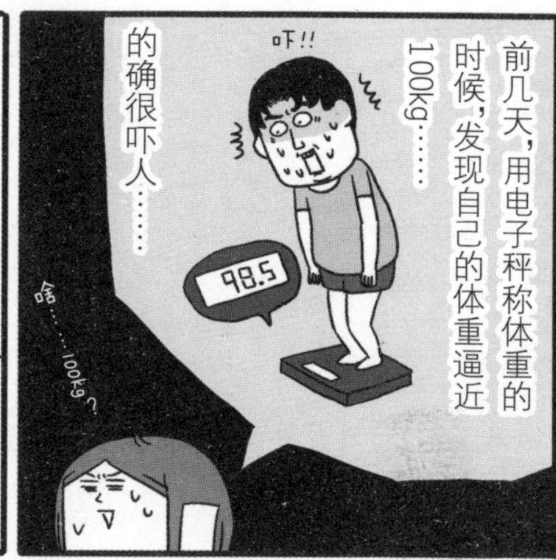
前几天，用电子秤称体重的时候，发现自己的体重逼近100kg……
吓!!
98.5
的确很吓人……
啥……100kg？

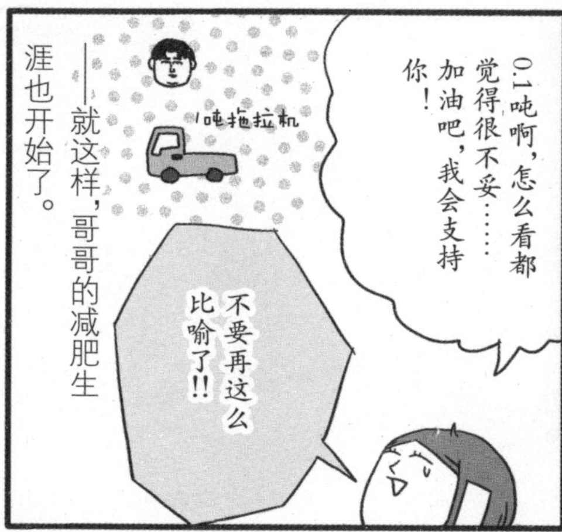
0.1吨啊，怎么看都觉得很不妥……加油吧，我会支持你！
1吨拖拉机
不要再这么比喻了!!
——就这样，哥哥的减肥生涯也开始了。

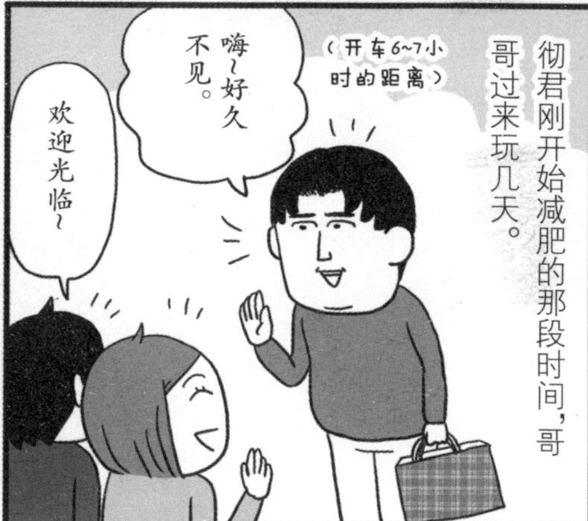
彻君刚开始减肥的那段时间，哥哥过来玩几天。
（开车6~7小时的距离）
嗨~好久不见。
欢迎光临~

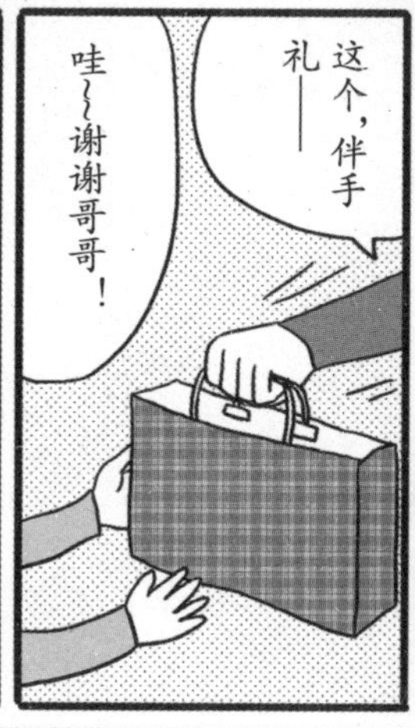
这个，伴手礼——
哇~谢谢哥哥！

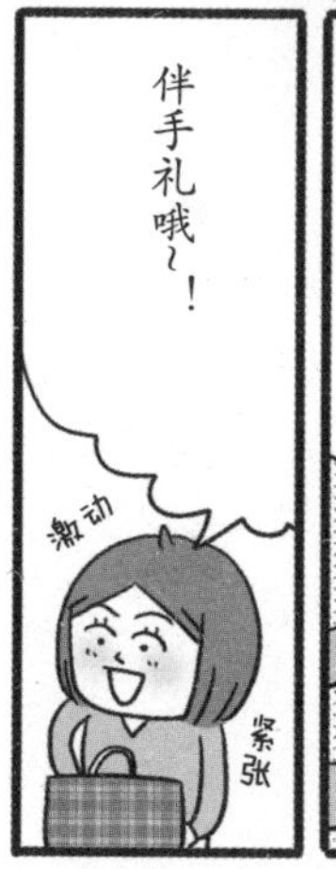
伴手礼哦~！
激动
紧张

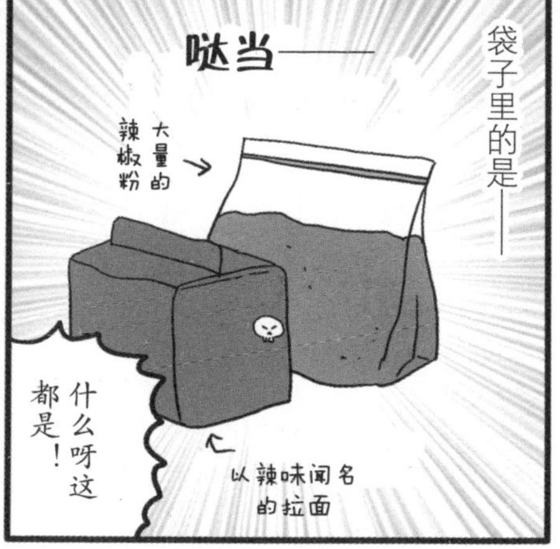
袋子里的是——
哒当——
大量的辣椒粉
以辣味闻名的拉面
什么呀这都是！

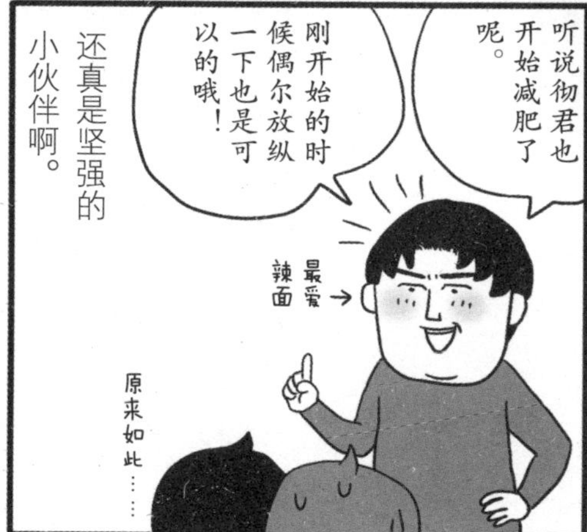
听说彻君也开始减肥了呢。
刚开始的时候偶尔放纵一下也是可以的哦！
最爱辣面
还真是坚强的小伙伴啊。
原来如此……

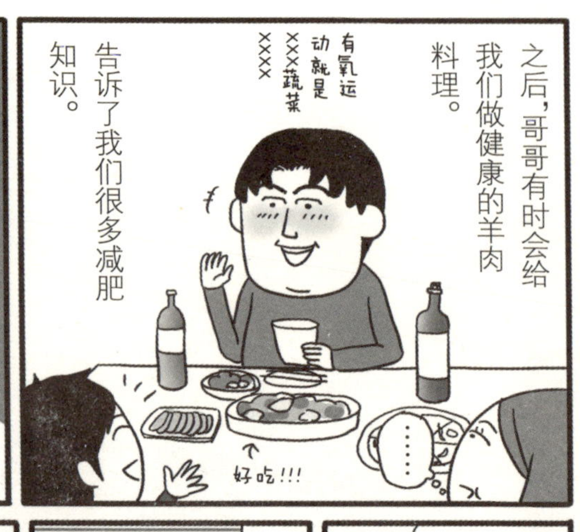
之后，哥哥有时会给我们做健康的羊肉料理。
有氧运动就是XXX蔬菜XXXX
告诉了我们很多减肥知识。
好吃!!!
……

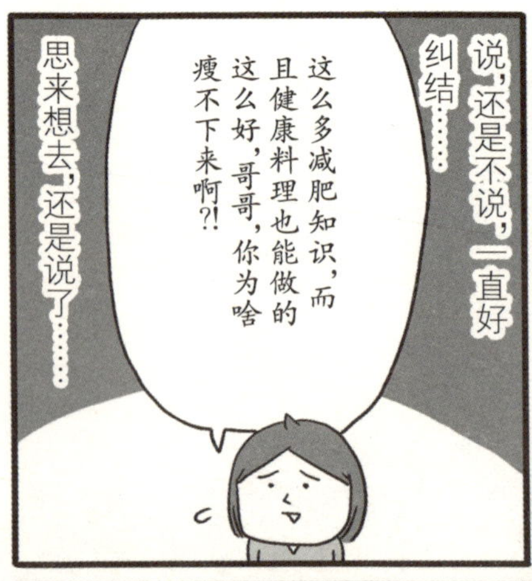
说，还是不说，一直好纠结……
这么多减肥知识，而且健康料理也能做的这么好，哥哥，你为啥瘦不下来啊?!
思来想去，还是说了……

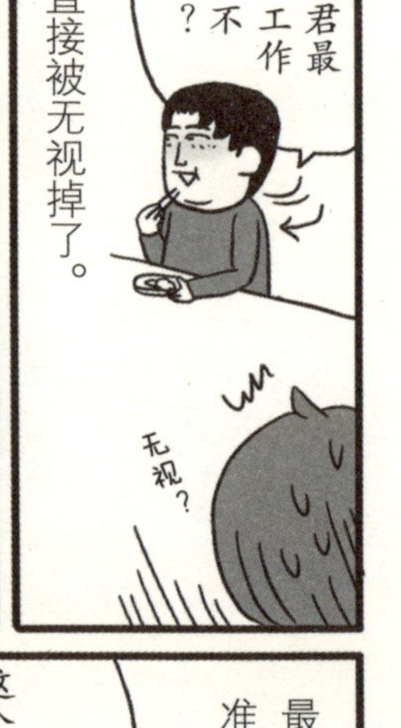
御君最近工作忙不忙？
直接被无视掉了。
无视？

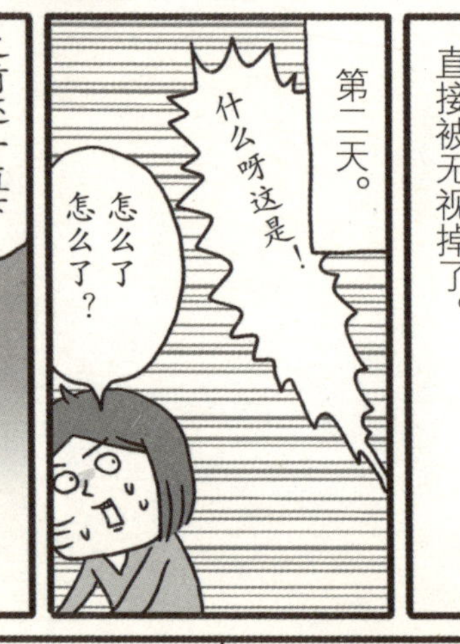
第二天。
什么呀这是！
怎么了怎么了？

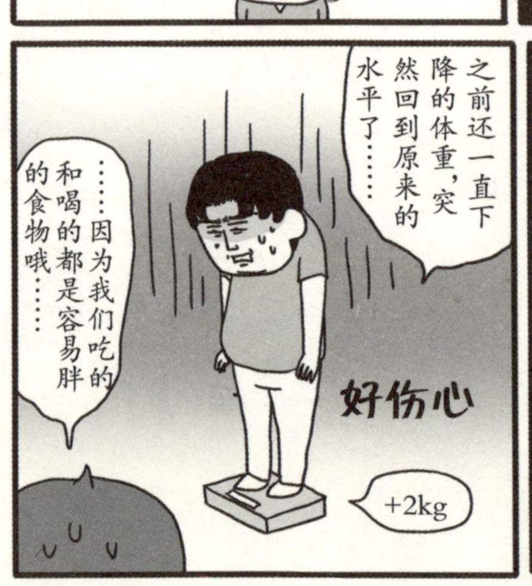
之前还一直下降的体重，突然回到原来的水平了……
……因为我们吃的和喝的都是容易胖的食物哦……
好伤心
+2kg

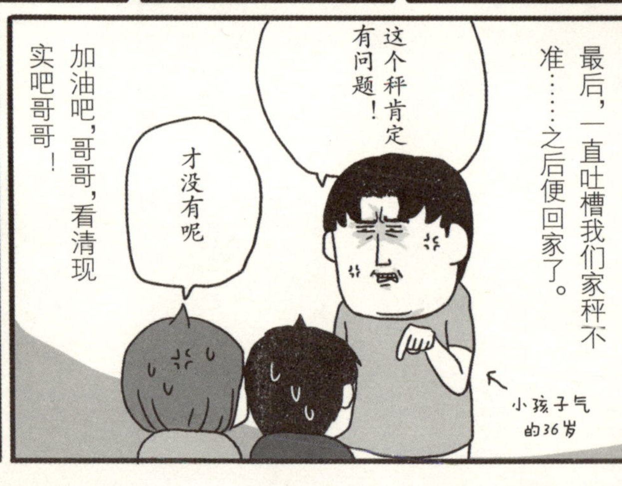
最后，一直吐槽我们家秤不准……之后便回家了。
这个秤肯定有问题！
加油吧，哥哥，看清现实吧哥哥！
才没有呢
小孩子气的36岁

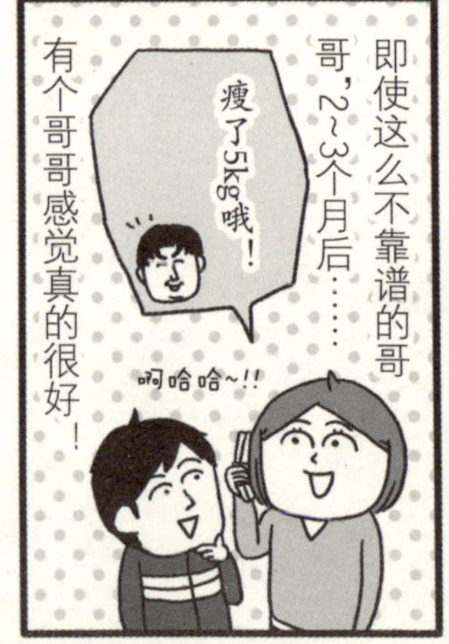
即使这么不靠谱的哥哥，2~3个月后……
瘦了5kg哦！
啊哈哈~!!
有个哥哥感觉真的很好！

第6章

之后的体重

彻不知为何体重还是一点不变。

最近我也经常觉得精疲力尽！！

这样下去，轻度肥胖的彻君，能不能回到以前帅气的样子呢？

变化的征兆

开始减肥已经六个月……彻君的体重下降得越来越慢，似乎有些停滞的征兆——
哎……
今天也是这样清淡的饭……
总之『不想做下去』的氛围超浓。

这都是为了你的健康哟，再吐槽就不让你吃饭！
呼呼
不行就是不行
心理作战早已烂熟于心。

……虽然一直被吐槽，但还是默默地坚持减肥食谱……
不管怎样，今天要减少些小菜的量，明天的体重会减少些吧。
嗯哼~！
于是有一天……
早安，吃饭啦~今天也要努力哦~
……

但是，第二天的效果一点都不明显！
今天也一点儿没变……
一直这么努力，结果都没什么变化。
停滞中!!
伤——心
久绘的心华丽丽地碎了

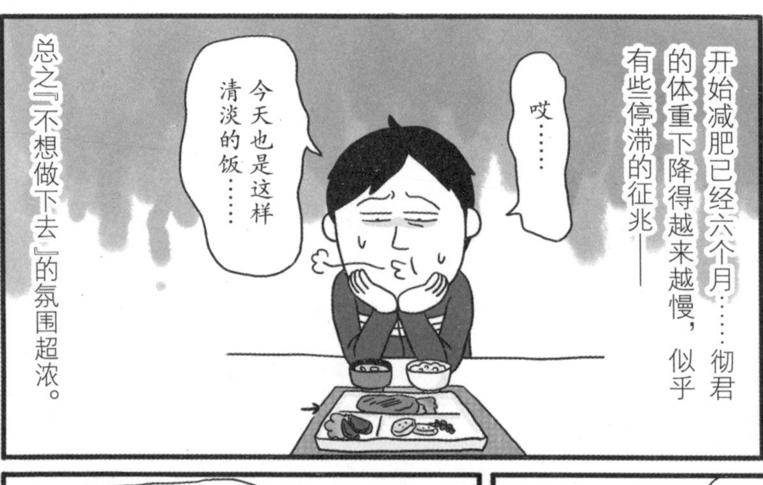

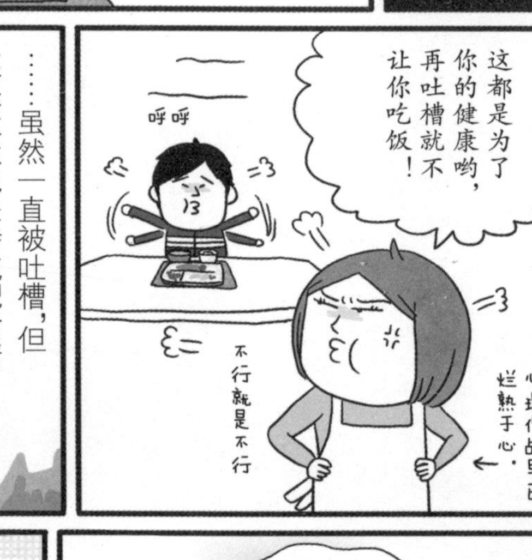

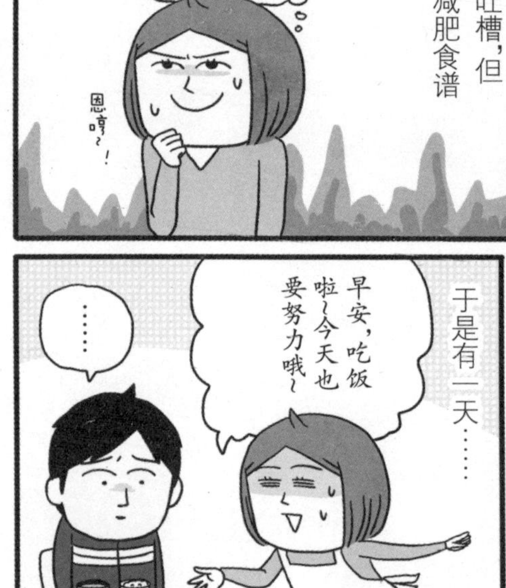

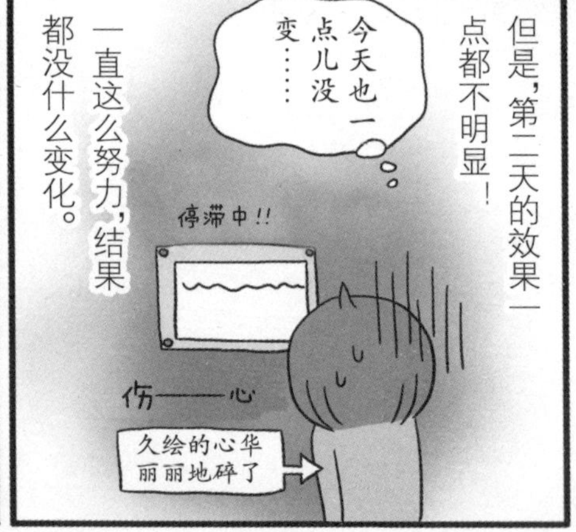

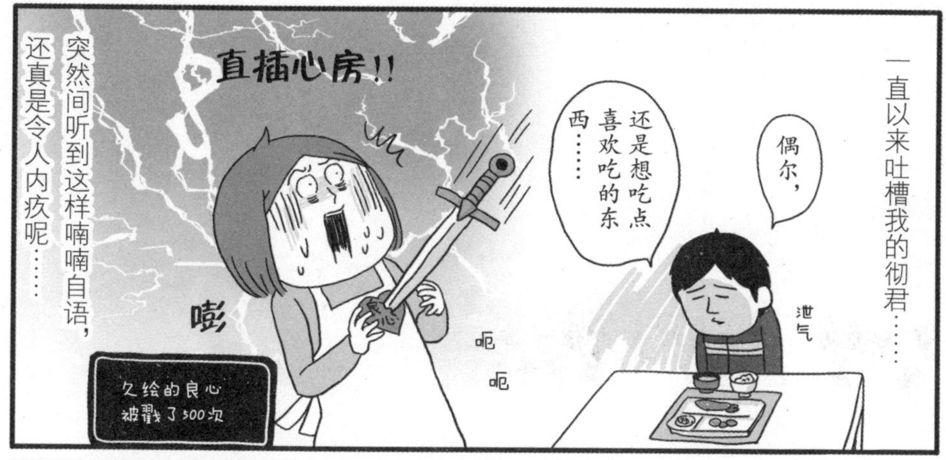
一直以来吐槽我的彻君……
偶尔，
还是想吃点喜欢吃的东西……
泄气
直插心房!!
嘭
呃
呃
久绘的良心被戳了500次
突然间听到这样喃喃自语，
还真是令人内疚呢……

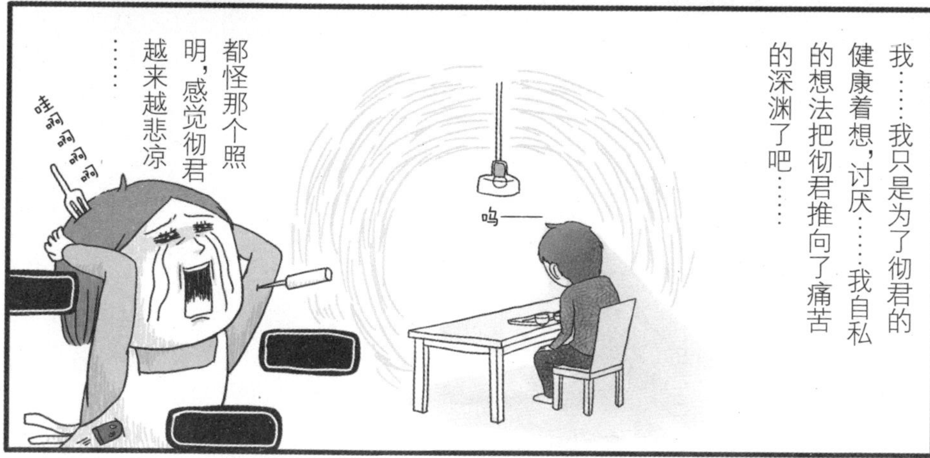
我……我只是为了彻君的健康着想，讨厌……我自私的想法把彻君推向了痛苦的深渊了吧……
呜——
都怪那个照明，感觉彻君越来越悲凉……
哇啊啊啊啊

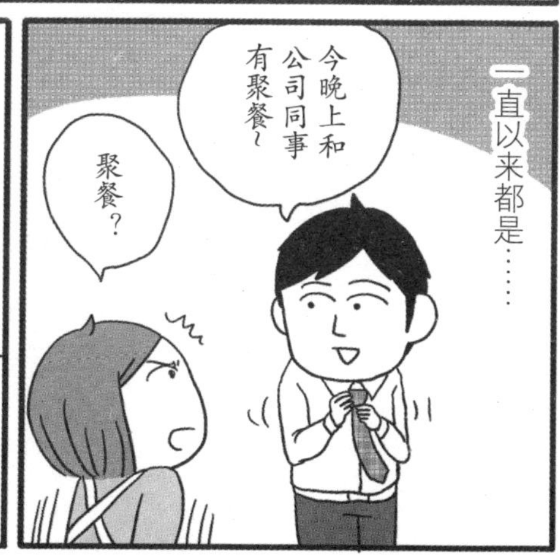
一直以来都是……
今晚上和公司同事有聚餐~
聚餐？

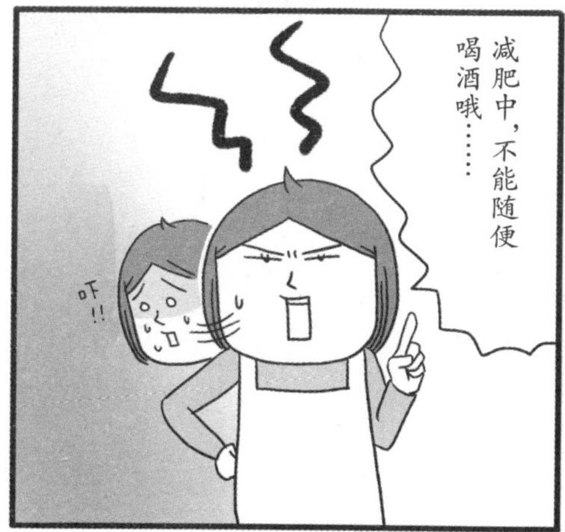
减肥中，不能随便喝酒哦……
吓!!

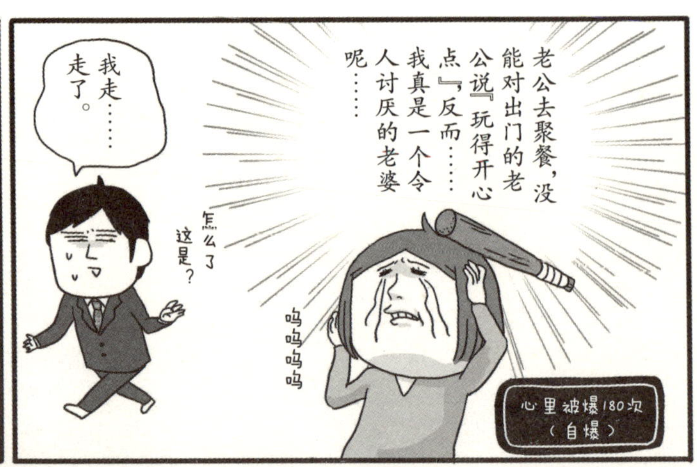
老公去聚餐，没能对出门的老公说『玩得开心点』，反而……我真是一个令人讨厌的老婆呢……
我走……走了。
怎么了这是？
呜呜呜呜
心里被爆180次（自爆）

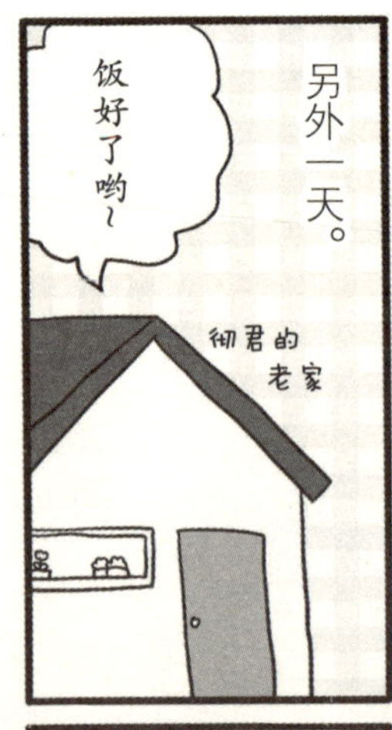
另外一天。
饭好了哟～
彻君的老家

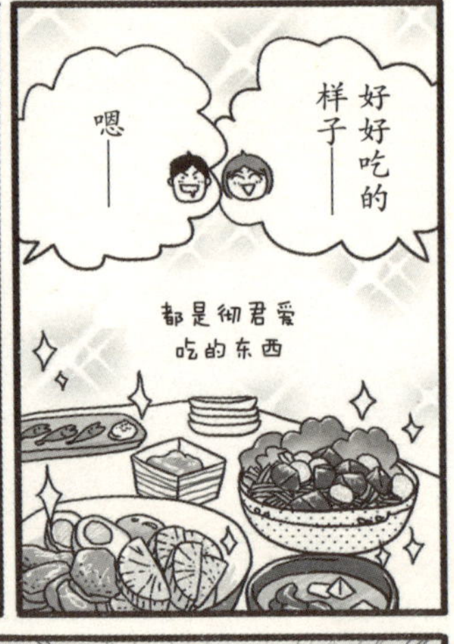
好好吃的样子——
嗯——
都是彻君爱吃的东西

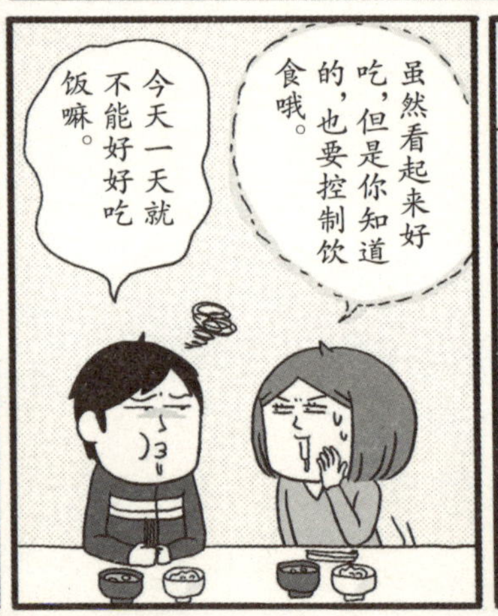
虽然看起来好吃，但是你知道的，也要控制饮食哦。
今天一天就不能好好吃饭嘛。

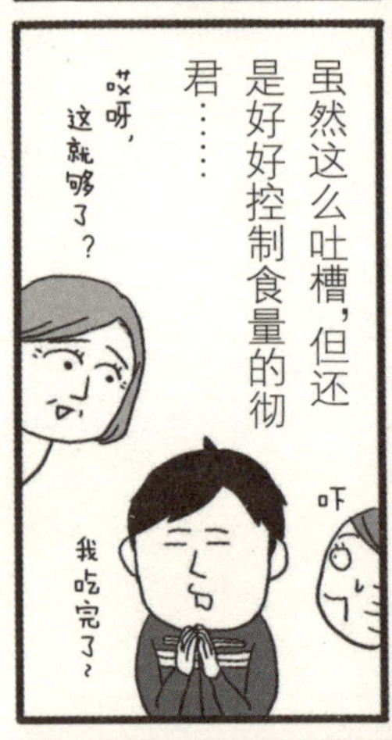
虽然这么吐槽，但还是好好控制食量的彻君……
哎呀，这就够了？
吓
我吃完了～

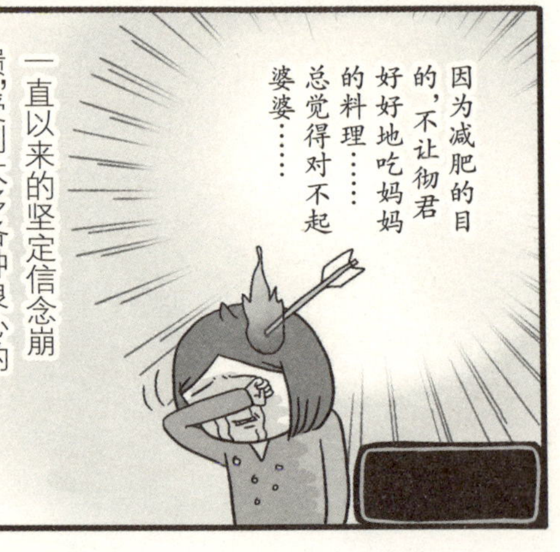
因为减肥的目的，不让彻君好好地吃妈妈的料理……总觉得对不起婆婆……
一直以来的坚定信念崩溃，受到太多各种良心的谴责……

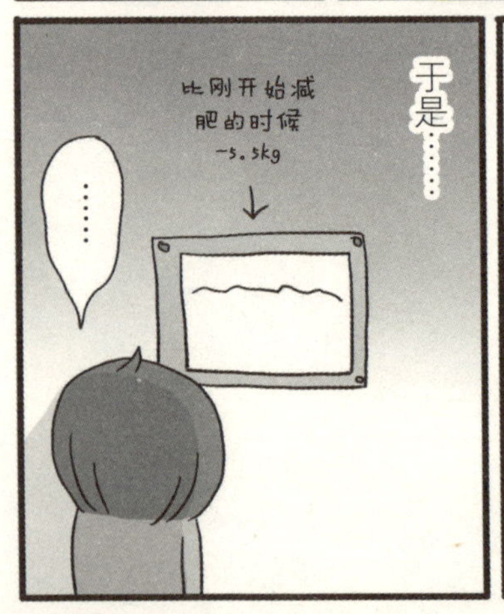
于是……
比刚开始减肥的时候 -5.5kg
……

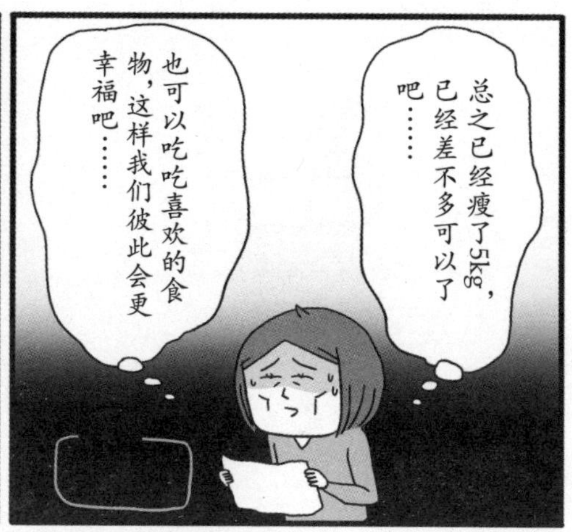
总之已经瘦了5kg，已经差不多可以了吧……
也可以吃吃喜欢的食物，这样我们彼此会更幸福吧……

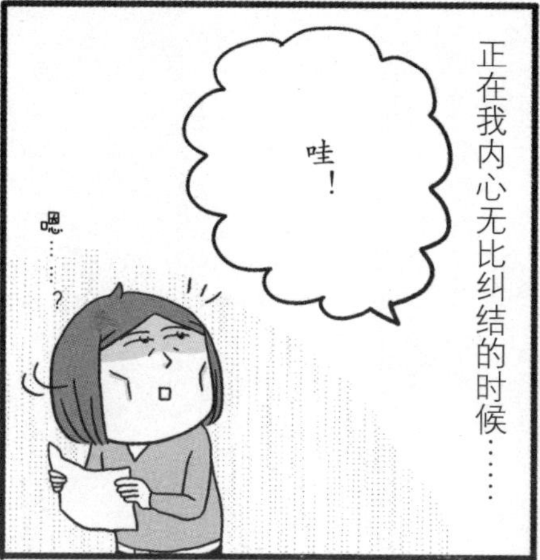
正在我内心无比纠结的时候……
哇！
嗯……？

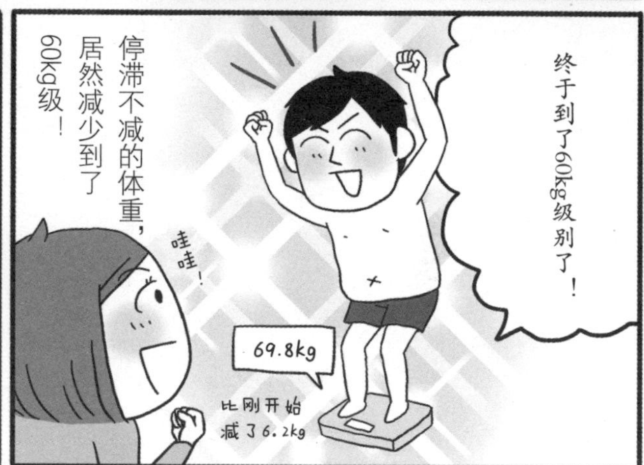
终于到了60kg级别了！
停滞不减的体重，居然减少到了60kg级！
哇哇！
69.8kg
比刚开始减了6.2kg

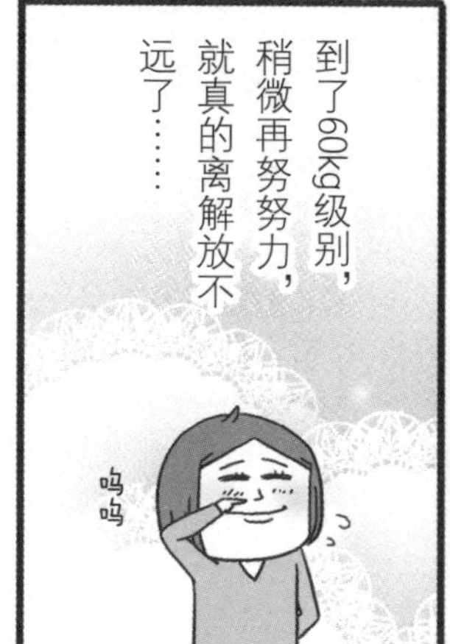
到了60kg级别，稍微再努努力，就真的离解放不远了……
呜呜

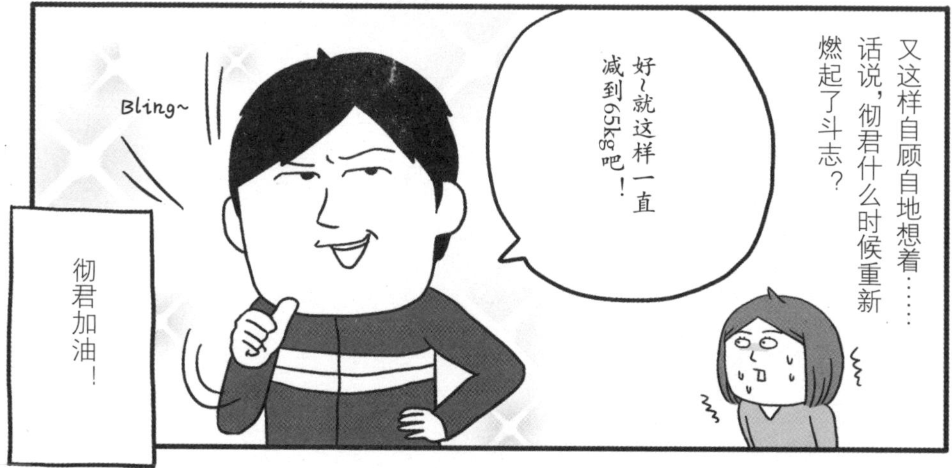
又这样自顾自地想着……话说，彻君什么时候重新燃起了斗志？
好~就这样一直减到65kg吧！
Bling~
彻君加油！

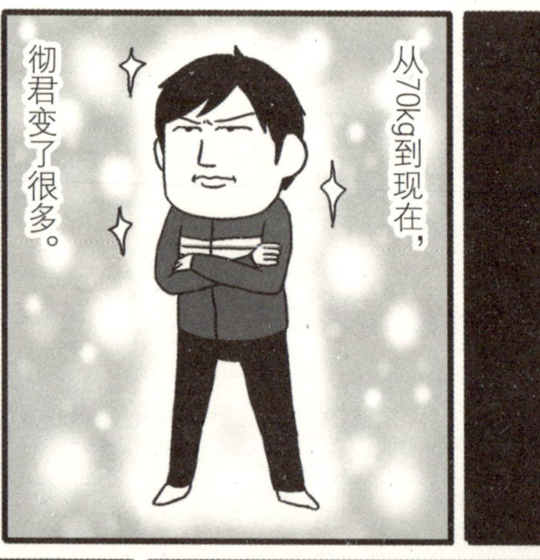
彻君的变化
从70kg到现在，
彻君变了很多。

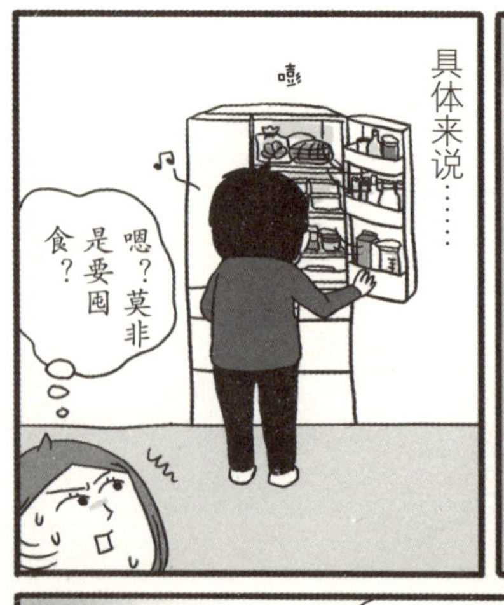
具体来说……
嚓
嗯？莫非是要囤食？

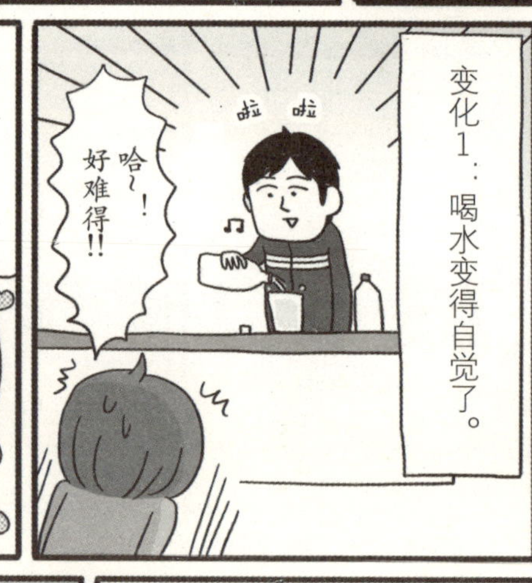
变化1：喝水变得自觉了。
啦 啦
哈~！好难得!!

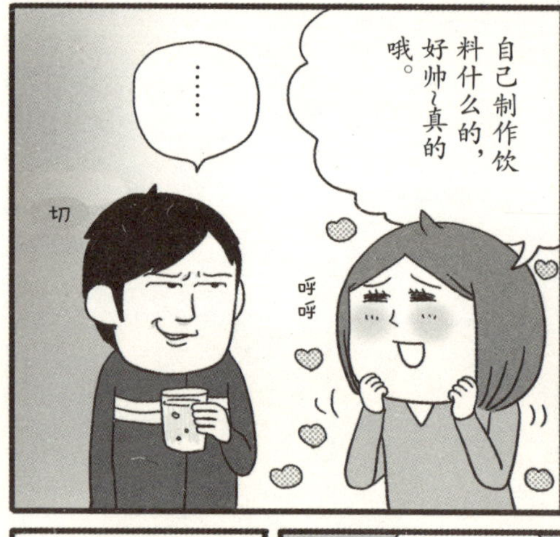
自己制作饮料什么的，好帅~真的哦。
……
切
呼呼

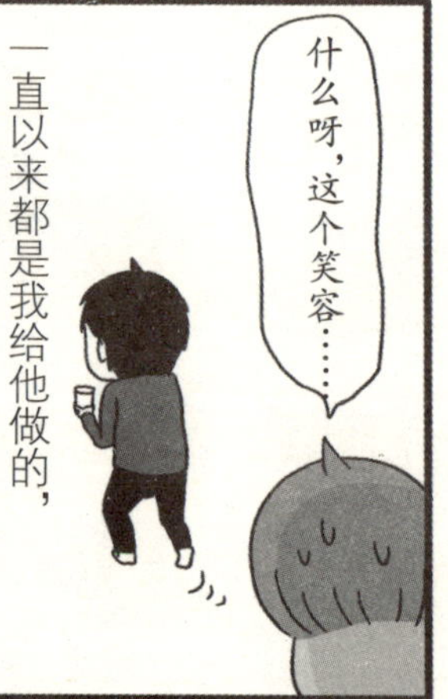
什么呀，这个笑容……
一直以来都是我给他做的，今天居然自己动手，可能真的很渴了。

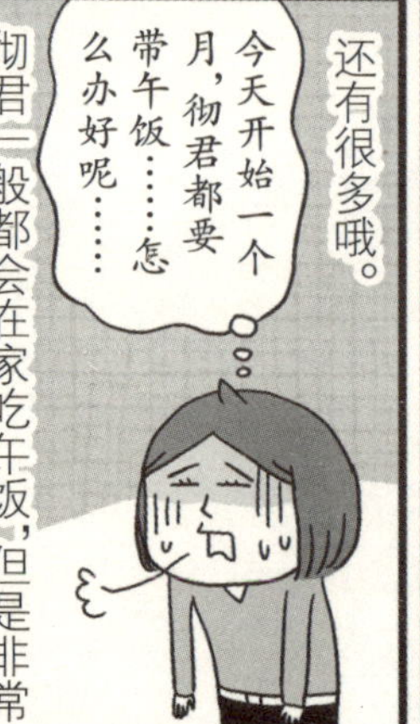
还有很多哦。
今天开始一个月，彻君都要带午饭……怎么办好呢……
彻君一般都会在家吃午饭，但是非常时期会非常忙，只能带饭上班。

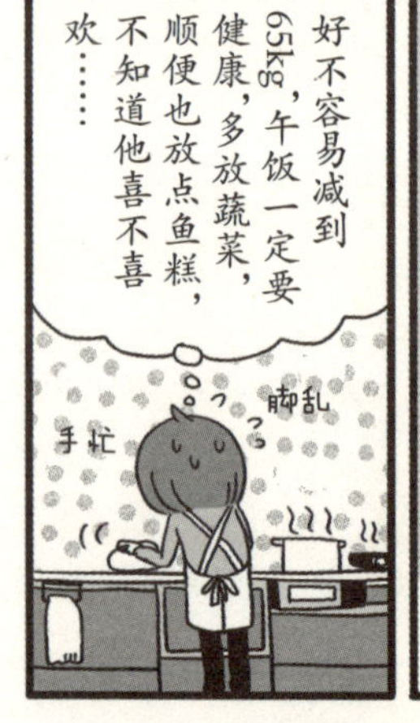
好不容易减到65kg，午饭一定要健康，多放蔬菜，顺便也放点鱼糕，不知道他喜不喜欢……
手忙
脚乱

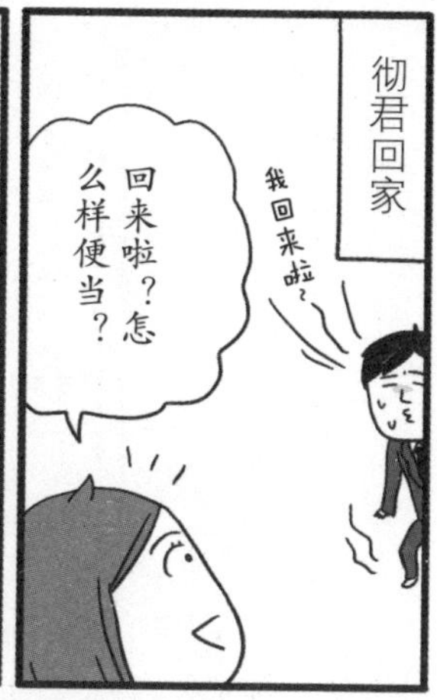
彻君回家
我回来啦~
回来啦？怎么样便当？

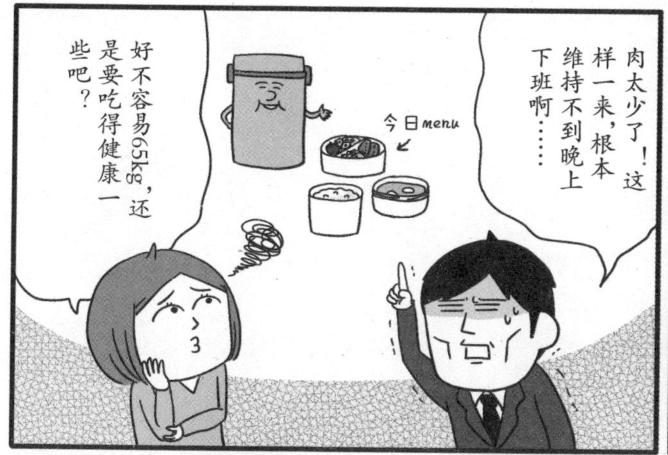
肉太少了！这样一来，根本维持不到晚上下班啊……
今日menu
好不容易65kg，还是要吃得健康一些吧？

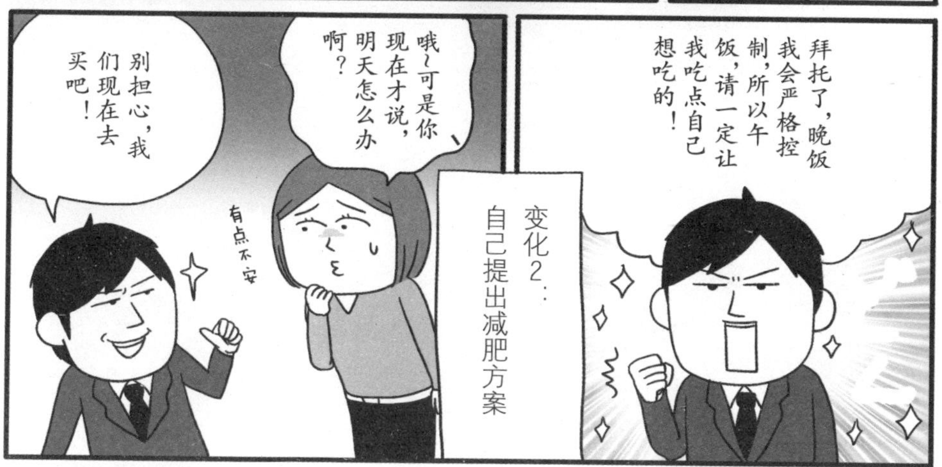
拜托了，晚饭我会严格控制，所以午饭，请一定让我吃点自己想吃的！
变化2：自己提出减肥方案
哦~可是你现在才说，明天怎么办啊？
有点不安
别担心，我们现在去买吧！

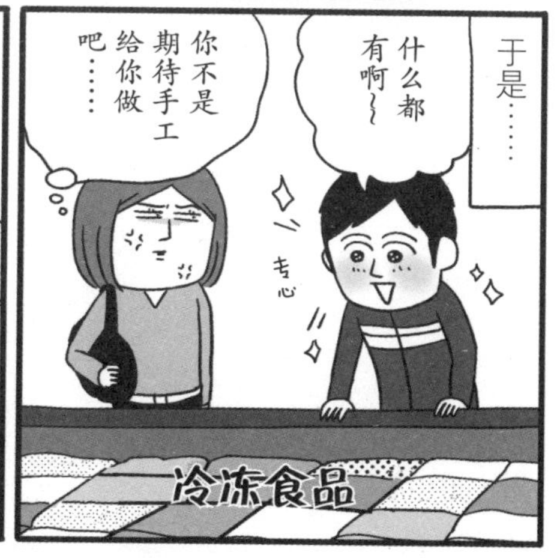
于是……
什么都有啊~~
开心
你不是期待手工给你做吧……
冷冻食品

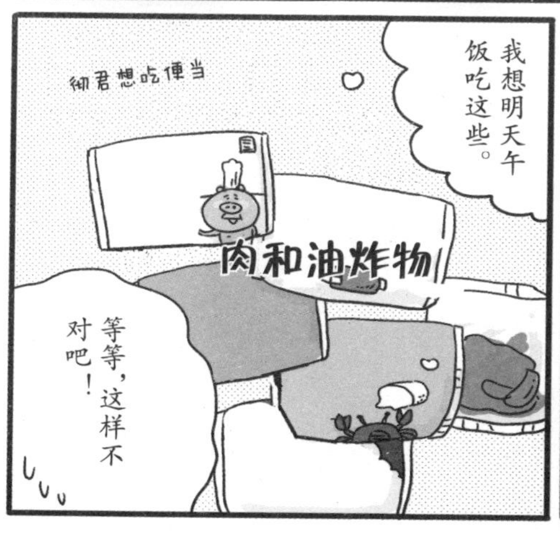
彻君想吃便当
我想明天午饭吃这些。
肉和油炸物
等等，这样不对吧！

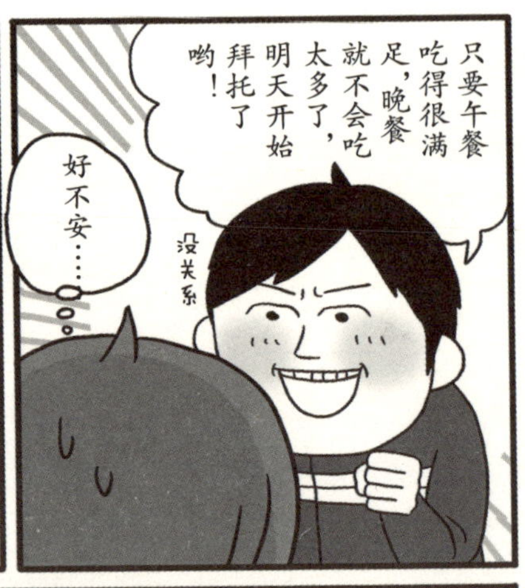
只要午餐吃得很满足，晚餐就不会吃太多了，明天开始拜托了哟！
没关系
好不安……
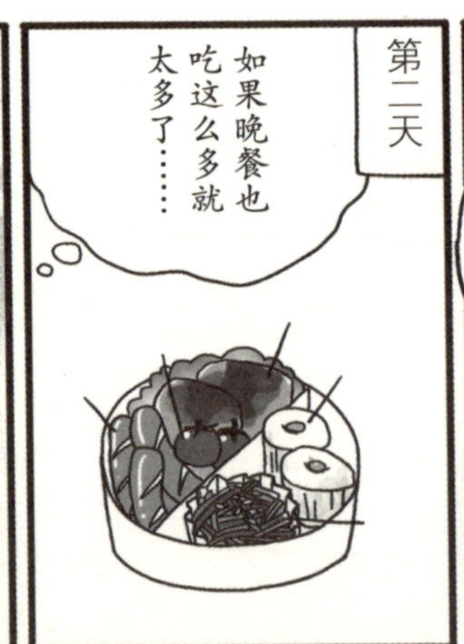
第二天
如果晚餐也吃这么多就太多了……
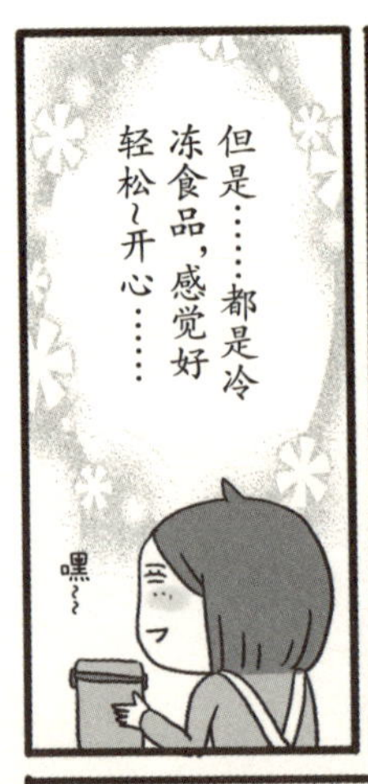
但是……都是冷冻食品，感觉好轻松~开心……
嘿~~
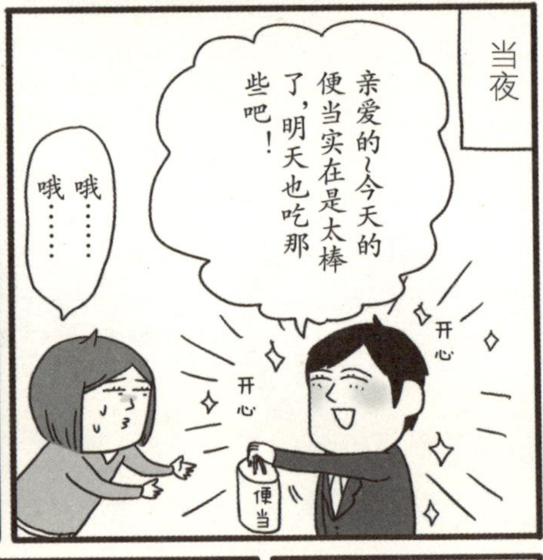
当夜
亲爱的~今天的便当实在是太棒了，明天也吃那些吧！
哦……
哦……
开心
开心
便当
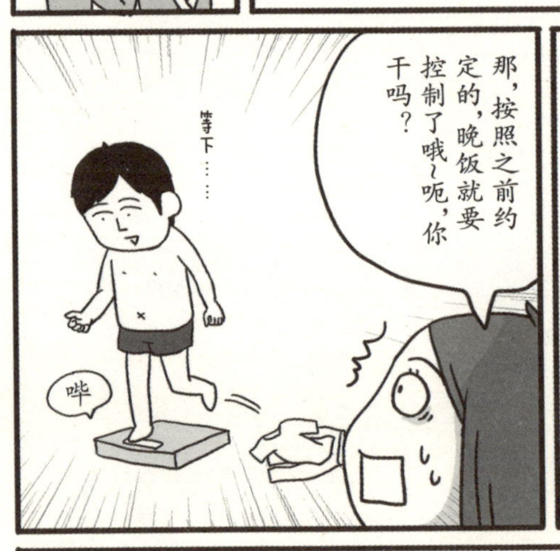
那，按照之前约定的，晚饭就要控制了哦~呃，你干吗？
等下……
哔
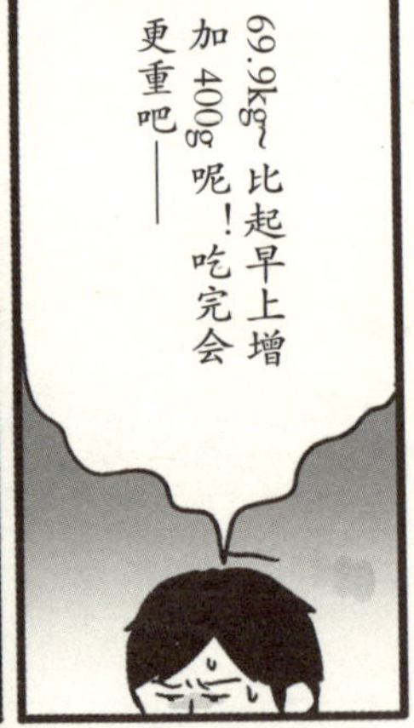
69.9kg~比起早上增加400g呢！吃完会更重吧——
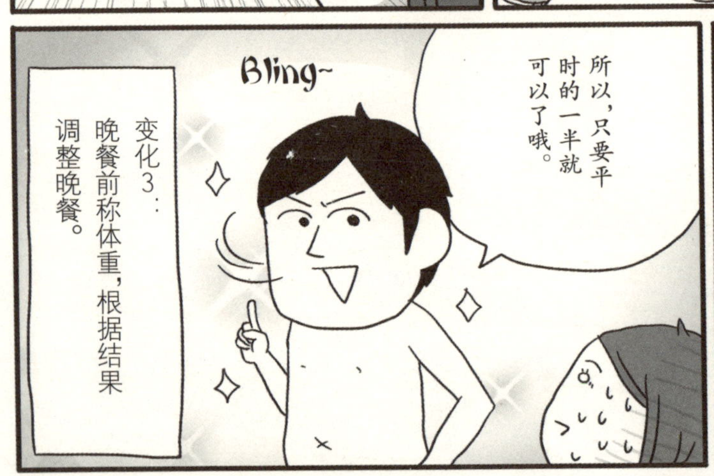
所以，只要平时的一半就可以了哦。
Bling~
变化3：晚餐前称体重，根据结果调整晚餐。

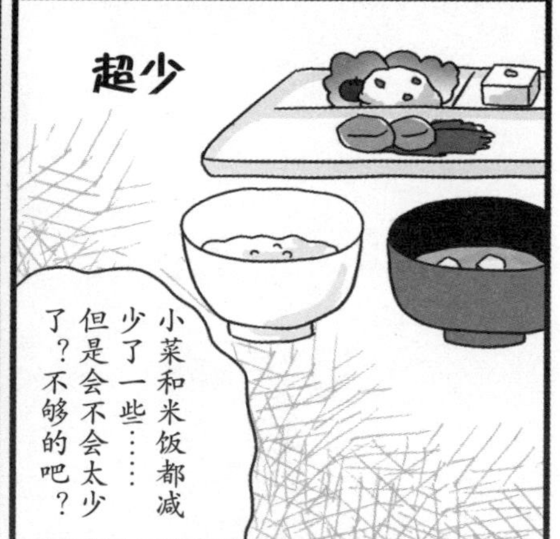
超少
小菜和米饭都减少了一些……但是会不会太少了？不够的吧？

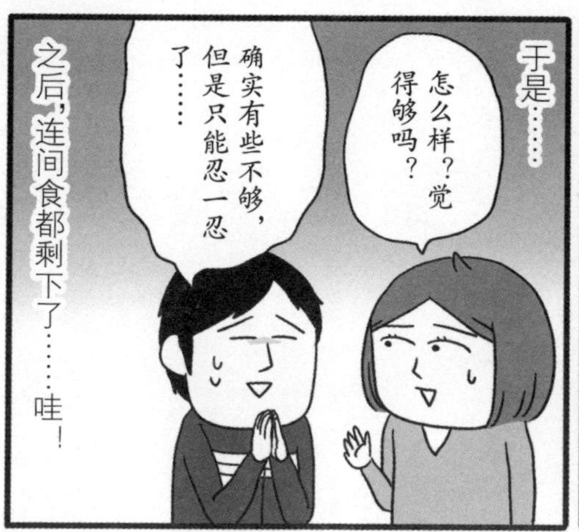
于是……
怎么样？觉得够吗？
确实有些不够，但是只能忍一忍了……
之后，连间食都剩下了……哇！

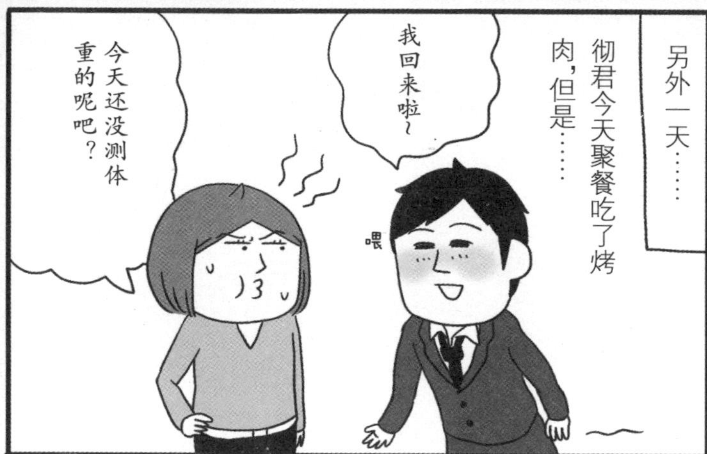
另外一天……
彻君今天聚餐吃了烤肉，但是……
我回来啦~
喂
今天还没测体重的呢吧？

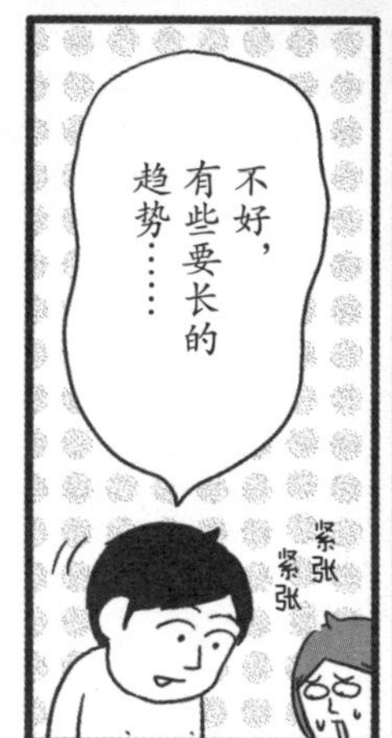
不好，有些要长的趋势……
紧张
紧张

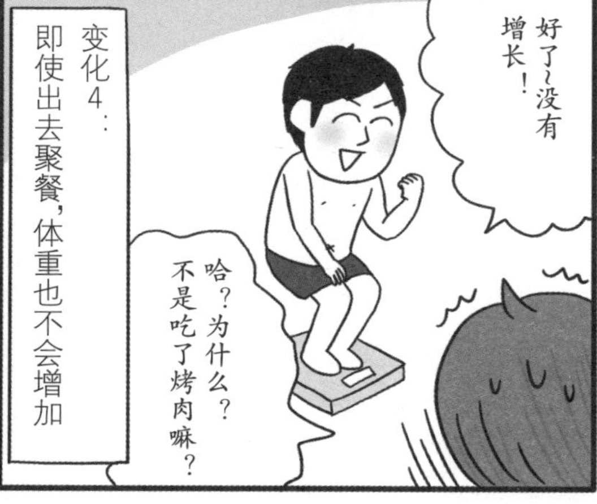
变化4：
即使出去聚餐，体重也不会增加
好了~没有增长！
哈？为什么？不是吃了烤肉嘛？

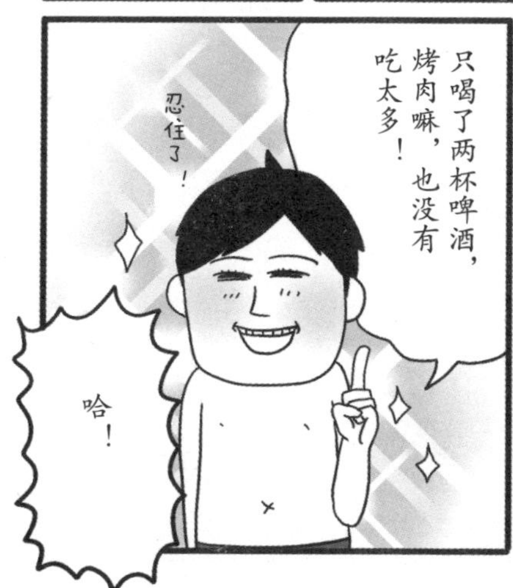
只喝了两杯啤酒，烤肉嘛，也没有吃太多！
忍住了！
哈！

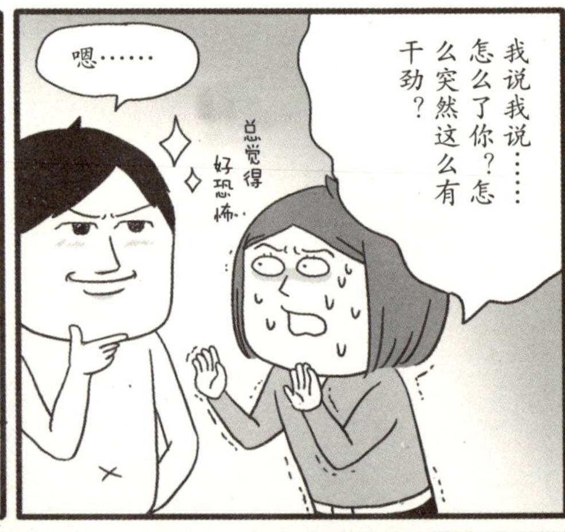
我说我说……怎么了你？怎么突然这么有干劲？
总觉得好恐怖
嗯……

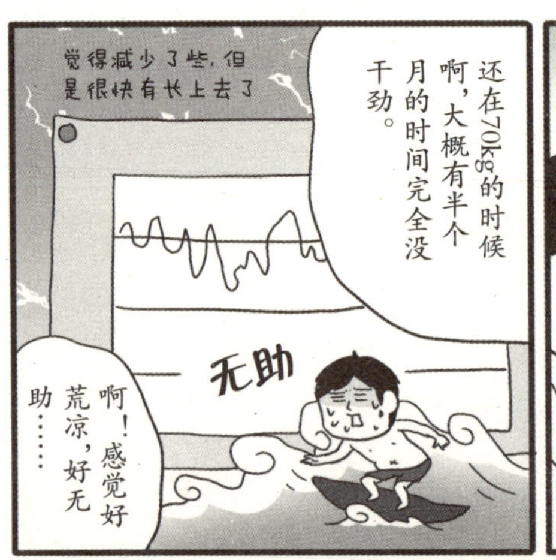
还在70kg的时候啊，大概有半个月的时间完全没干劲。
觉得减少了些，但是很快有长上去了
无助
啊！感觉好荒凉，好无助……

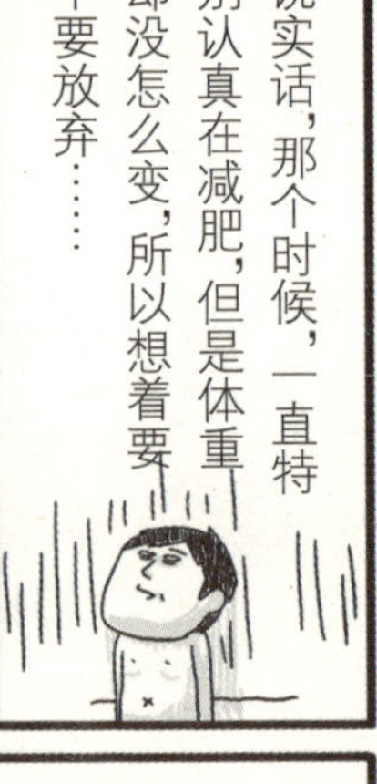
说实话，那个时候，一直特别认真在减肥，但是体重却没怎么变，所以想着要不要放弃……

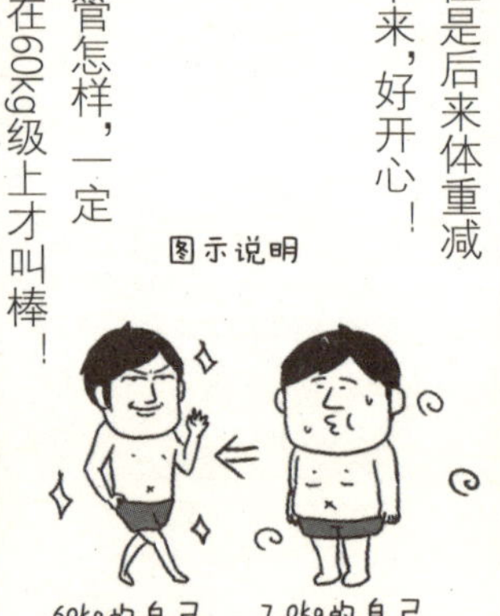
但是后来体重减下来，好开心！
不管怎样，一定要在60kg级上才叫棒！
图示说明
60kg的自己
70kg的自己

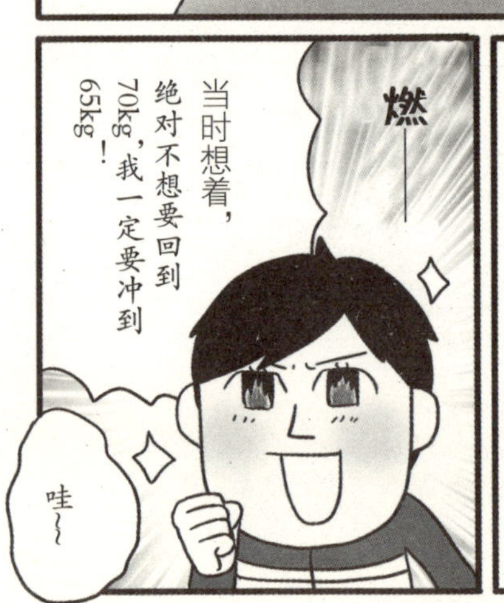
燃——
当时想着，绝对不想要回到70kg，我一定要冲到65kg！
哇~

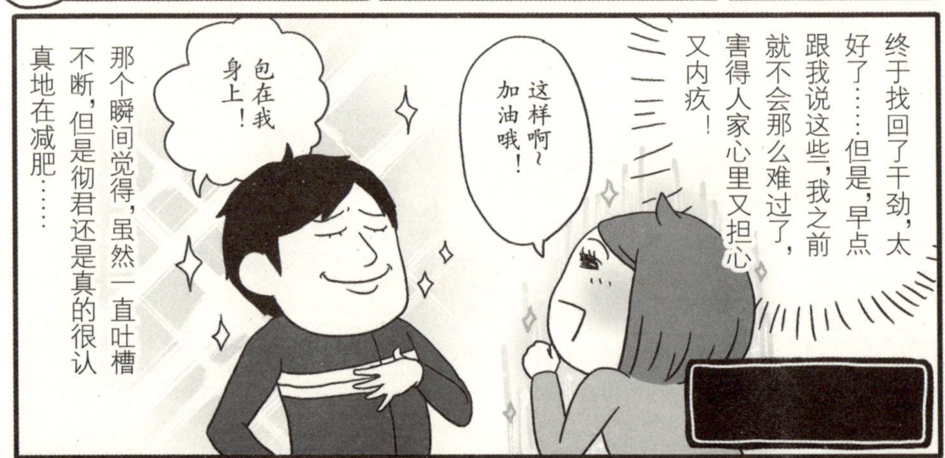
终于找回了干劲，太好了……但是，早点跟我说这些，我之前就不会那么难过了，害得人家心里又担心又内疚！
这样啊~加油哦！
包在我身上！
那个瞬间觉得，虽然一直吐槽不断，但是彻君还是真的很认真地在减肥……

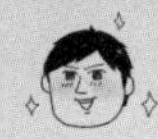

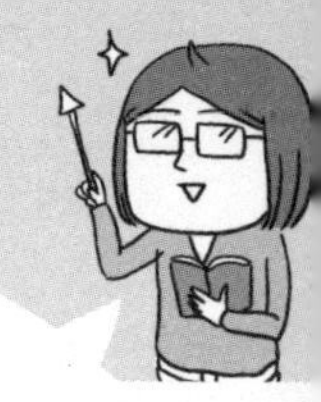

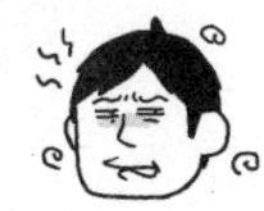

彻君的变化

彻君的体重变化表
76kg
70kg
65kg
开始
6个月
比想象的要快。
终于突破70kg大关！
停滞不前的恐慌期。
?

!?

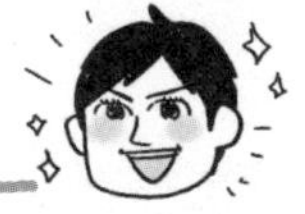

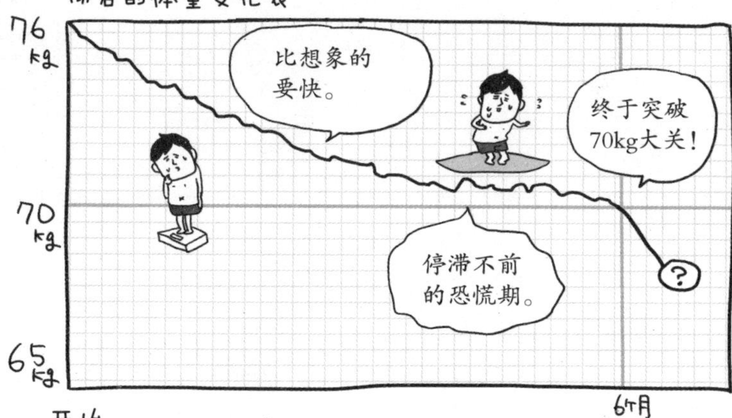

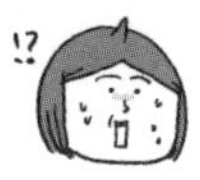

怎么说呢，在我们两个都绝望，觉得要放弃的时候……体重突然间突破了70kg大关！努力的彻君，推出了如下的减肥心得（此处来掌声）：

终于一鼓作气，从70kg（微胖）降到了60kg（标准）！

- “短期内暴瘦”神马的都是瞎扯！
- 确实会遇到停滞期，也会遇到突然体重飙升的情况，此时要淡定，努力减掉哪怕一点点。
- 如果太执着，会有压力哟。
- 怎么说呢，减肥这种事，说到底还是在拼耐力和决心！

以上就是彻君的总结。

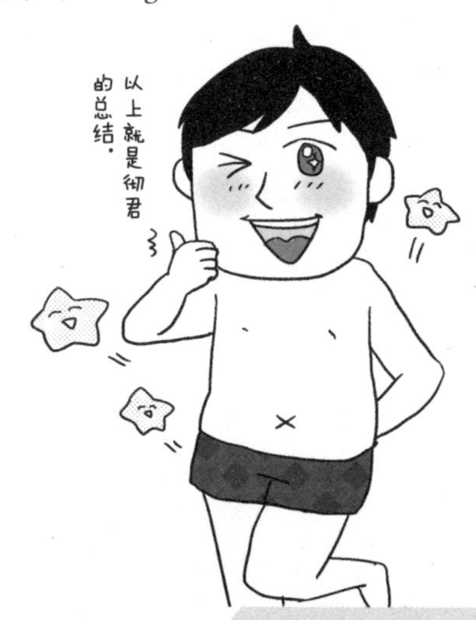

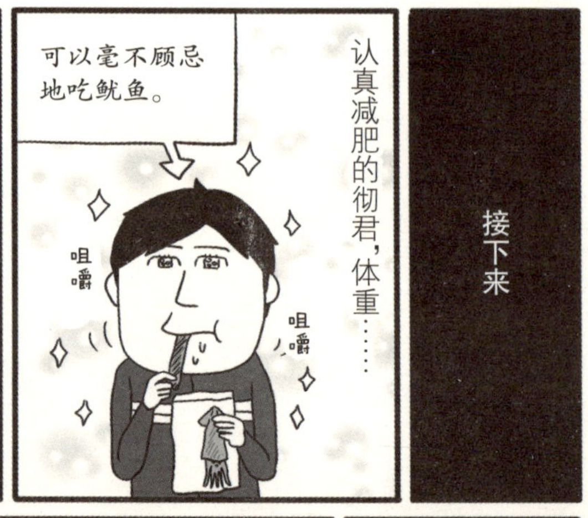
接下来
认真减肥的彻君，体重……
可以毫不顾忌地吃鱿鱼。
咀嚼
咀嚼

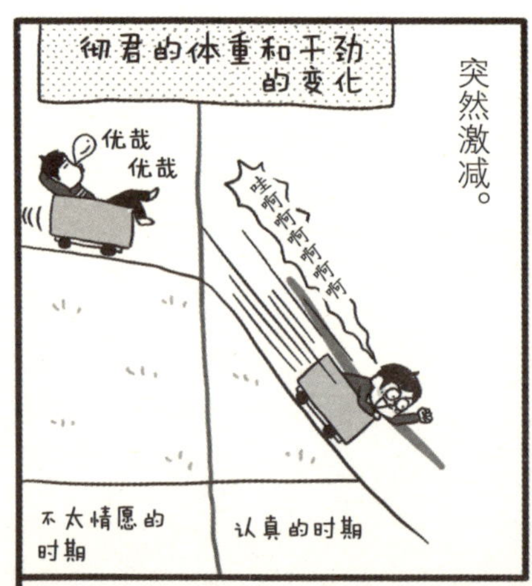
突然激减。
彻君的体重和干劲的变化
优哉
优哉
哇啊啊啊啊啊
不太情愿的时期
认真的时期

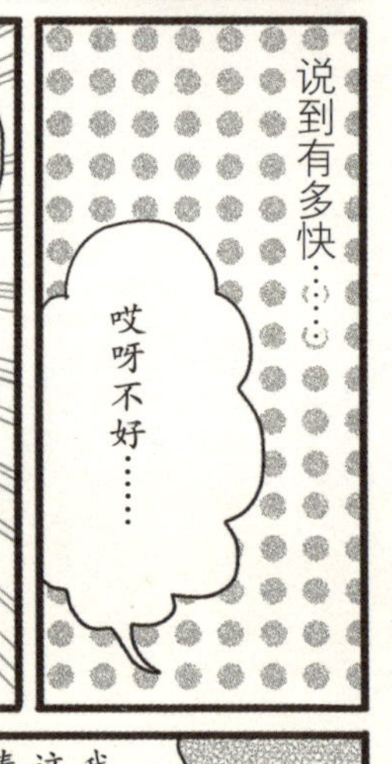
说到有多快……
哎呀不好……

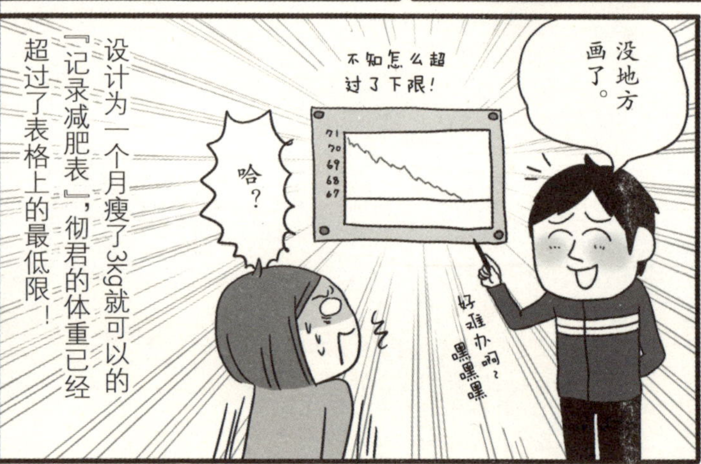
没地方画了。
不知怎么超过了下限!
71
70
69
68
67
哈?
好难办啊~
嘿嘿嘿
设计为一个月瘦了3kg就可以的『记录减肥表』，彻君的体重已经超过了表格上的最低限!

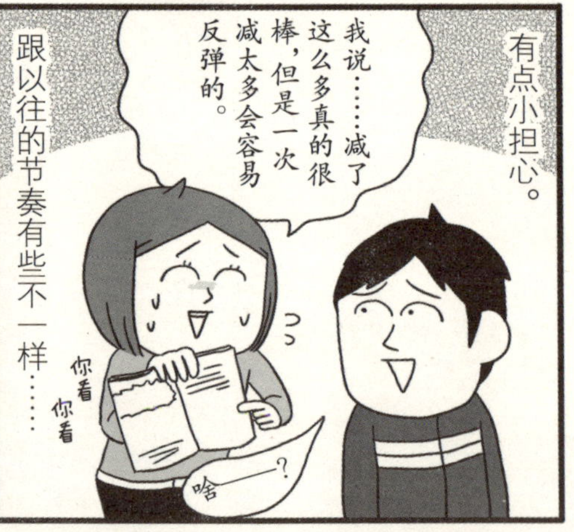
有点小担心。
我说……减了这么多真的很棒，但是一次减太多会容易反弹的。
跟以往的节奏有些不一样……
你看
你看
哈——?

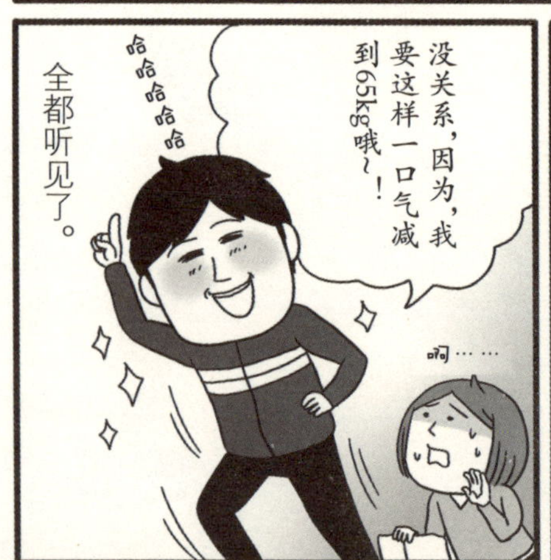
没关系，因为，我要这样一口气减到65kg哦~!
哈哈哈哈哈
全都听见了。
啊……

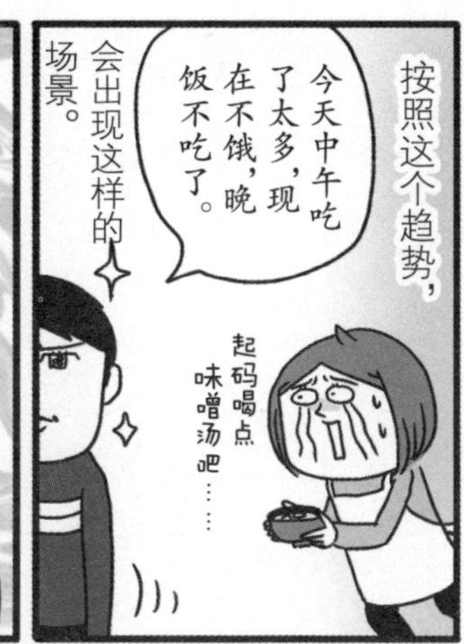

按照这个趋势，
今天中午吃了太多，现在不饿，晚饭不吃了。
会出现这样的场景。
起码喝点味噌汤吧……

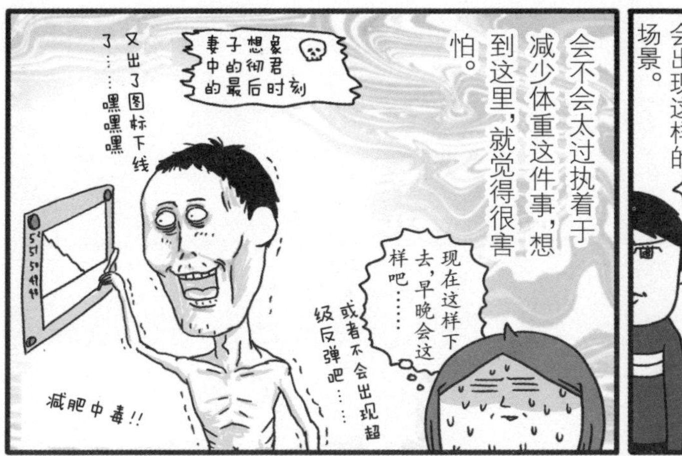

会不会太过执着于减少体重这件事，想到这里，就觉得很害怕。
现在这样下去，早晚会这样吧……
或者不会出现超级反弹吧……
妻子想象中的彻君的最后时刻
又出了图标下线了……嘿嘿嘿
减肥中毒!!

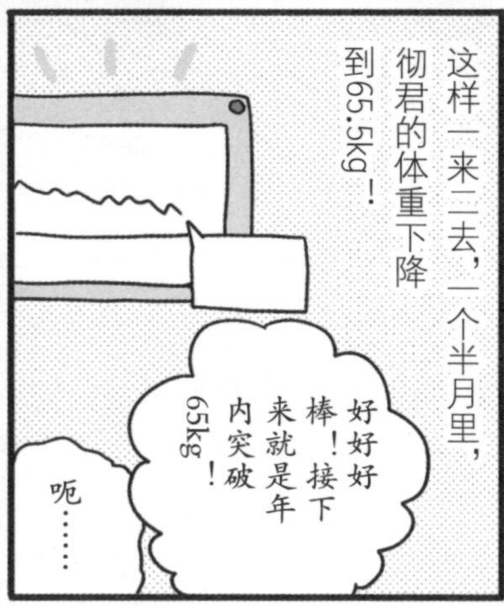

这样一来二去，一个半月里，彻君的体重下降到65.5kg！
好好好棒！接下来就是年内突破65kg！
呃……

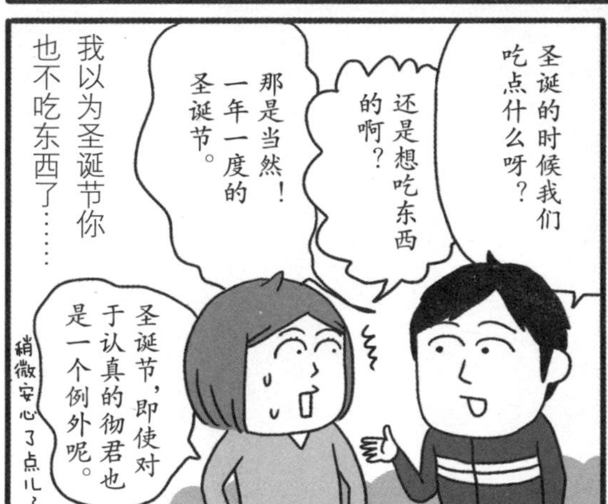

圣诞的时候我们吃点什么呀？
还是想吃东西的啊？
那是当然！一年一度的圣诞节。
我以为圣诞节你也不吃东西了……
圣诞节，即使对于认真的彻君也是一个例外呢。
稍微安心了点儿~

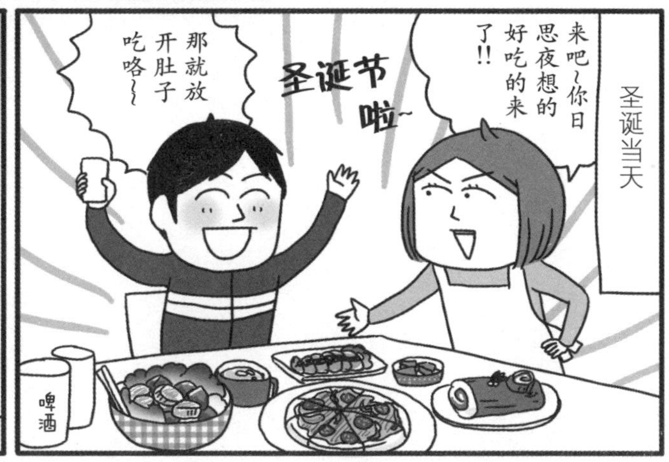

圣诞当天
来吧~你日思夜想的好吃的来了!!
圣诞节啦~
那就放开肚子吃咯~~
啤酒

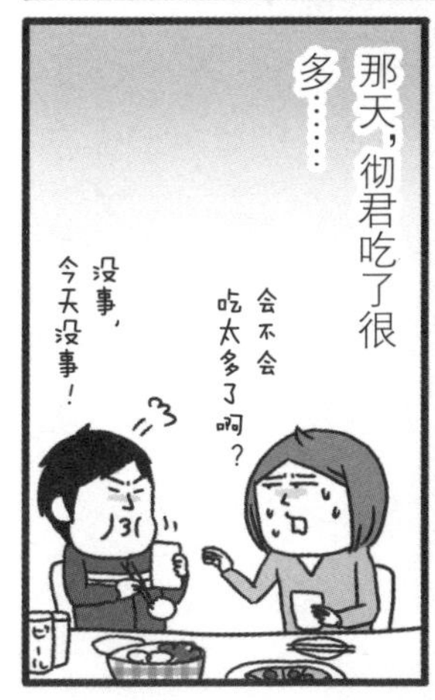

那天，彻君吃了很多……
会不会吃太多了啊？
没事，今天没事！

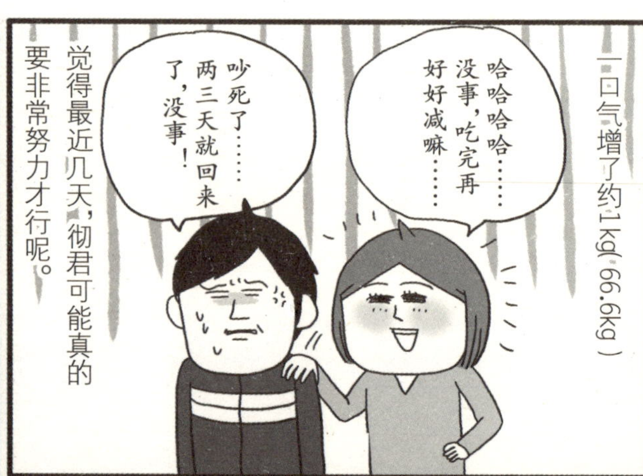
一口气增了约1kg（66.6kg）
哈哈哈哈……没事，吃完再好好减嘛……
吵死了……两三天就回来了，没事！
觉得最近几天，彻君可能真的要非常努力才行呢。
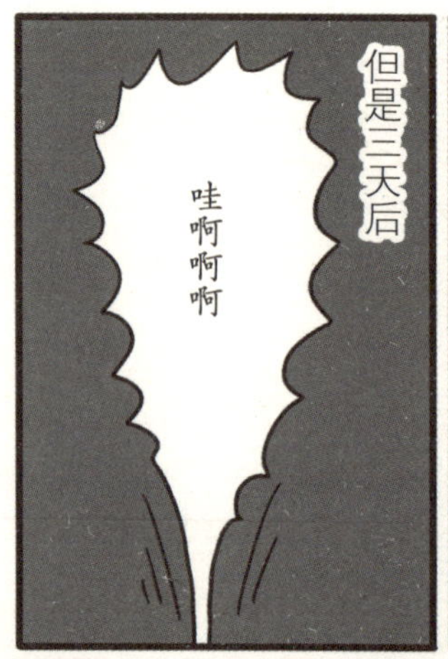
但是三天后
哇啊啊啊
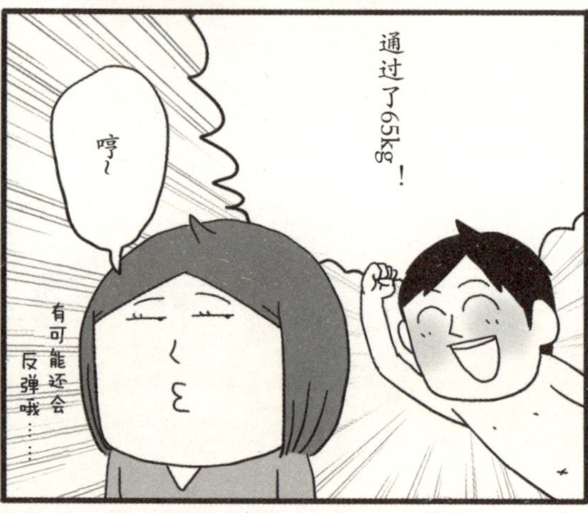
通过了65kg！
哼～
有可能还会反弹哦……
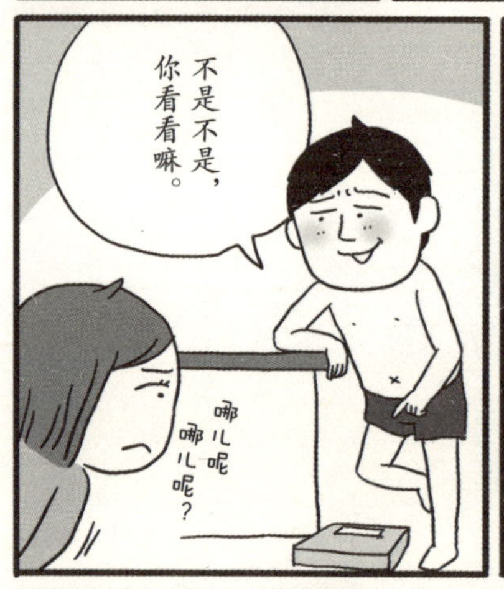
不是不是，你看看嘛。
哪儿呢哪儿呢？
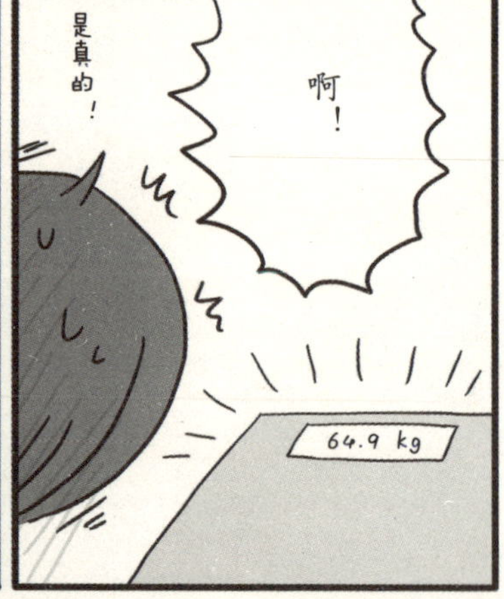
是真的！
啊！
64.9 kg
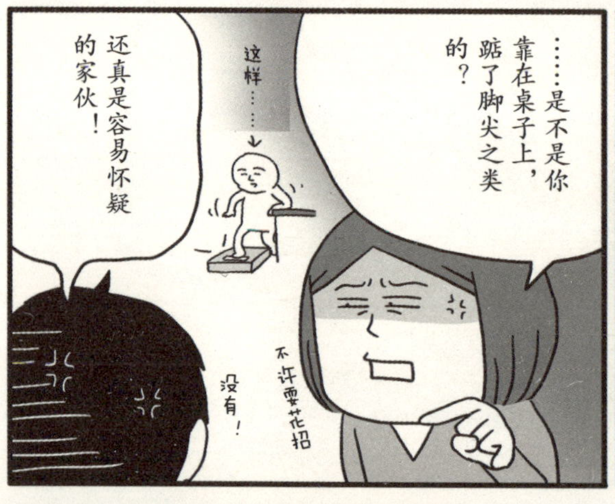
……是不是你靠在桌子上，踮了脚尖之类的？
这样……
不许耍花招
还真是容易怀疑的家伙！
没有！

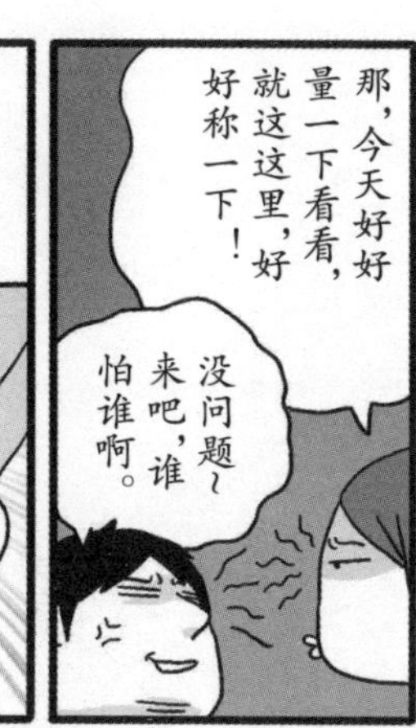
那，今天好好量一下看看，就这这里，好好称一下！
没问题~来吧，谁怕谁啊。

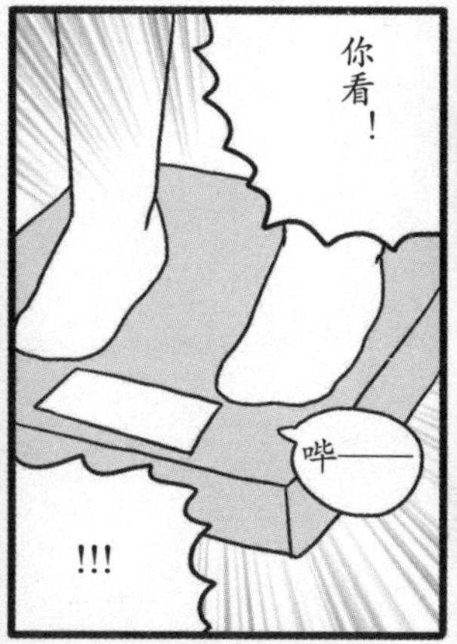
你看！
哔——
!!!

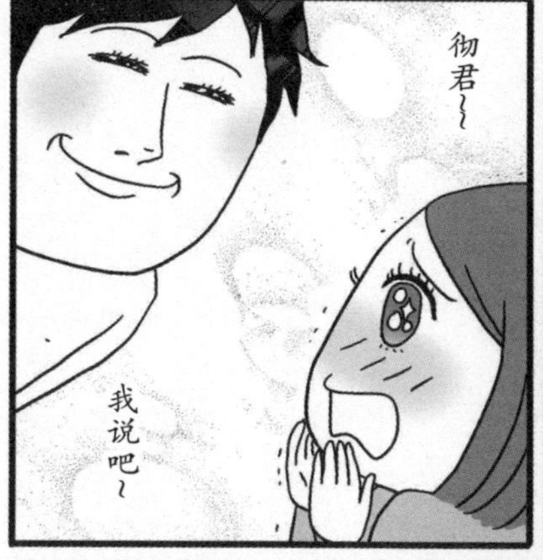
彻君~~
我说吧~

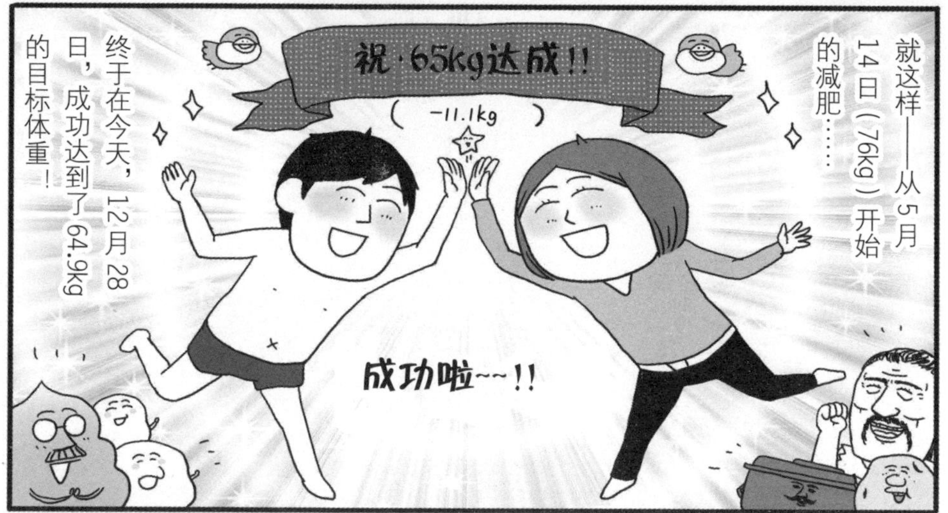
就这样——从5月14日（76kg）开始的减肥……
祝·65kg达成！！
（-11.1kg）
终于在今天，12月28日，成功达到了64.9kg的目标体重！
成功啦~~！！

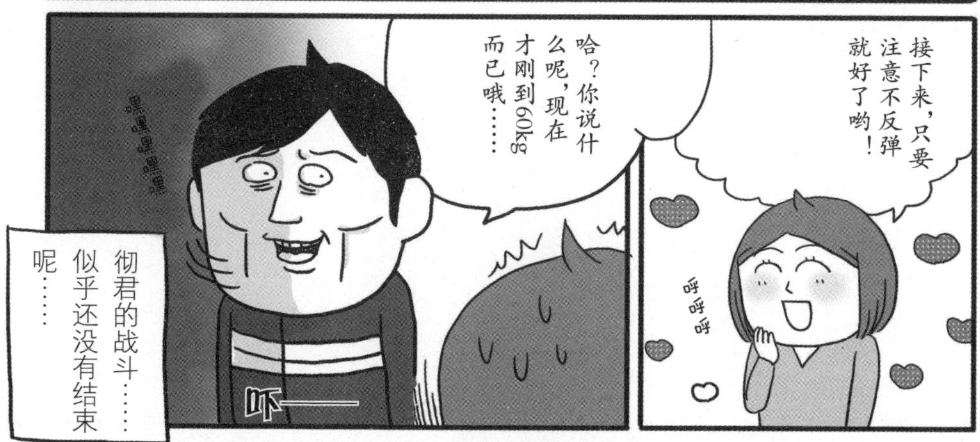
接下来，只要注意不反弹就好了哟！
呼呼呼
哈？你说什么呢，现在才刚到60kg而已哦……
嘿嘿嘿嘿嘿
吓——
彻君的战斗……似乎还没有结束呢……

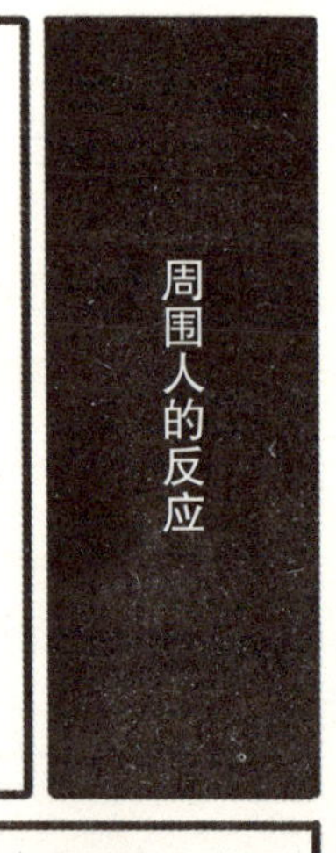

周围人的反应

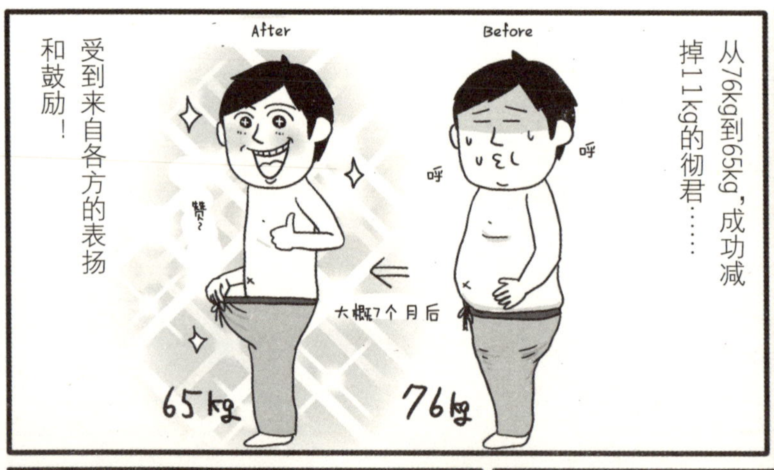

从76kg到65kg，成功减掉11kg的彻君……
Before
After
呼
呼
大概7个月后
赞~
76kg
65kg
受到来自各方的表扬和鼓励！

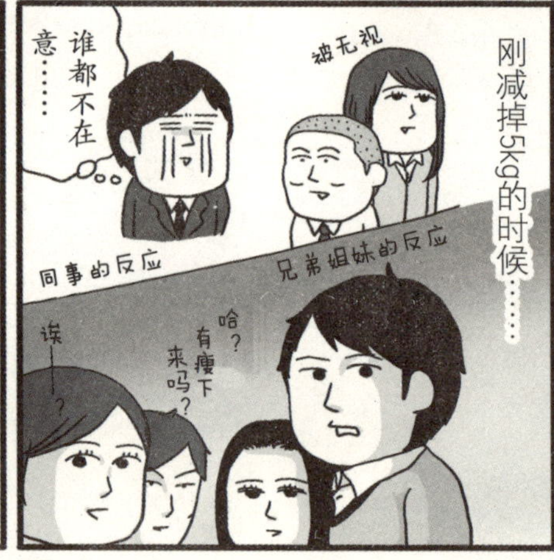

刚减掉5kg的时候……
被无视
谁都不在意……
兄弟姐妹的反应
同事的反应
哈？有瘦下来吗？
诶——？

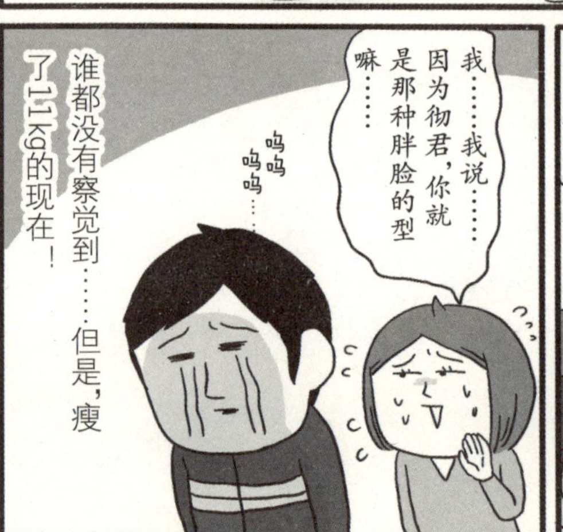

我……我说……因为彻君，你就是那种胖脸的型嘛……
呜呜呜呜……
谁都没有察觉到……但是，瘦了11kg的现在！

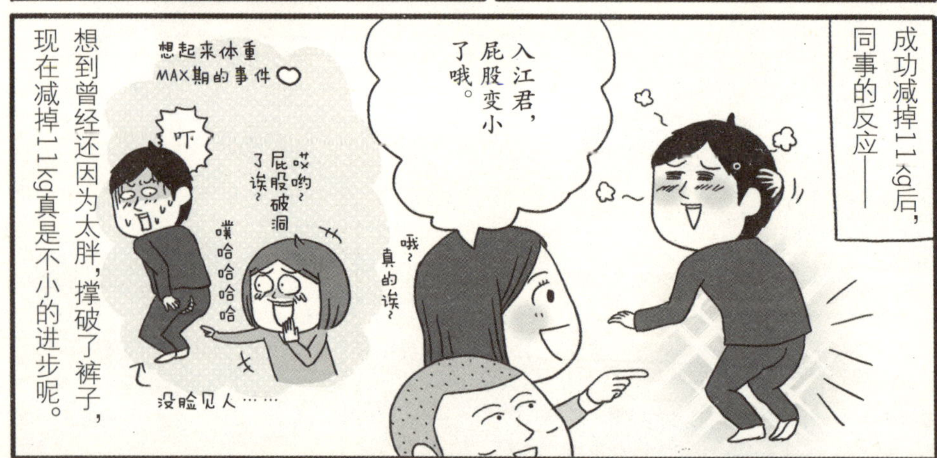

成功减掉11kg后，同事的反应——
入江君，屁股变小了哦。
哦~真的诶~
想起来体重MAX期的事件♡
吓
哎哟~屁股破洞了诶~
噗哈哈哈哈
没脸见人……
想到曾经还因为太胖，撑破了裤子，现在减掉11kg真是不小的进步呢。

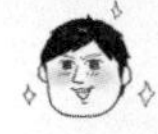

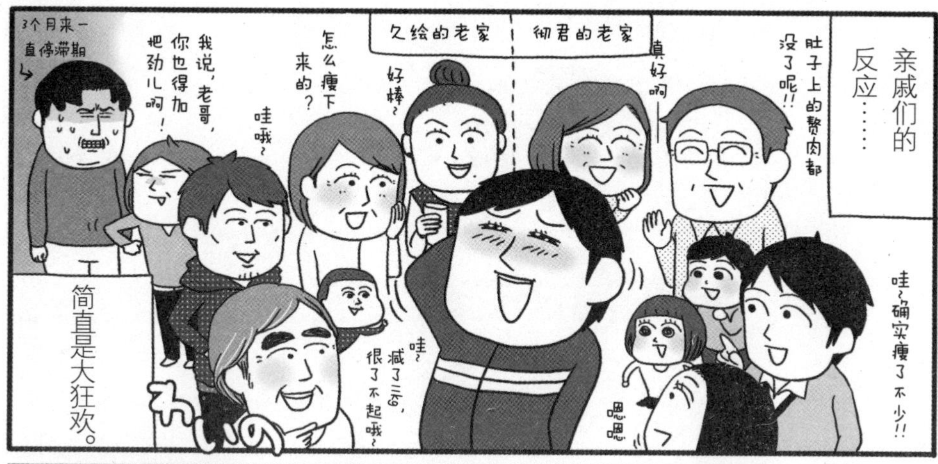
亲戚们的反应……
久绘的老家
彻君的老家
肚子上的赘肉都没了呢!!
真好啊——
好棒~
怎么瘦下来的？
哇哦~
我说，老哥，你也得加把劲儿啊！
3个月来一直停滞期
哇~确实瘦了不少!!
嗯嗯
哇~减了元，很了不起哦~
简直是大狂欢。

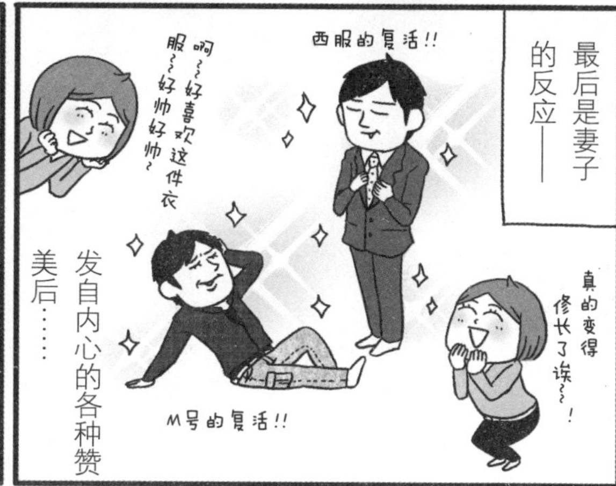
最后是妻子的反应——
西服的复活!!
啊~~好喜欢这件衣服~~好帅好帅~
真的变得修长了诶~~！
M号的复活!!
发自内心的各种赞美后……

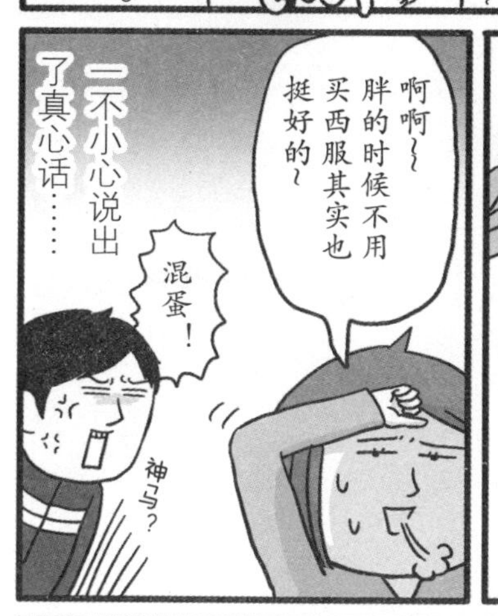
啊啊~~胖的时候不用买西服其实也挺好的~
一不小心说出了真心话……
混蛋！
神马？

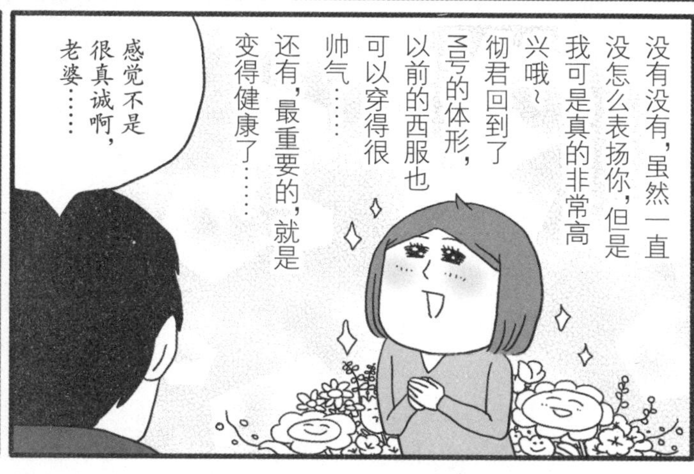
没有没有，虽然一直没怎么表扬你，但是我可是真的非常高兴哦~
彻君回到了M号的体形，以前的西服也可以穿得很帅气……
还有，最重要的，就是变得健康了……
感觉不是很真诚啊，老婆……

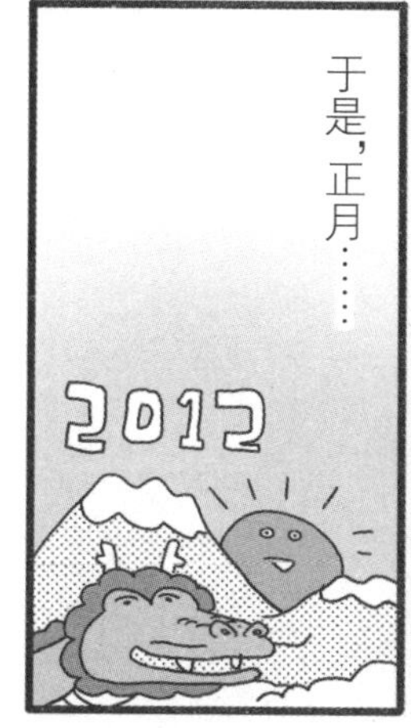
于是，正月……
2012

终于等来了冬季大减价。
天气这么冷，还这么精神……
去shopping吧——！
上次shopping，什么都没买到，看来还是很在意这件事呢……

现在终于变瘦了，想买什么就买什么吧~
真的?!

某高端品牌
超贵
那~我要这个~
开始了！

哇！这件帅不帅？
啊~嗯~不错哦~短款哦~
你倒是看看价格……
修身夹克
扑通
扑通

不过话说回来，这家店的店员和顾客都好时尚啊……
请~
紧张
紧张

各种时尚人士.

哦……
哦……
哐哐
哐哐

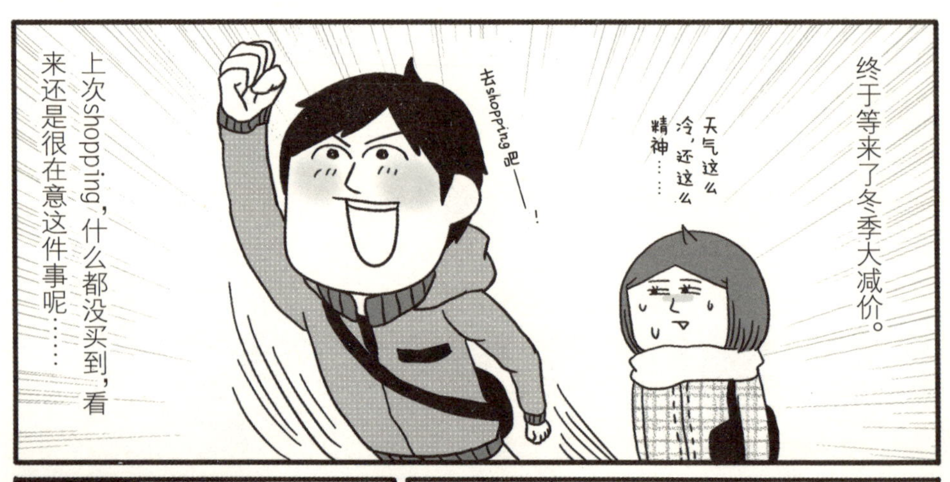

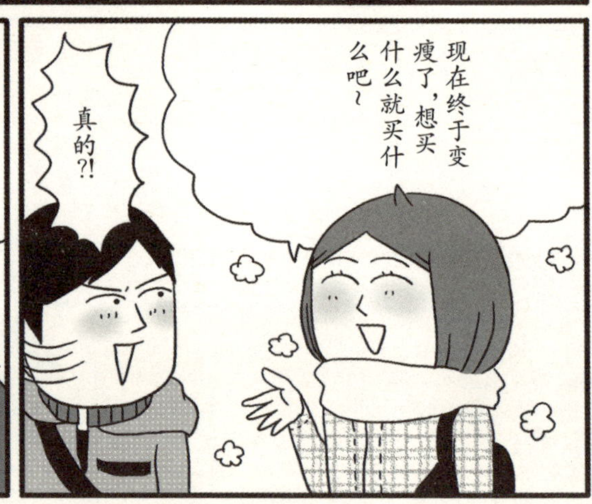

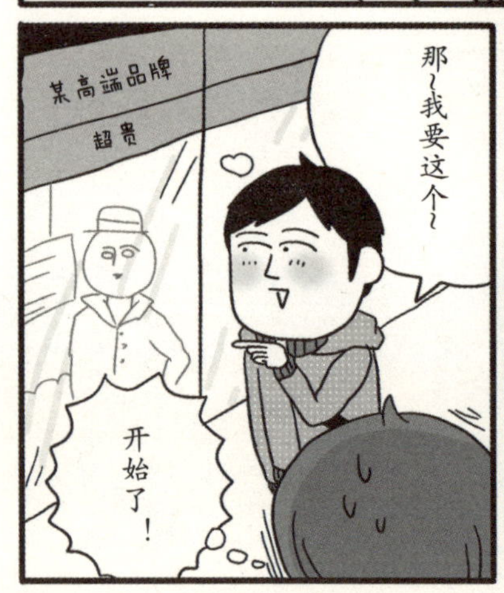

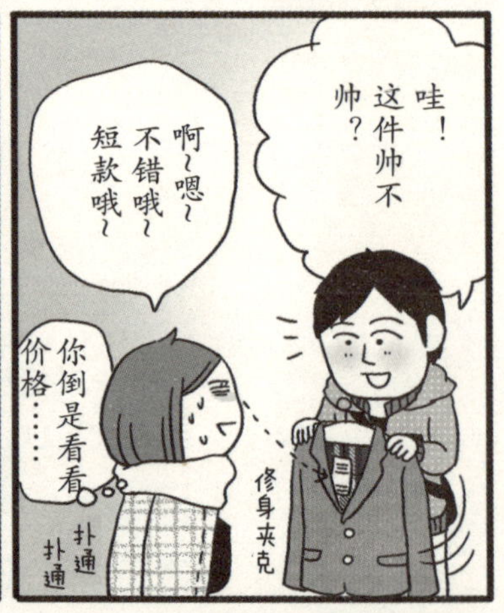

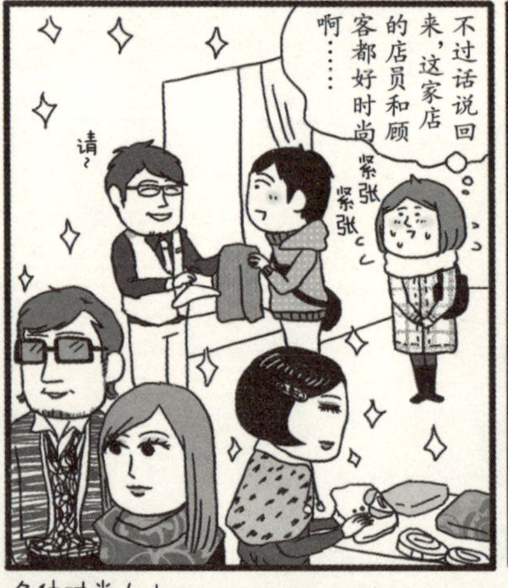

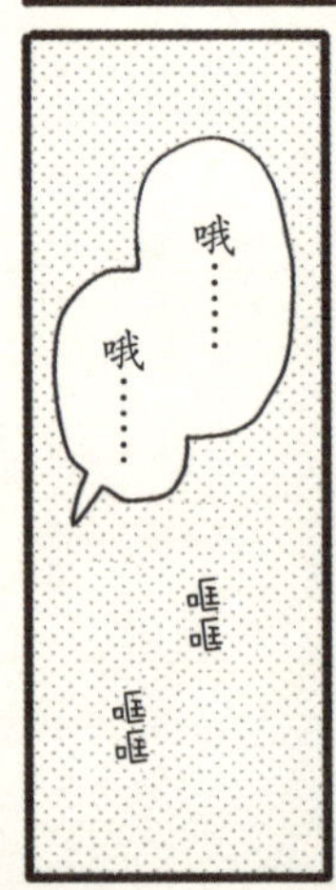

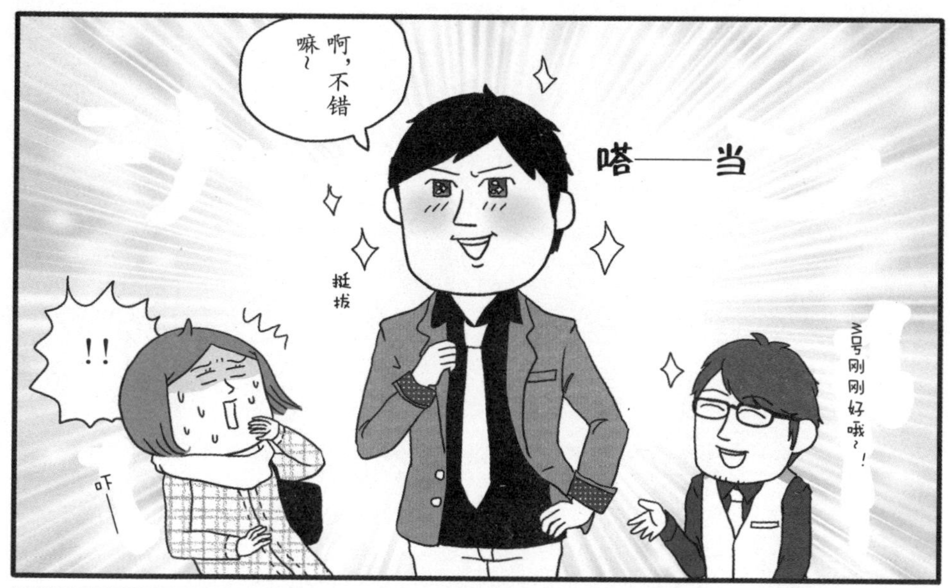

啊，不错嘛～
嗒——当
挺拔
!!
吓——
M号刚刚好哦～！

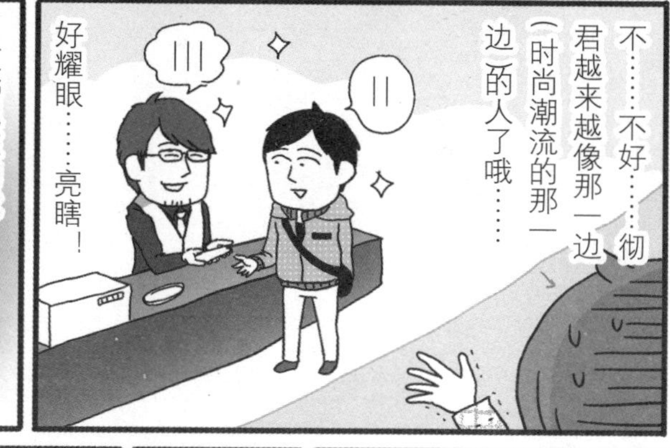

不……不好……彻君越来越像那一边（时尚潮流的那一边的人了哦……
好耀眼……亮瞎！

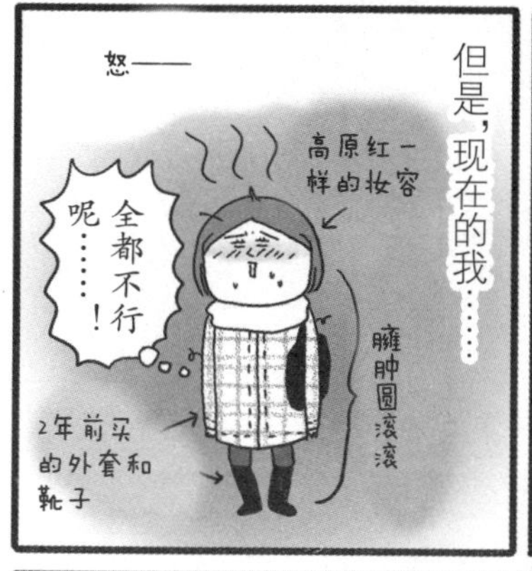

但是，现在的我……
怒——
高原红一样的妆容
全都不行呢……！
臃肿圆滚滚
2年前买的外套和靴子

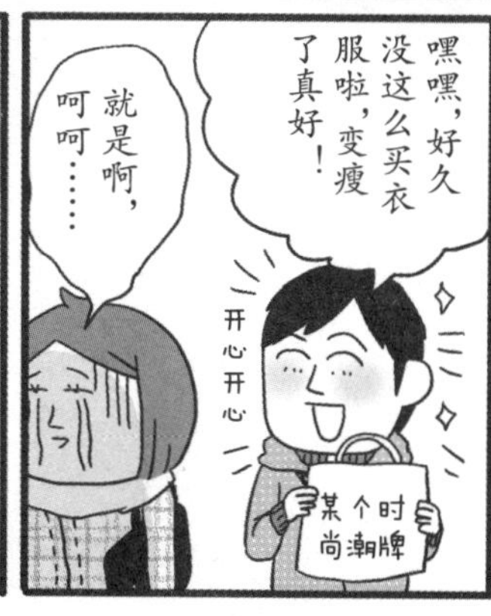

嘿嘿，好久没这么买衣服啦，变瘦了真好！
就是啊，呵呵……
开心开心
某个时尚潮牌

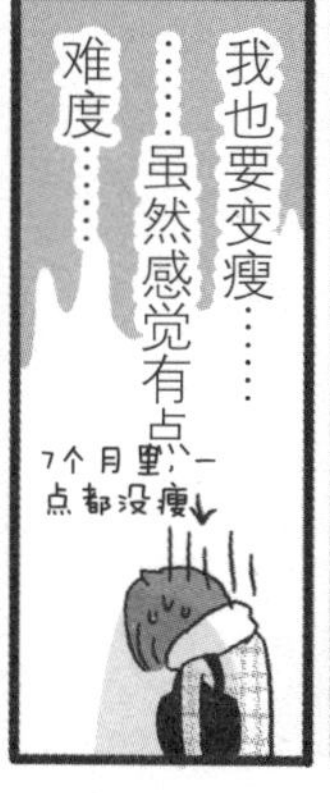

我也要变瘦……
……虽然感觉有点难度……
7个月里，一点都没瘦

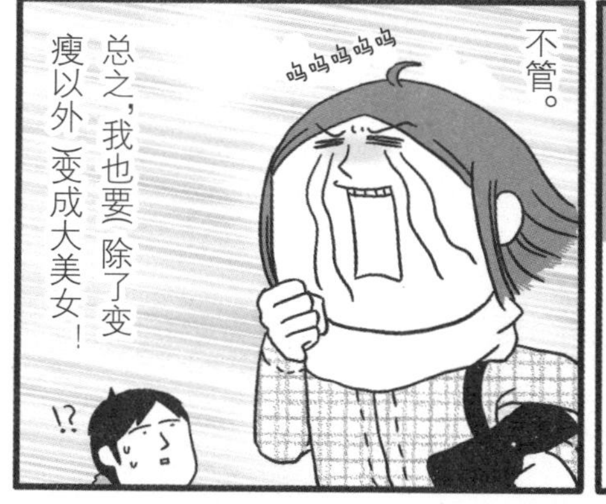

不管。
总之，我也要（除了变瘦以外）变成大美女！
呜呜呜呜呜
!?

妻子也变身

除了减肥之外，还有什么办法呢……
嗯——嗯
化妆……
果然还是化妆……
只能靠化妆……

话说，我是个公认的化妆盲。
化妆……啊~~
以前，我也会经常翻看美妆网站的排名什么的……
XXXX年最佳化妆品!!
殿堂级!!

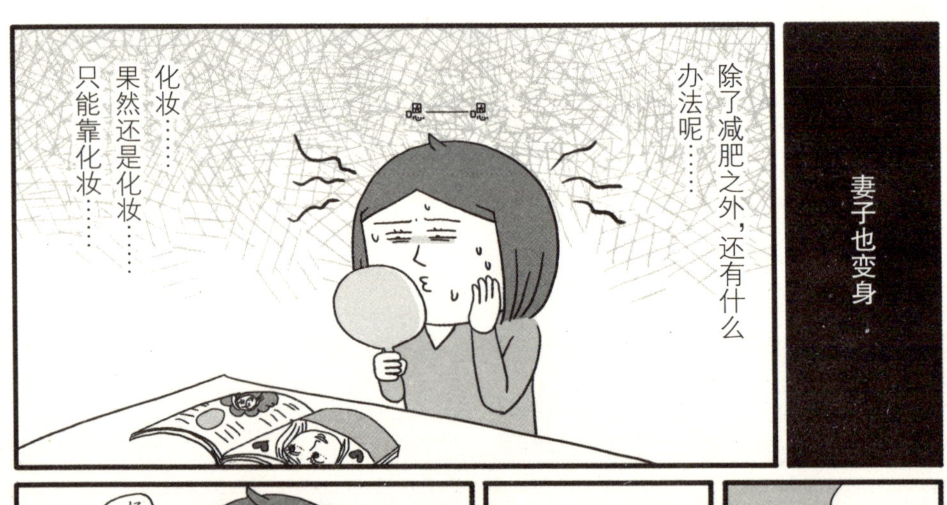

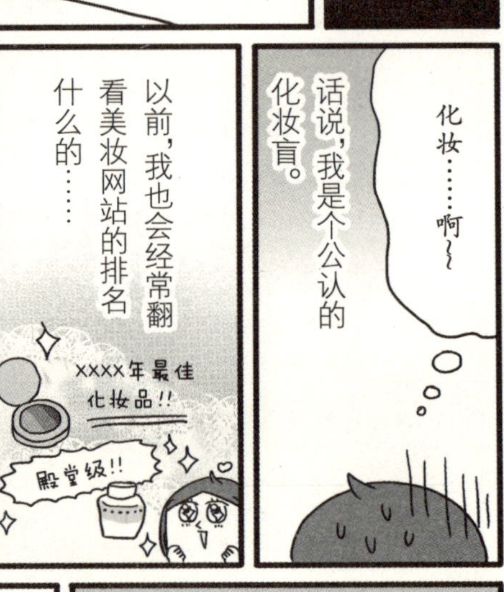

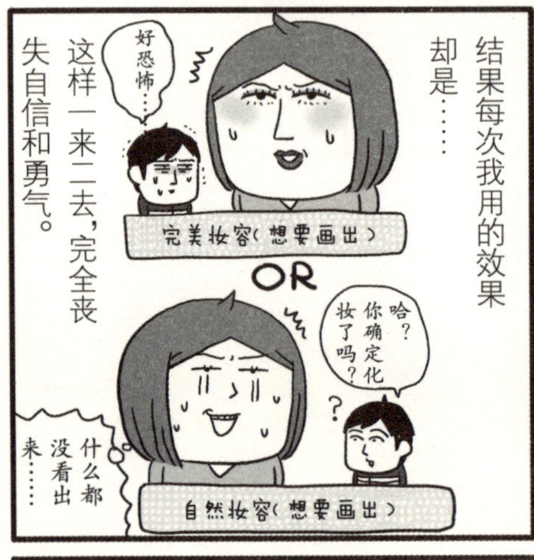

怎么样才能化好妆呢……一直在思考这个问题……
不然，去买高级一点的粉底吧……不对，买了也没法化好……
就在那时，发现了一个超赞的视频。
嗯？人气的化妆视频？

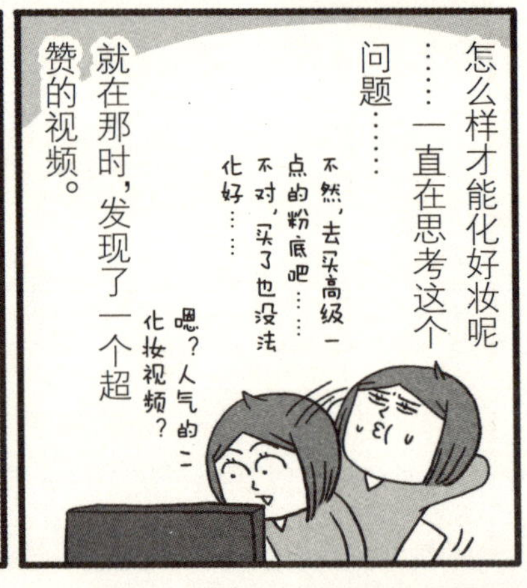

之所以说它超赞是因为——

大家好——

楼主是一个长相超普通的女生。

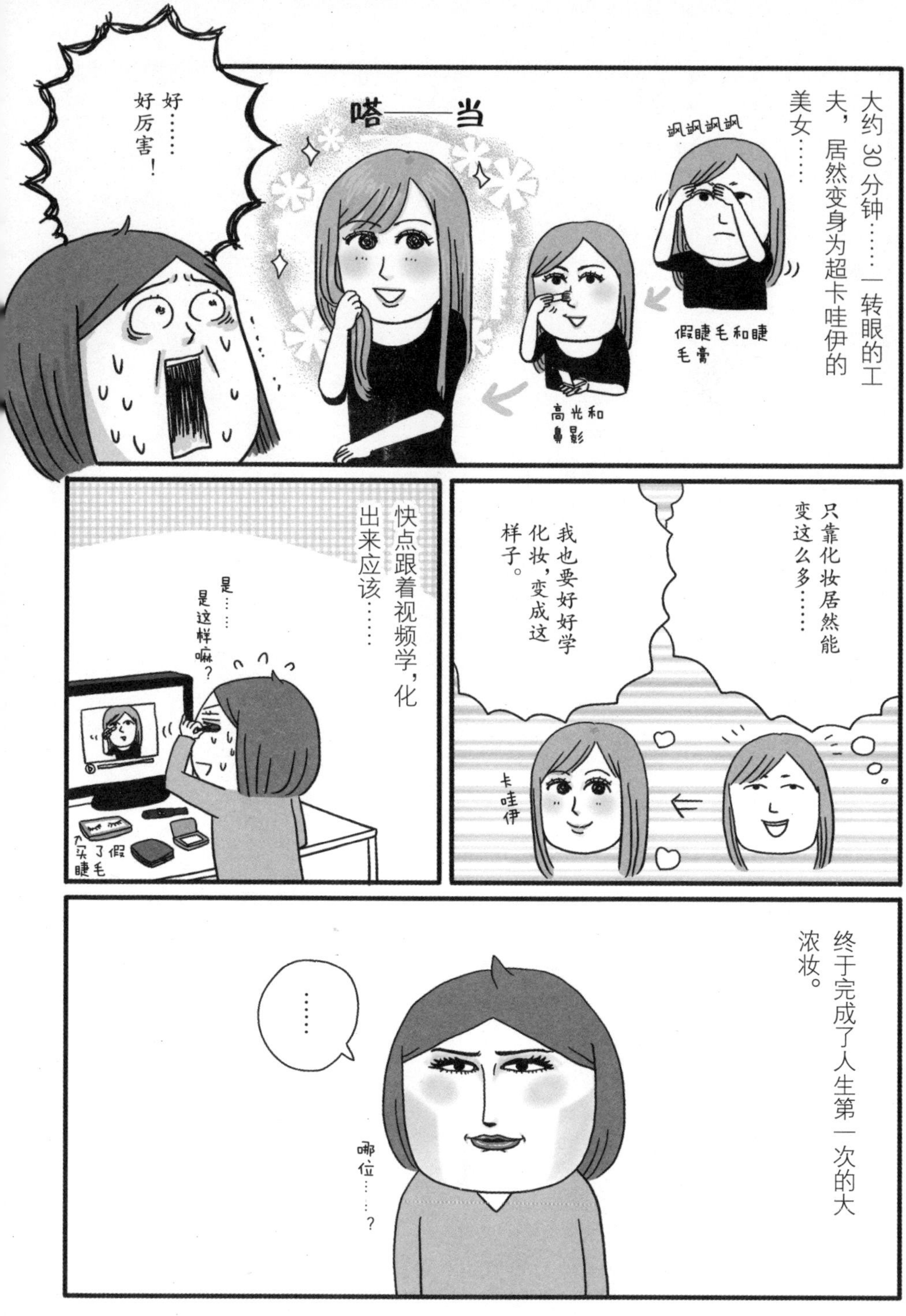

大约30分钟……一转眼的工夫，居然变身为超卡哇伊的美女……

飒飒飒飒

假睫毛和睫毛膏

高光和鼻影

嗒——当

好……好厉害！

只靠化妆居然能变这么多……

我也要好好学化妆，变成这样子。

卡哇伊

快点跟着视频学，化出来应该……

是……是这样嘛？

买了假睫毛

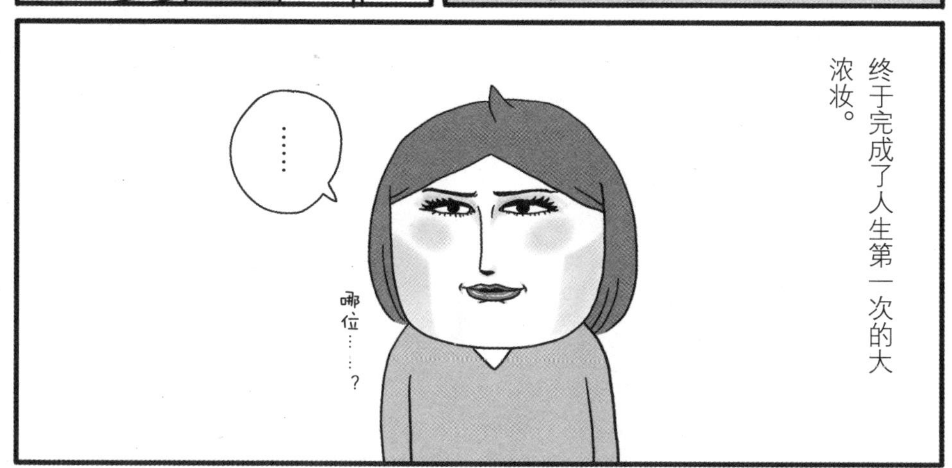

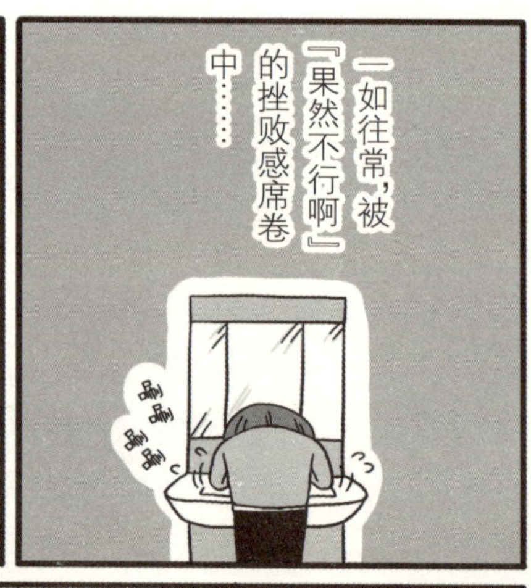
一如往常，被『果然不行啊』的挫败感席卷中……

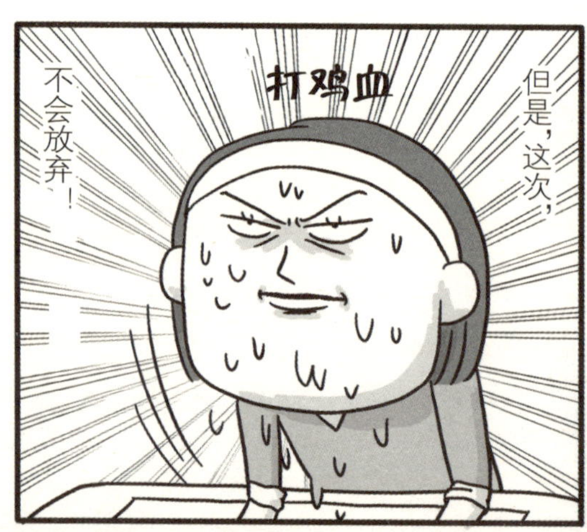
打鸡血
但是，这次，
不会放弃！

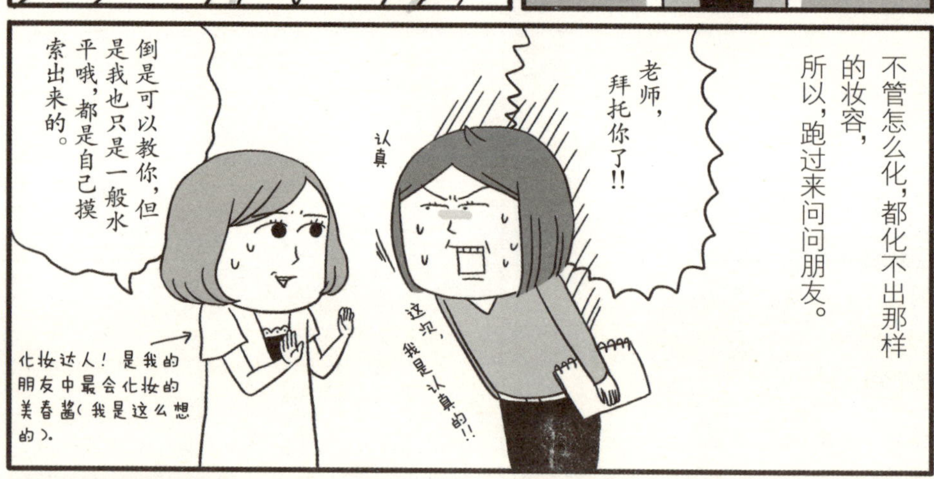
不管怎么化，都化不出那样的妆容，所以，跑过来问问朋友。
老师，拜托你了!!
认真
这次，我是认真的!!
倒是可以教你，但是我也只是一般水平哦，都是自己摸索出来的。
化妆达人！是我的朋友中最会化妆的美春酱（我是这么想的）。

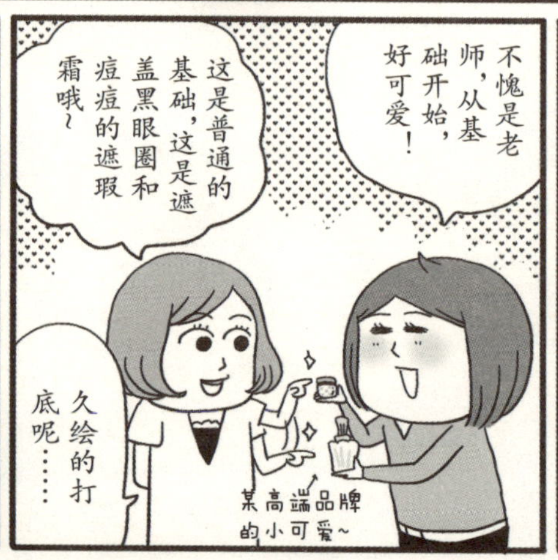
那，从打底开始吧。
好的。
不愧是老师，从基础开始，好可爱！
这是普通的基础，这是遮盖黑眼圈和痘痘的遮瑕霜哦~
某高端品牌的小可爱~
久绘的打底呢……

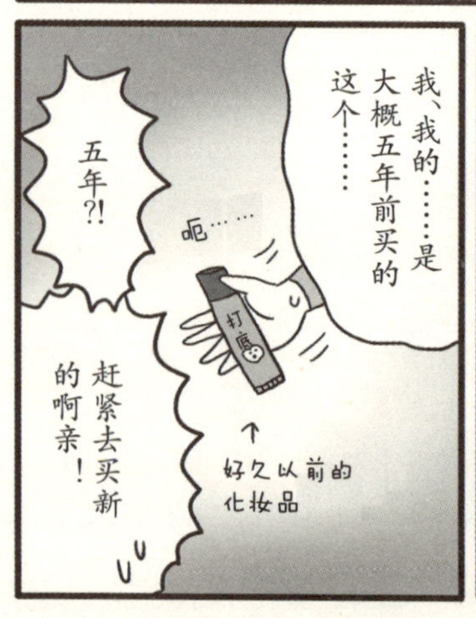
我、我的……是大概五年前买的这个……
呃……
打底
五年?!
好久以前的化妆品
赶紧去买新的啊亲！

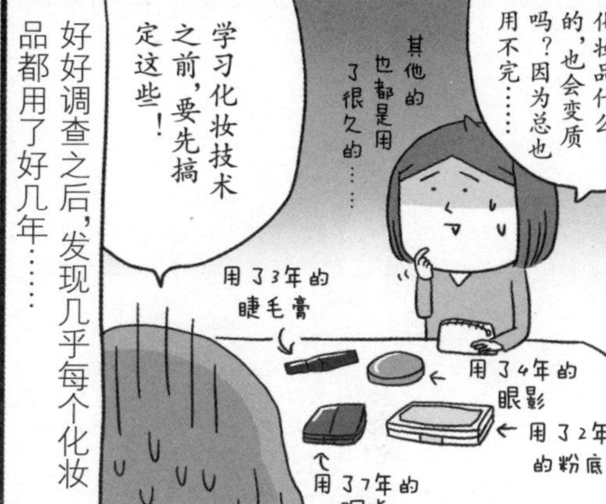
化妆品什么的，也会变质吗？因为总也用不完……
其他的也都是用了很久的……
学习化妆技术之前，要先搞定这些！
好好调查之后，发现几乎每个化妆品都用了好几年……
用了3年的睫毛膏
用了4年的眼影
用了2年的粉底
用了7年的胭脂

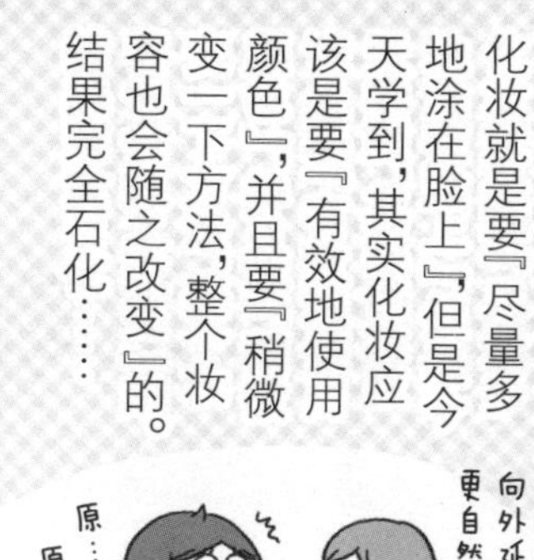
一直以来，我都觉得，化妆就是要『尽量多地涂在脸上』，但是今天学到，其实化妆应该是要『有效地使用颜色』，并且要『稍微变一下方法，整个妆容也会随之改变』的。结果完全石化……
从脸部中间开始向外延展，就能更自然哦！
原……原来如此!!

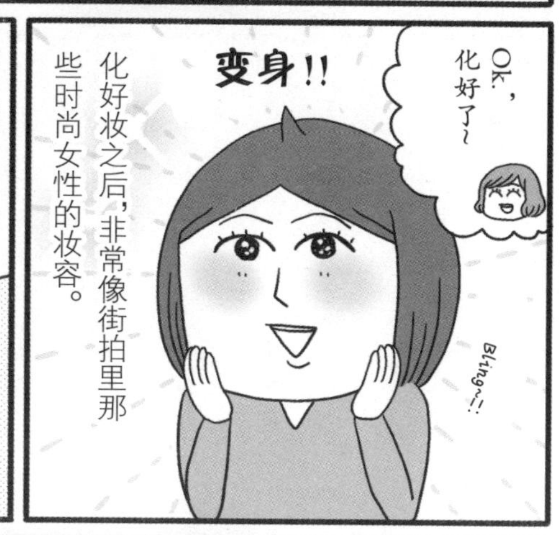
OK，化好了~
变身!!
化好妆之后，非常像街拍里那些时尚女性的妆容。
Bling~!!

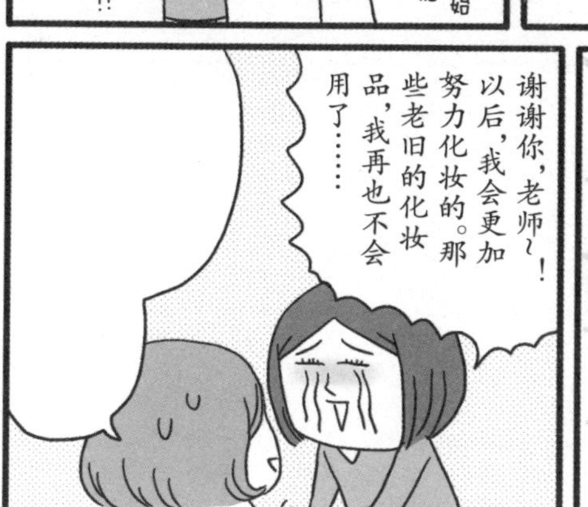
谢谢你，老师~！以后，我会更加努力化妆的。那些老旧的化妆品，我再也不会用了……

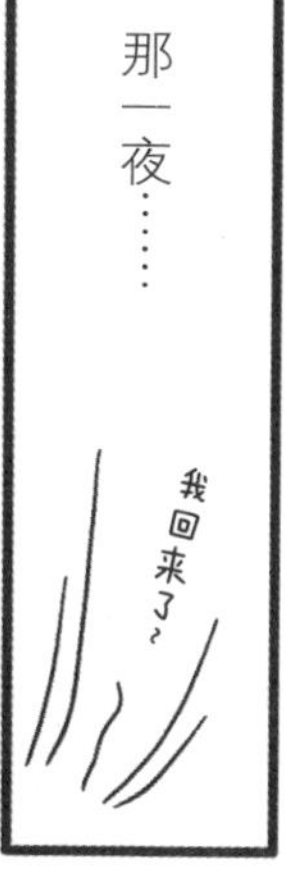
那一夜……
我回来了~

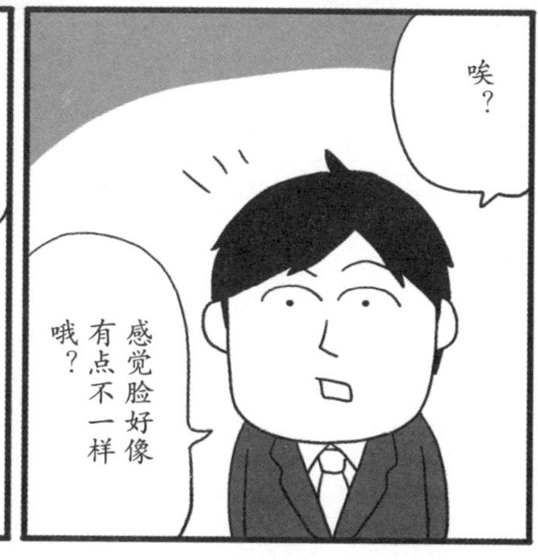
唉？
感觉脸好像有点不一样哦？

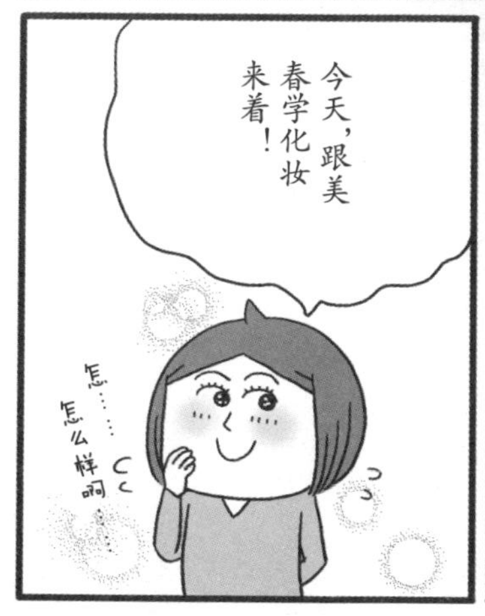
今天，跟美春学化妆来着！
怎……怎么样啊……

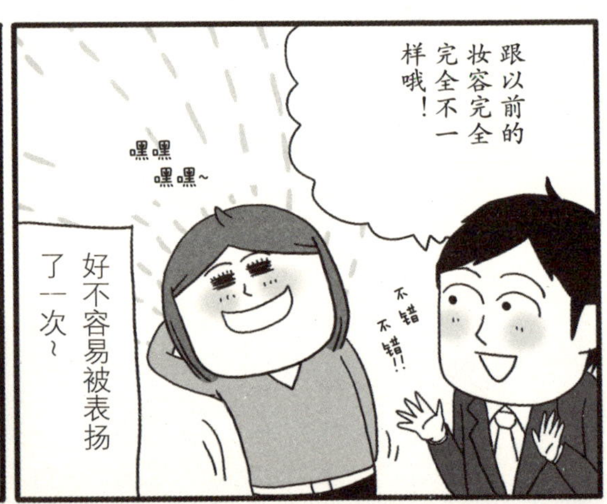
跟以前的妆容完全完全不一样哦！
不错不错!!
嘿嘿嘿嘿~
好不容易被表扬了一次~

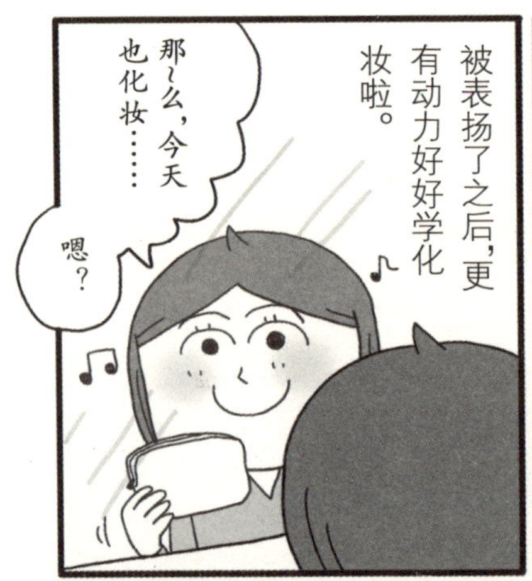
被表扬了之后，更有动力好好学化妆啦。
那~么，今天也化妆……
嗯？

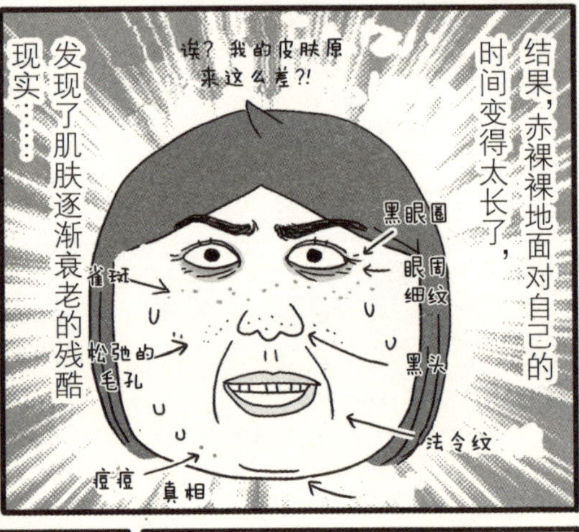
结果，赤裸裸地面对自己的时间变得太长了，
发现了肌肤逐渐衰老的残酷现实……
诶？我的皮肤原来这么差?!
黑眼圈
眼周细纹
雀斑
松弛的毛孔
黑头
法令纹
痘痘
真相

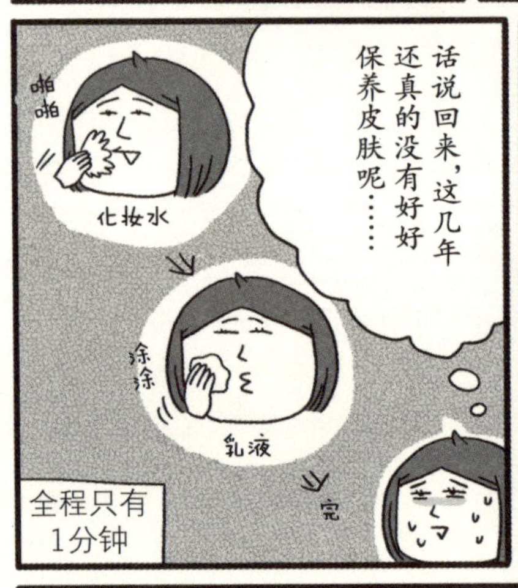
话说回来，这几年还真的没有好好保养皮肤呢……
啪啪
化妆水
涂涂
乳液
完
全程只有1分钟

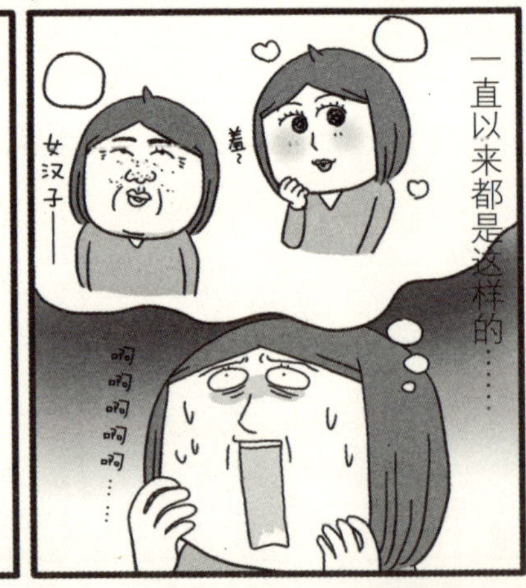
一直以来都是这样的……
女汉子——
羞~
啊啊啊啊啊……

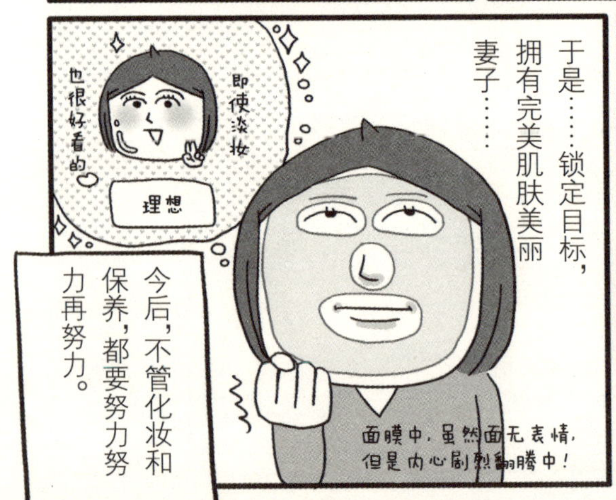
于是……锁定目标，拥有完美肌肤美丽妻子……
即使淡妆也很好看的
理想
面膜中，虽然面无表情，但是内心剧烈翻腾中！
今后，不管化妆和保养，都要努力努力再努力。

激动的减肥史（文·入江彻）

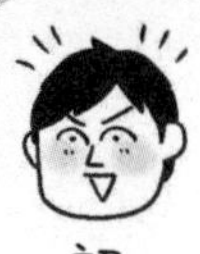

初期（76～74kg）

方法简单，所以很开心。

·为了减重，吃饭很节制。（因为饭一点都不好吃）

·减掉一定重量之后，觉得非常得意。

·不能噗噗了。

·都是高热量的食物导致的（面类什么的）。

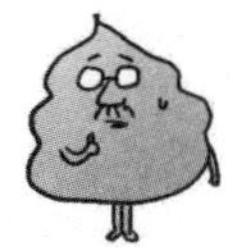

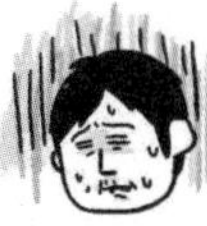

中期（73～70kg）

体重不再下降了……

·体重没有减，全都发泄到吃饭上。

·但还是讨厌运动。

·想要放弃减肥图表。

·毫无干劲。

·工作更忙，生活变得不规律。

·这个时候开始，饭量减少了（因为胃变小了？）。

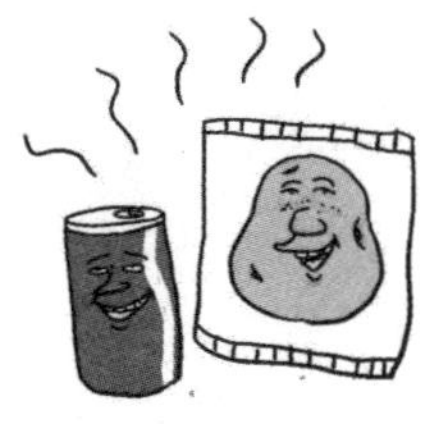

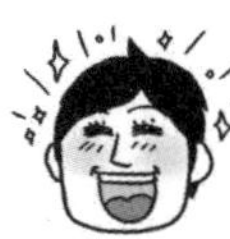

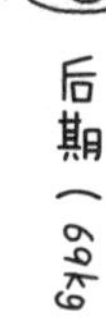

后期（69kg～）

突破70kg大关，突然变得有了干劲，减肥也变得越来越有意思。

·有意识地减少碳水化合物和油炸食物的摄入。

（特别是聚餐时，尤其注意）

·习惯了老婆的饭（不满减少了）。

·变得关注食物的热量了。

·觉得非油炸的薯片也很好吃。

·开始摄取大量的水分。

·最大的动力是衣服变得越来越松了。

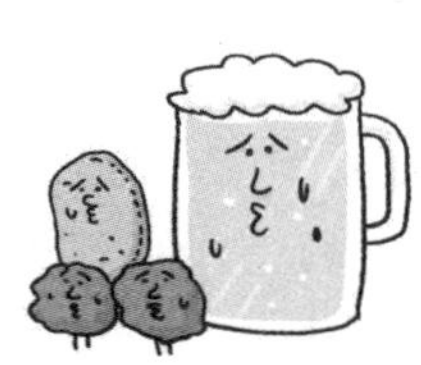

结束啦

成功减掉11kg后的一个半月……
12月
1月
2月～
成功！
回到65kg。
因为过年，长了约2kg。
保持中！
彻君，一直很好地保持了目标体重。
呼呼～
哇～～
鼓掌

好棒～还在担心会不会反弹呢，但是还不错哦，而且变得不一样了。
嗯～变得不太能吃了呢，会不会是胃变小了？
看不出来啊

啊，确实……之前吃回转寿司的时候，不是还吃了很多嘛！
以前两个人能吃20多盘，现在只能吃10盘左右了。
哈？这么快?!
呼～好饱～
好便宜～

保——持!!
还有，变得可以控制体重了……正月里虽然胖了些，但是很快就恢复了……
养成记录体重的好习惯，保持体重也不就不是什么难事了。
哔

真的真的，变化好多，减肥成功，又不会反弹，好感动……
小意思……男人就要说到做到！
好厉害……

当然是因为你呀！谢谢……
……那……为什么会变瘦呀？为什么呀？
呃……
嗯……
忍不住

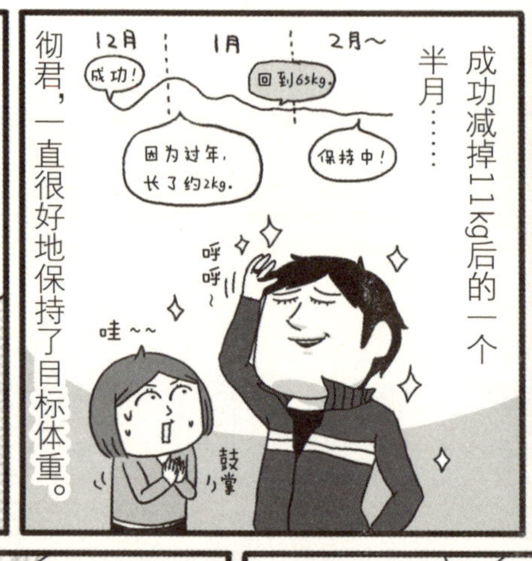

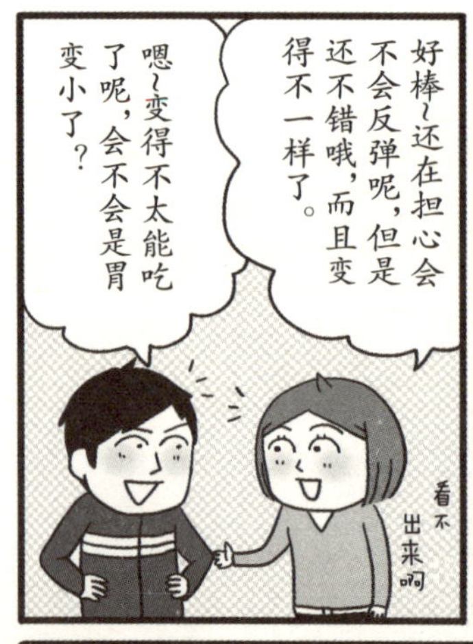

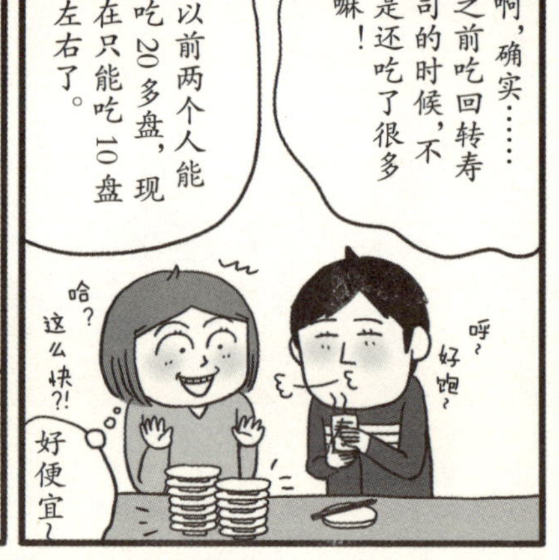

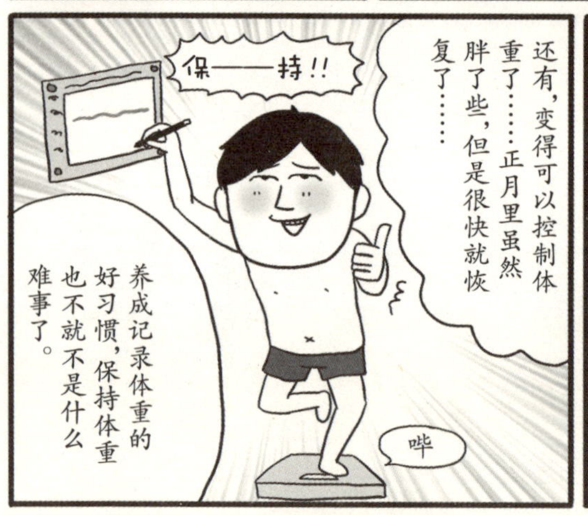

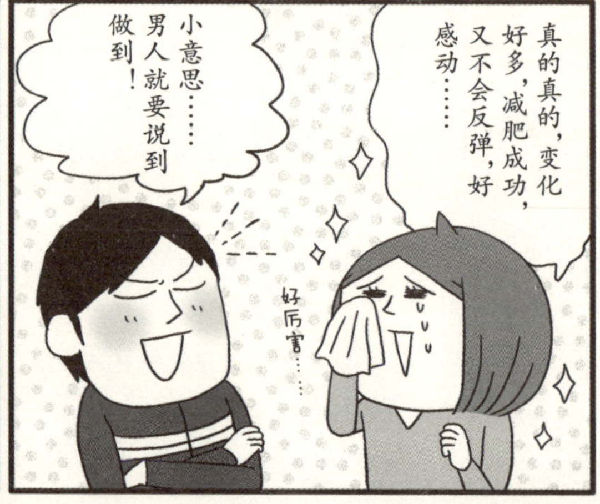

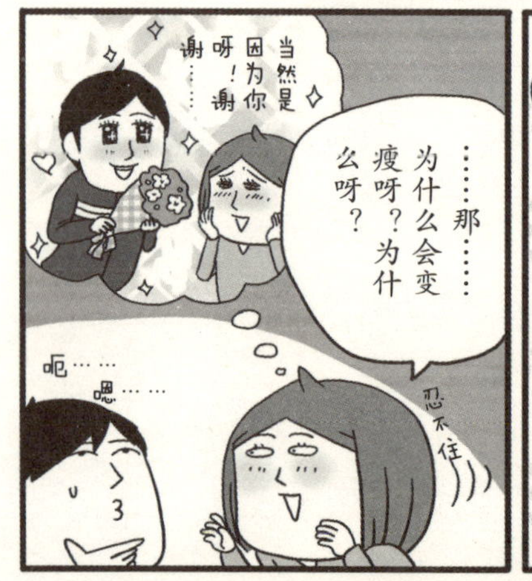

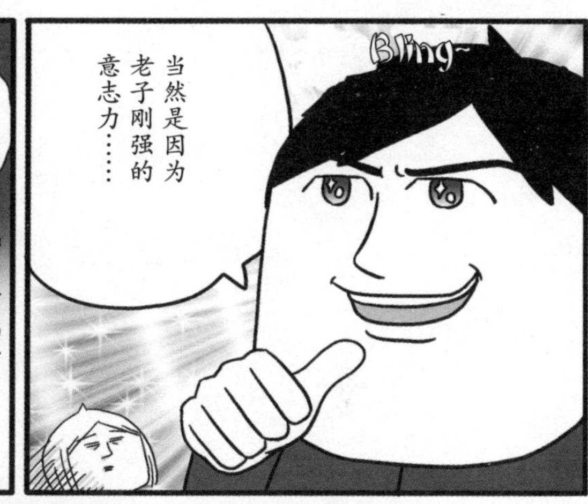
Bling~
当然是因为老子刚强的意志力……

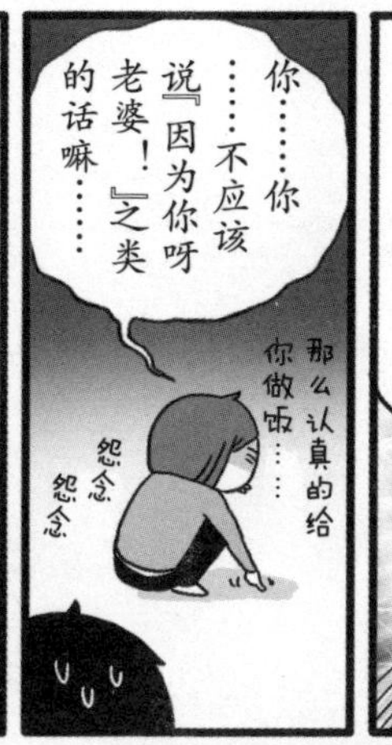
你……你……不应该说『因为你呀老婆！』之类的话嘛……
那么认真的给你做饭……
怨念怨念

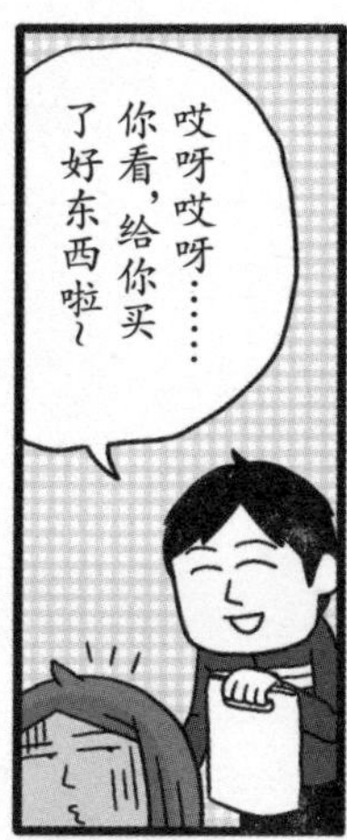
哎呀哎呀……你看，给你买了好东西啦~

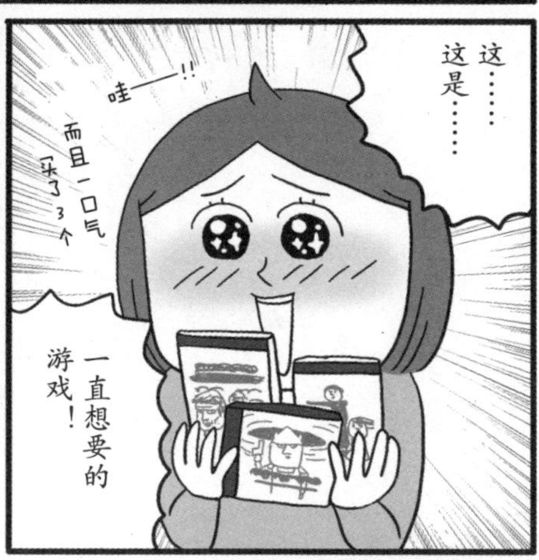
这……这是……
哇——!!
而且一口气买了3个
一直想要的游戏！

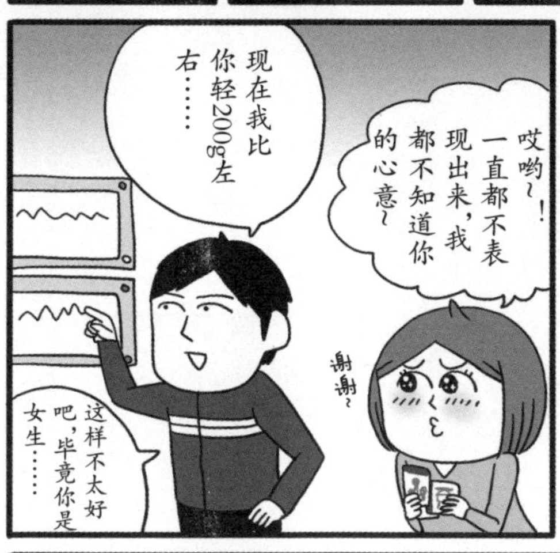
现在我比你轻200g左右……
哎哟~！一直都不表现出来，我都不知道你的心意~
谢谢~
这样不太好吧，毕竟你是女生……

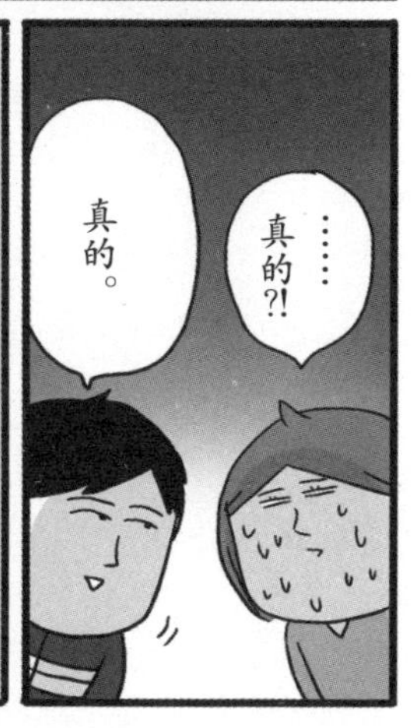
……真的?!
真的。

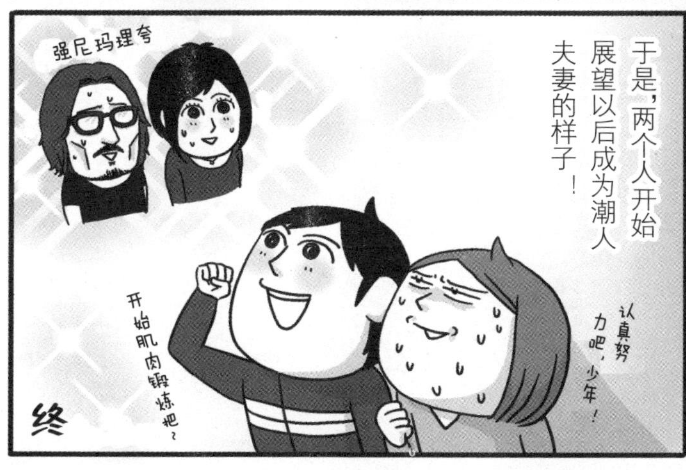
于是，两个人开始展望以后成为潮人夫妻的样子！
强尼玛理夸
认真努力吧，少年！
开始肌肉锻炼吧~
终

彻君的228天

10月下旬
没有人表扬
停滞期
11/6(69.8kg)
打鸡血
终于达成目标!!
10~11月
低落……
吓
彻君毫无干劲，
久绘于心不忍!!
12/28(64.9kg)
进入60kg，
重新战斗
9/17
10/1
10/15
10/29
11/12
11/26
12/10
12/24

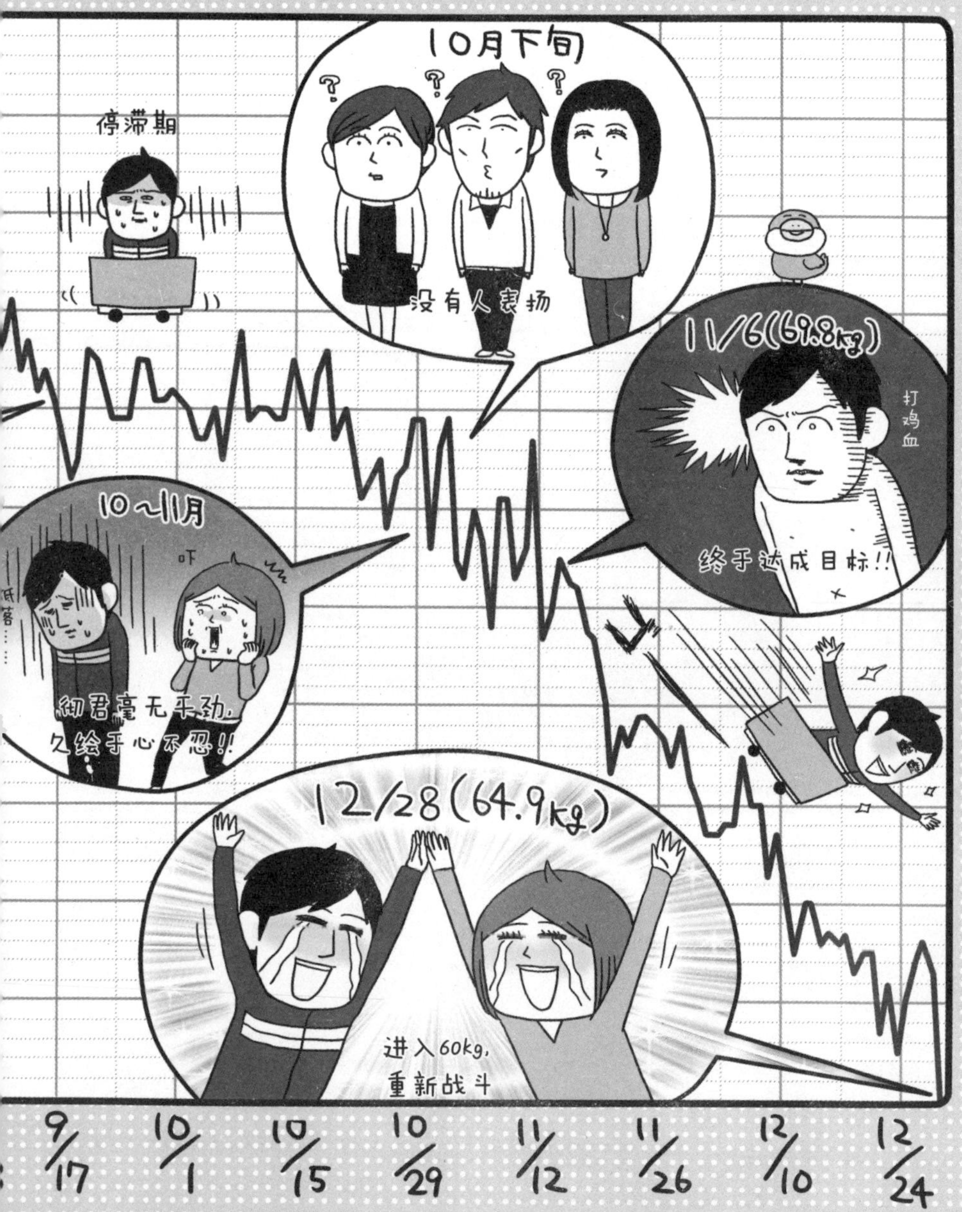

御君认真努力！

76kg
75kg
74kg
73kg
72kg
71kg
70kg
69kg
68kg
67kg
66kg
65kg
5/14
5/28
6/11
6/25
7/9
7/23
8/6
8/20
速度变慢
5/14（76kg）
目标是65kg!!
减肥开始
6～9月
虽然很努力，
效果却不明显……
9/25
御君，
偷吃薯片

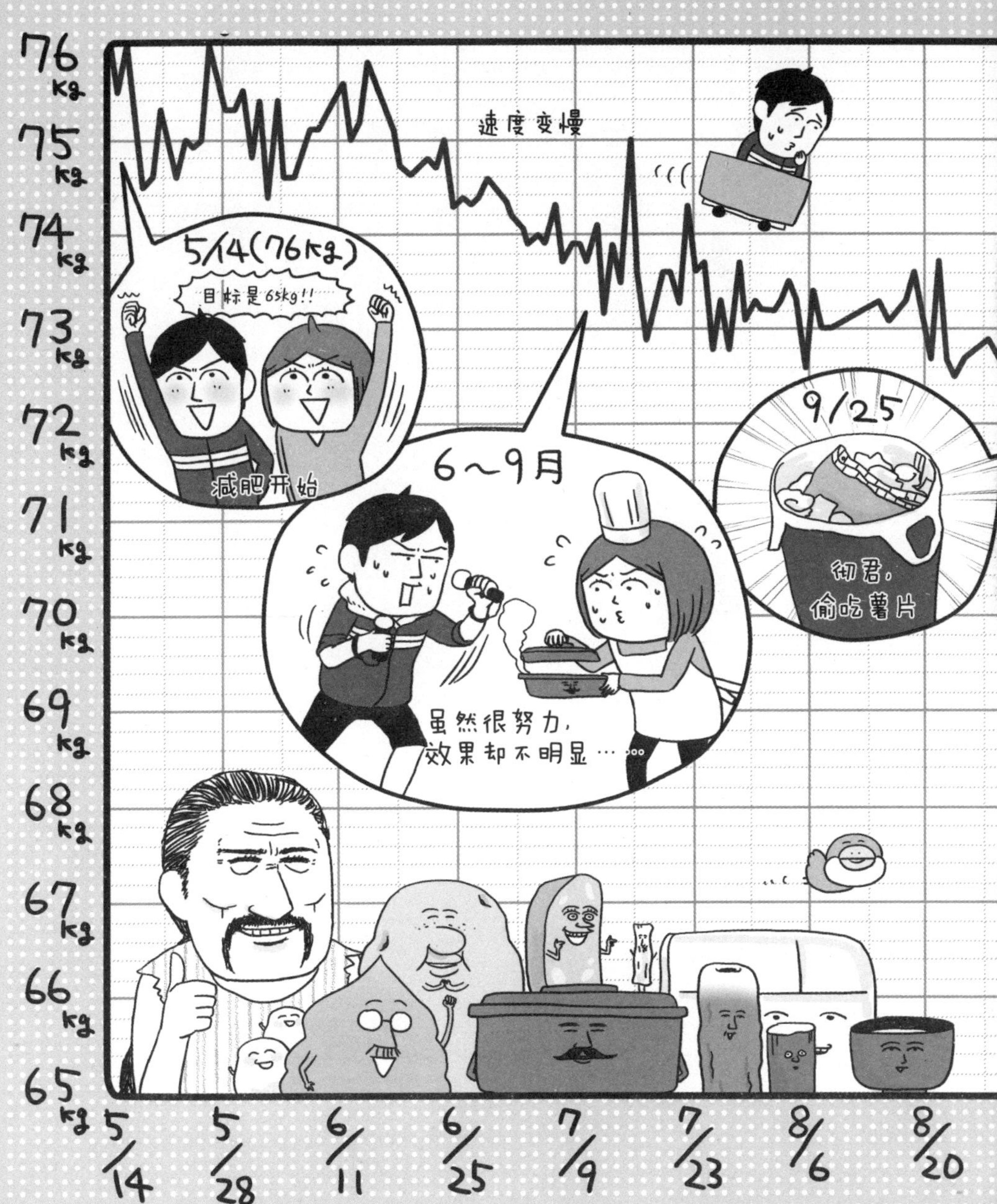

版权登记号：01-2014-0199

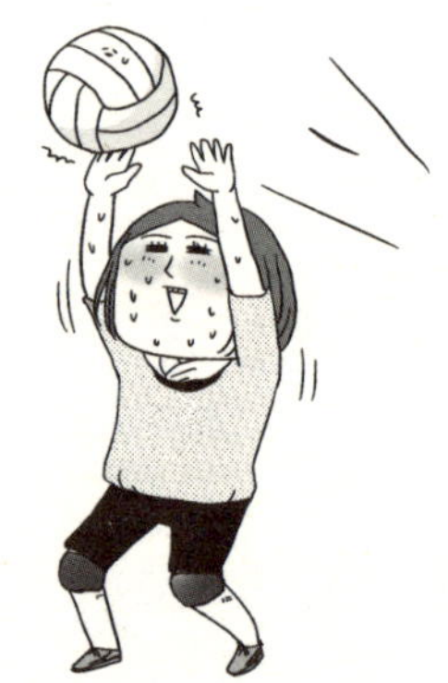

图书在版编目（CIP）数据

和老公一起减肥 / (日) 入江久绘著；赵海燕译.
-- 北京：现代出版社，2014.9
ISBN 978-7-5143-2683-3

Ⅰ.①和… Ⅱ.①入… ②赵… Ⅲ.①减肥—基本知识 Ⅳ.①R161

中国版本图书馆 CIP 数据核字 (2014) 第 191455 号

和老公一起减肥

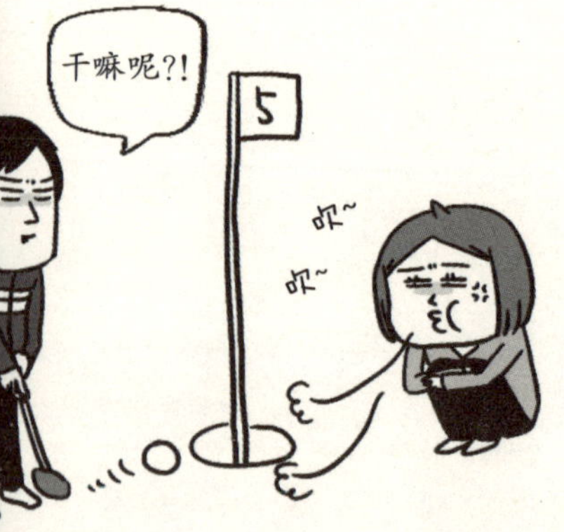

作　　者：(日) 入江久绘
译　　者：赵海燕
责任编辑：刘　刚
出版发行：现代出版社
地　　址：北京市安定门外安华里 504 号
邮政编码：100011
电　　话：010-64267325　010-64245264（兼传真）
网　　址：www.1980xd.com
电子信箱：xiandai@cnpitc.com.cn
印　　刷：北京画中画印刷有限公司
开　　本：890 × 1240　1/32
印　　张：5.5
版　　次：2014 年 11 月第 1 版　2014 年 11 月第 1 次印刷
书　　号：ISBN 978-7-5143-2683-3
定　　价：28.00 元